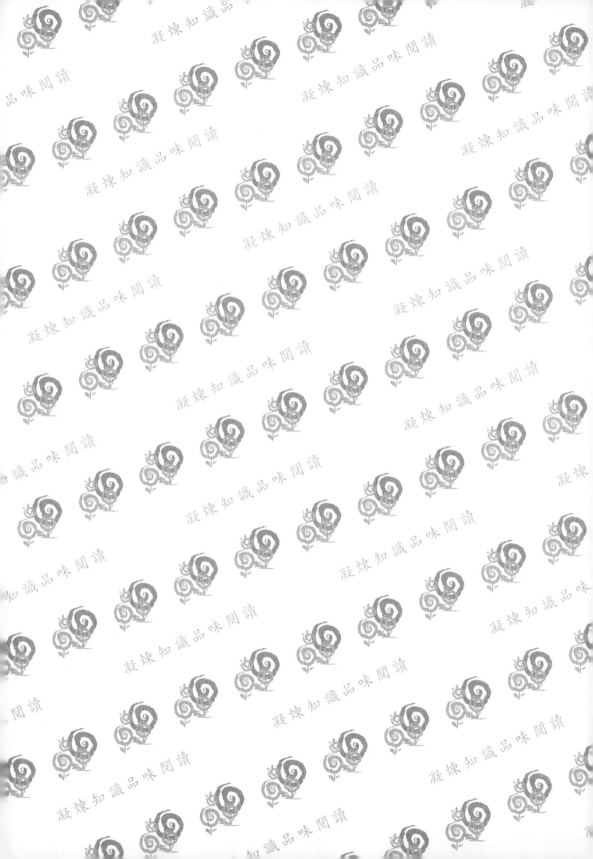

聽力學導論

蕭 雅 文 著

五南圖書出版公司 印行

獻　給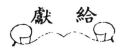

我最親愛的父母

序

　　作者於一九九四年畢業於 University of Cincinnati，在獲得了博士學位後，很愉快地能在新竹師範學院任兼任副教授半年，教授聽力學簡介之課程，在上課期間有感於聽力學資料缺乏，很難找到合適的參考資料給學生，因此希望能自己寫一本聽力學導論，以為學生或相關人員的參考，很幸運地獲得五南圖書公司的同意出版此書，這本書才得以順利的出版。

　　本書的目的在於提供讀者一個簡淺的聽力學概念，書的內容可分成四大部分，第一部分提供了基本聲學及簡單耳部的解剖生理學的資料，這部分包括了三個章節：聲學、聲音的測量，及周邊聽覺系統的解剖生理。第二部分包括了基本的聽力學測量，由最原始的音叉測驗介紹到純音聽力檢查、遮蔽的使用、聽阻聽力檢查、聽力篩檢、語音聽力檢查、判斷病灶位置的聽力檢查，及誘發聽力反應，這些檢查是臨床上常用的，希望能提供讀者一個聽力檢查的基本概念。第三部分則介紹耳朵的疾病及聽力學的臨床運用，分外耳、中耳，及內耳個別介紹，每章節中都有一些範例說明，祈藉此能令讀者容易了解，最後則簡單地介紹了耳模及助聽器，耳模及助聽器的使用，對於重聽者是非常重要的，因此這方面的知識不僅是對使用者本身很重要，對使用者周遭的人，例如父母、家人、老師、朋友及聽力和醫療工作人員都是非常需要的。

　　本書是作者第一本出版的書，經驗不足相信錯誤難免，祈望各位先進、學者及讀者不吝指正，作者目前任教於 Southeastern Louisiana University，正需各方先進之指教支持，請不吝賜教。

蕭雅文

目　錄

第 1 章

聲　學

　　聲學（Acoustics）顧名思義就是研究聲音的科學。聽力學（Audiology）是運用聲學、心理聲學（Psychoacoustics）及精神物理學（Psychophysics）來研究聽力（hearing）及聽力損傷或者稱為失聽（hearing impairment），及其造成原因、病理及治療等。所以聲學是聽力學的基本知識。在這一章中會說明聲波與聲音、聲波的傳遞、聲波的性質及聲波的速度等（Durrant and Lovrince, 1984）。

1. 聲波與聽覺

　　當物體在移動時，其周圍的空氣分子因而受到振動，這是種質點的振動，這個運動質點產生動能，此振動能量就由一個質點傳到下一個質點；這種質點的振動就向外傳播，當此振動波傳抵到人的耳朵，經由聽覺系統的接收，這就叫做聲波（sound–waves），這裡要注意的一點是這種振動波的傳遞是能量的傳遞，而不是質點的傳遞，所以聲波是純物理（Physics）上的概念（French, 1971）。當此聲波傳到人耳，經過周邊聽覺神經系統〔是指外耳（outer ear）、中耳（middle ear）及內耳（inner ear）〕的接收及能量轉換，再經由中樞聽覺神經系統的整合（integrate）而產生聽覺效應，使人理解聽到的是什麼樣的聲音，而給予適當的反應。所以聲波在物理概念上是聲音，經由人聽覺系統的處理就是聽覺（Gescheider, 1985）。這就是為什麼聽力學不僅要用聲學，還要用心理聲學及精神物理學來當部份之基本知識。

　　人是生活在聲音的世界中，聲音或聽覺是人類學習的基本條件之一，尤其是在語音發展過程中，聽覺是個絕對必要的條件。聽障兒童由於聽覺感官官能方面接受的能力被剝奪，使得他們的認知及語言發展受到阻礙。簡而言之，認知是指各種的認識、知覺、記憶、想像、構思判斷的模式（Nicolosi, Harryman, & Kresheck, 1980），語言則是指任

何被認可的作為彼此溝通的有系統的符號；它包括了兩大部份：口語（speech）及用各種方式的文字語詞表達的語文（verbal）。Piaget（1963）提出智力的基礎在於感官方面資料的輸入，缺少聽覺的刺激致使認知（cognition）的能力有缺陷，而進一步影響到運用符號表示語言（language）功能的能力。這也是為什麼聽障兒童在課業上因受語言的限制無法發揮潛能，最後影響到他們的一般社交能力、情緒障礙及智能的發展。

2. 聲波的傳遞

由上段中可知聲波的傳播是一種能量的傳遞，同時這種傳播是要有介質（media）的存在；就如空氣中氣體的分子就是一種介質。此介質可以是固體、液體或是氣體。一般而言，密度愈大的介質其傳音的速度愈快。可以做為聲波傳遞介質的條件有三：一是此介質有質量（mass），二是能被壓縮（compressible），及三是有彈性的（elastic）。如果聲波的傳播沒有介質，則只見振動而沒有聲音。例如將鬧鐘放在一透明容器內，將容器內之空氣逐漸地抽掉，則所聽到鬧鐘之響聲會慢慢減弱，直到空氣抽空時，響聲也就消失了（Morse, 1976）。

波有兩種：橫波（transverse wave）及縱波（longitudinal wave），又稱疏密波（compressional wave）。聲波是屬於疏密波，也就是質點振動的方向和波的傳播方向平行，因聲波通過介質時，介質來回振動而形成有疏有密的情形，這種疏密現象又造成壓力的變化，故又稱為壓力波（pressure ware），見圖 1-1。在介質密集處叫密波，在介質疏散處叫疏波，見圖 1-2。

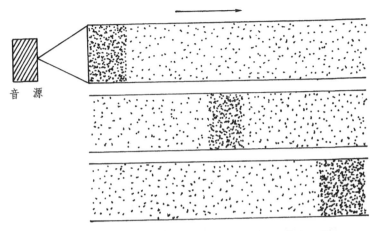

圖 1-1 聲波由音源處向右傳播，這是個縱波的例子

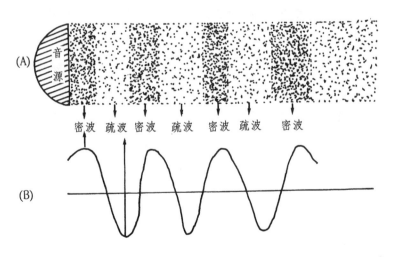

圖 1-2 (A) 由一個正弦波發音器（sine—wave sound generator）所產生出來的
       聲波，而聲音是連續不斷地，所以也就有疏波、密波交替著，表示
       聲波不斷地傳遞著；(B) 為和 (A) 相對應的正弦波

3. 聲音的基本元素

聲波有五個基本元素：振幅（amplitude）、週期（period）、波長（wave length）、頻率（frequency），及音相位（phase）。下面會逐一加以解釋。

□ 振　幅

聲波的振幅（amplitude）是指聲波傳音介質振動的幅度。若以正弦波為例，波上任何一質點在平衡狀態下所測得的最大動能就是振幅。振幅又可分成兩種，一是尖峯振幅（peak–to–peak amplitude），它是由波峯（crest）到波谷（trough）的距離，所以這是最大振幅，也就是由質點最高動能處到質點的最低動能處。另一種是瞬間振幅（instantaneous amplitude），波上任一質點至尖峯振幅 1/2 處的垂直距離都是瞬間振幅，見圖 1–3。振幅的大小也就是聲音的大小，在物理計量上有兩種方式：強度（intensity）及壓力（pressure），是指單位面積上，單位時間內，所通過的聲波能量。在心理聲學上這叫做響度（loudness）。響度是與聽者的聽覺能力有關，同樣強度或壓力的聲音，對不同的人其感受到的響度是不同的。振幅的大小與聲波的強度、壓力及響度是成正比的，波峯處是聲波動能最高處，也就是密波，波谷則是動能最低處，也就是疏波。聲波的強度可由聲學儀器、聲音測驗儀（sound level meter）來測定。根據研究，人類可聽到最弱的聲音強度在 1000Hz 處是 10^{-6} watt/cm^2（瓦特／平方公分）或相對於壓力的 0.0002 dyne/cm^2（達因／平方公分）。目前世界上一致將此最弱的聽閾（threshold）定為 0 分貝，所以在聲音測驗儀或聽力檢查儀上（Audiometer），一般我們可得到之讀數都是以分貝為單位

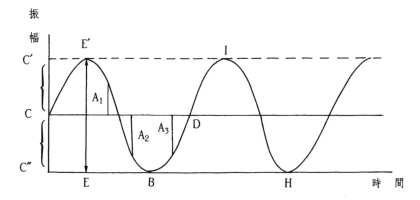

圖 1-3 以正弦波來説明振幅及週期 $\overline{C'C}=\overline{CC''}$

　　$\overline{EE'}$ 的距離是尖峯振幅，A_1、A_2、A_3 都是瞬間振幅。聲波質點由A振
　　動到B，是一完整之週期，由B至I再至H亦是一完整之週期。$\overline{BH}$則是
　　指此波之波長

（Tonndorf, 1980）。

□ 週　期

　　週期（period）是指一個質點振動往返所需要的時間，這樣往返
一次叫做一個週期，其單位爲秒／週（second/per cycle）。開始的點可
由波上任何一點開始，只要是經過一完整的週期，見圖 1-3
（Tonndorf, 1980）。

□ 波　長

　　波長（wave length）是指聲波經過一完整週期的距離，見圖 1-3。
B 點至 H 點間的距離（$\overline{BH}$）就是此波的波長。

□ 頻　率

　　頻率（frequency）是指一個單位時間內（例如每秒），所完成之

週期數，其單位爲「週期／秒」（cycles/second）。所以頻率是週期的反比，亦和波長成反比，一般頻率都是用赫玆來表示（Hertz–Hz）而非「週期／秒」，但兩者是同義。下面有兩個公式可用以說明頻率、週期及波長的關係：(1) f＝1/p。f 表頻率，p 是指週期。當 100Hz 之頻率，其週期爲 1/100 秒／週；1000Hz 頻率之音，其週期爲 1/1000 秒／週，所以頻率與週期是成反比的。(2) f＝c/λ，c 是指音速，λ 是指波長，音速若用 1 大氣壓下 20 ℃ 的數字 343m/sec 來表示，則其波長爲 3.43m/sec。在 1000Hz 中，其波長爲 0.343m/sec，所以頻率是和波長成反比的。人類的可聽頻率範圍約是20 到 20000Hz 之間，但相同的聲波振幅並非對每個頻率都有相同的響度，由圖 1–4 中可見到在高頻及低頻處需要相當大的能量才能達到聽覺閾值（hearing threshold）；而在語言頻率，約在 250 到 8000Hz 之間，則所需的聲波能量就不需要那麼強。所謂聽覺閾值是指個體在某一聲音強度有 50% 的機會能聽到的那個強度，那也是此個體能聽到最弱的音（Tonndorf, 1980）。

以心理聲學的觀點來看，頻率就是所謂的音調（pitch），聲音的尖銳與低沈稱爲音調的高低。頻率愈高在人感覺就是音調愈高，反之亦然。語音音調和樂理音程相似，亦是以八度音程（octave）來表示音調或頻率高低的關係，當一個音的頻率是另一個頻率的一倍倍數時（即相差一倍時），我們稱這兩個音差一個八度音程，例如 1000Hz 的上一八度音程是 2000Hz，2000Hz 的上一八度音程是 4000Hz，而 1000Hz 的下一八度音程是 500Hz。諧音（harmonics）是指聲音頻率或最低頻率音的倍數，此最低頻率音即稱爲基音（fundamental frequency），例如，基音爲 500Hz，其諧音有 1000、1500、2000、2500Hz……等等。

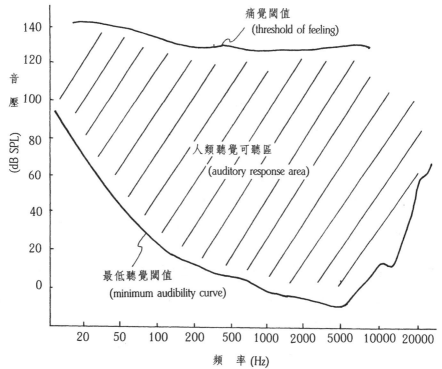

圖 1-4　人類聽覺可聽區。最低及最高聽覺閾值曲線都是根據研究而來。
（Yeowart & Evans, 1974）

□ 音相位

　　音相位（phase）是指聲波開始的位置，以 X-Y 座標和正弦音來對照說明，見圖 1-5。音相位可由 0°至 360°，有種富氏分析法（Fourier analysis）是專門用來分析聲波元素的方法。兩個聲波的強度、頻率相同，但音相位不同，在富氏分析法出來之圖形上清晰可見是兩個不同的圖形，但是人類的耳朵則不太能分辨出這是兩個不同的聲音。

　　在樂音上我們常經驗到，同一個音由兩種不同的樂器發出來，我們亦可以辨別出來，這是由於兩者的音品（sound quality）不一樣的緣

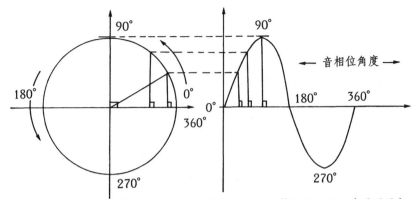

圖 1–5　用聲波質點振動的方向來說明音相位，用質點移動方向（圓形圖）
和正弦波相對應，以說明音相位的角度

故。音品不同是由於諧音及音相位不同之故，在富氏分析法中，可清
楚地看到是兩種不同的波形。在聽力學中則可運用不同音相位的音來
做為某些檢查的原理，以尋求病灶（lesion）所在位置（Tonndorf，
1980）。

4. 音 速

　　由圖 1–5 中可知質點 0° 位及質點 360° 位時是沿同一方向振動，
並且在 X–Y 座標上的參考圓形圖上相差 360°。質點 180° 位與質點 0°
位及 360° 位則是在運動方向上剛好相反。由週期及波長的定義可
知，此質點是已經將聲波能量運用振動方式自音源處傳播出去了。由
前節聲音的基本元素中，可求得聲音的速度，它的公式為：c＝f×
λ。c 代表音速，f 代表頻率，λ 則代表波長。由此公式可看出只要
聲音的頻率一定，而其他的物理條件相同下，音速是一定的，也就是
音速並不受頻率高低所影響，現舉例說明音速的求法：

例：某人在一曠野中，這時有打雷但無風，打雷處距離此人耳朵的距離是 10000 公尺，而此雷聲之週期是 0.05 秒/週，其波長爲 17.15 公尺／秒。試求：(1)雷聲的頻率；(2)打雷後多久此人才聽到雷聲？

由 f＝1/p，可求得雷聲是 20Hz　（f＝1/0.05＝20）

再由c＝f×λ，可求出雷聲速度

$\quad$ c＝20×15.17＝343(公尺／秒)

$\quad$ 10000公尺÷343公尺／秒＝28.1(秒)

所以答案是雷聲頻率爲 25Hz，此人在打雷後約需要 28.1 秒才聽到雷聲。

既然頻率不能夠影響音速，但事實上我們在日常生活中可經驗到音速有時是稍有差別的。例如由樓上向樓下的人說話，其傳音速度和樓上拖傢俱傳到樓下之音速相比，是後者較快，其差別在傳音介質的密度。前者之介質是空氣，後者傳音之介質是水泥；水泥的密度遠大於空氣的密度。由此可知介質的密度是音速的重要決定因素之一，這也是聽覺系統進化中，有中耳聽小骨鏈形成的原因之一。由另一物理上音速的公式 c＝$\sqrt{B/P}$（P 與 B 爲介質的密度及容積彈性係數）中可知，另一影響音速的因素是容積彈性係數，而此係數又受到氣溫的影響。歸納言之，聲音傳遞的速度是和傳音介質的密度及溫度有關，並且成正比，所以固體之傳音速度比氣體好；夏天傳音速度比冬天好，在 0°C 時空氣之傳音速度爲 331.5 公尺／秒（Durrant & Lovrince, 1980）。

5. 聲波遇到阻力時的反應 ————

聲波既然亦是一種物理波動,所以也會有反射(reflection)、折射(refraction)、干涉(interference)及繞射(diffraction)等現象(Van Camp & Creten, 1976)。

□ 反 射

反射(reflection)就是聲音遇到物體時,聲波直接成反方向再傳回來,最常有的經驗就是回音(echo)。回音可使音源費力而接收處又常不清楚。表面平滑而堅硬的物體常使聲音不易穿透且反射強,相反的,柔軟多孔的物質則具有吸音效果,因此,音樂廳的建築常是內部用柔軟而多孔的隔音設備,以免有反射現象,外部則用光滑堅硬之建材,以減低外界噪音的影響。

□ 折 射

聲波進行中常因風即空氣的流動及氣溫(因溫度改變亦會造成空氣的對流),而使聲波在前進中,聲波各點的速度不同,使得聲波向一方偏折,這是在逆風中傳音效果差的原因。

□ 干 涉

干涉(interference)是指兩個波遭遇在一起所發生的情況,分為兩種:

㈠駐波(standing wave)或是「空間性的干涉」

當兩個聲波以同一頻率及振幅,在相反的方向進行,兩波就互相重疊。例如一條繩子,一端固定在牆上,一端用手拉著,然後上下搖

動使波動向右傳，過一陣子則將繩子用力一拉，這時牆壁的反作用力迫使繩子的波動開始沿反方向走而產生一擾動，這樣原本向右的波和後來由牆返回的向左的波相遇，就形成駐波，繩子很快就停止波動，形成一直線。若兩波相遇造成波的振幅減小，就稱為「破壞性干涉」，若兩波相遇那點剛好抵銷掉彼此的能量，則此點稱為節點（node），也就是節點處的振幅為 0。若情況相反，當兩波相遇而使兩波彼此加強，振幅擴大，則稱為「建設性干涉」，而在振幅加大處則稱為波腹（antinode），見圖 1–6。

㈡拍或是「時間性的干涉」

另一種干擾是「時間性的干涉」，又叫做拍（beat）。這是當頻率相差很少的兩波同時走過同一空間時所產生的結果，同樣能夠產生建設性或是破壞性的干涉。常見的情況如同時彈相鄰兩鋼琴鍵時所產生之聲波。當有拍產生時，人聽到的是一種而非兩種聲音，而此聽到的聲音是一下強一下弱或者是一下有一下沒有，譬如說 1KHz 及 1005Hz 之音同時施放，聽的人會很規律地每秒聽到數次。這是由於兩個頻率非常相近，而其他一切都一樣的聲波一起施放時，當它們碰在一起，有時會產生破壞性干涉，有時則產生建設性干涉，所以接收者所聽到的聲音也就是很有規律地有消有長。當兩音的頻率相差愈多，則「拍」發生的就愈快，也就是聽者所感覺到的「拍」愈快、每秒聽到的音量消長次數愈多。圖 1–7 說明拍的形成。形成拍的兩個頻率之差即為拍的頻率。產生拍的頻率最高限是拍頻率不超過 10Hz，而最低限也至少需兩分鐘能聽到一次音量之消長，約是 0.01Hz 拍頻率。

□ 繞 射

日常生活中最常經驗到的繞射現象（diffraction）就是坐在家中卻

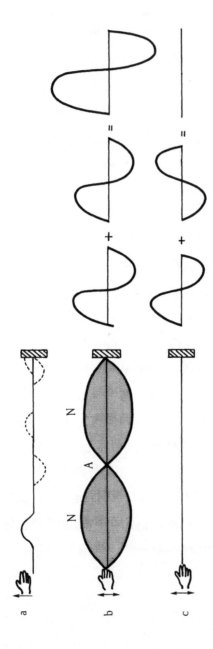

a. 駐波的形成，手向上搖一一端是固定在牆上之繩子，藉由牆之反彈力，使駐波形成。

b. 是建設性干涉，使得波的振幅加強，右邊是以正弦波對照說明。

c. 是破壞性干涉，當手用力一拉，使得兩波的能量相抵銷而使繩子逐漸平靜形成一直線。圖的左邊是以正弦波說明此剛好相反的兩波，使得能量完全抵銷。

圖 1-6　破壞性及建設性干涉的說明，A表節點，N表波腹

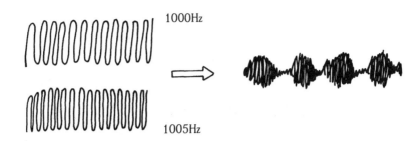

1000Hz

1005Hz

圖 1-7　拍的形成源自於兩個相同之音，只是頻率不完全相同，同時為人所
　　　　接收到，而產生在音量上規律性之消長現象

聽到馬路上的車輛往來聲音。這可分成兩種方式說明，一是當聲波波
長比透音的洞或阻塞聲音前進之物體大時，聲波仍然會瀰散過這個洞
或是物體，這是繞射作用使然；二是當聲波之波長比洞或物體小時，
在前者就形成音束（sound bean），只有洞口處聲音能通過，就如同光
線通過有一小洞的鐵箱中，後者則形成音影（sound shadow），在物體
遮住部份沒有聲波通過，就如同大太陽時遮傘造成一個光影類似之情
形，而光束及光影都不是繞射作用。所以當聲波遇到阻礙物或洞口
時，只有在波長大於洞口直徑或物體的寬度時會產生繞射（或長度
──視迎聲波之一面），見圖 1-8。反之，則造成音束或音影。

6. 共振或共鳴

　　由海耳姆賀茲氏共振（Helmholtz resonance）可知，由一個音源或
是振動體產生的聲波頻率引起另一物體的響應，使此被振動之物體的
自然頻率發生振動。常見的例子如街頭藝人放數個高矮大小不同的罐
子，然後用根桿子去敲或向罐口吹氣，則不同的罐子會產生不同頻率
的聲音出來，這就是利用共振原理引發出罐子的自然頻率。若是振動
體和待振體的自然頻率相同，則所吸收的能量最大，發出的聲音也最

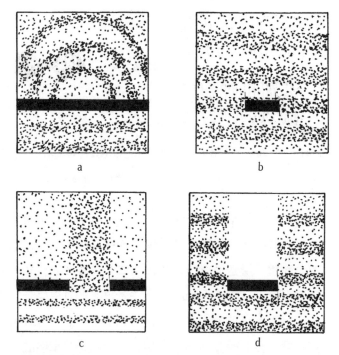

a   b

c   d

a及b是當聲波波長大於洞口及物體時，則有繞射現象，c及d是當波

長小於洞口時，則有音束產生，在波長小於物體時，則有音影產

生，c及d都不是繞射作用。

圖 1-8　繞射現象說明

大。所以產生共振的條件是外界系統的振動頻率需包含有被振物體的
自然頻率。

　　除了海耳姆賀玆氏共振外，尚有弦振動、空氣柱振動及板、棒、
模共振，但與聽覺系統有關的是管狀共振。當一個兩端開口的管子，
其自然頻率的波長是管子的兩倍長，而在一端封閉之管子，其自然頻
率的波長是管子長度的四倍長。就例如人的耳道平均約 2.5 到 3 公分
長，若以 3 公分來算，音速以 343m/sec 來算，則耳道的自然頻率是

2834Hz，可由下面計算得知：

$$4\times3cm=0.12m$$
$$f=c/\lambda=343/0.12=2834Hz$$

也就是說當聲波進入外耳道時，2834Hz 會被共振，而使得進去之聲音在 2834Hz 處會被加強，而使音量加強。但事實上因耳道是個表面柔軟而有點彎曲的一端封閉之管狀道，所以真正被共振的頻率是2500 到 5000Hz 之間的聲音。

7. 都卜勒效應

　　當音源、接收者及傳音介質有相對運動時，如遠離或接近，即有都卜勒效應（Doppler effect）產生。這可分成三種情況：音源靜止而接收者在移動、音源在移動而接收者不動，及兩者俱在移動三種狀況。不論何種狀況，若是音源和接收者是愈來愈近，則頻率會較高，這是因為波長變短之緣故（ 由 $f=c/\lambda$ 而來的 ），當音源和接收者愈來愈遠，則所聽到之頻率較低，這是一般的原則，實際上在物理上根據情況不同，應用不同的公式，在此不贅述。最常見的例子如等火車時，火車自遠處駛過來時，這時聽到的火車笛音比較高昂，當火車遠離時，則火車的笛音比較低沈。

8. 聲譜及聲波的運用

　　聲波可依其波長不同而形成聲譜（sound spectrum）。聲譜共可分成三大部份：一是可聽波（audible sound），是指人耳可接收的頻率範

圍，是在 20 至 20000Hz 之間；二是聲下波（infrasound），是在 20Hz
以下之聲波，如地震波；三是超音波（ultrasound），是指在 20000Hz
以上之聲波。對於聲下波目前了解不多，但知道它對人體可能有害。
例如暈車或暈船是因為 5 至 10Hz 之聲下波所引起的。在超音波上則
了解較多，就醫學上之用途而言可分三種：(1)清潔消毒，用的是冷沸
作用（cold boiling 或 cavitation），在 20000 至 30000Hz 間之超音波有此
作用，用法為將要被消毒清潔之物品置於水中或液體中，在此液體中
通以超音波，液體會因超音波的存在而有氣體出現，由於受壓縮而引
起內爆（implosion），於是氣泡附近有極高能量的震波發生，而此能
量足以用為清潔或消毒之用。(2)運用超音波的特性來偵測身體內部的
構造，如胎兒狀態等。尤其是在 X 光無法辨別之場合，例如肌肉及
液體分界處，最為便捷，因為這種分界極微，X 光無法探知，但超音
波卻能做到，所有這種有關之儀器皆稱之為超音波儀
（ultrasonography）。(3)腦波照相術（echoencephalography），這是運用超
音波來檢查腦部的技術，可在示波器上看到腦波的形態，再拿之與正
常腦波比較，以找出腦部病灶之所在及疾病之原因。

9. 總結

　　物理之聲波傳到人的聽覺系統就成為聽覺，聽覺是語言發展的要
素之一。本章主要在討論聲波的傳遞、聲音的基本要素、聲音的速
度，以及聲波遇到阻力時的反應。在了解聲學的知識後，才能對以後
之章節有更進一步的了解。

中英名詞對照

- 聲學或音響學　Acoustics
- 聽力學　Audiology
- 心理聲學　Psychoacoustics
- 精神物理學　Psychophysics
- 聽力　hearing
- 失聽　hearing impairment
- 聲波　sound–waves
- 物理學　Physics
- 外耳　outer ear
- 中耳　middle ear
- 內耳　inner ear
- 整合　integrate
- 口語　speech
- 語文　verbal
- 認知　cognition
- 語言　language
- 介質　media
- 質量　mass
- 壓縮　compressible
- 有彈性的　elastic
- 橫波　transverse wave
- 縱波　longitudinal wave
- 疏密波　compressional wave

- 正弦波發音器　sine-wave sound generator
- 振幅　amplitude
- 週期　period
- 波長　wave length
- 頻率　frequency
- 音相位　phase
- 尖峯振幅　peak-to-peak amplitude
- 波峯　crest
- 波谷　trough
- 瞬間振幅　instantaneous amplitude
- 強度　intensity
- 壓力　pressure
- 響度　loudness
- 聲音測驗儀　sound level meter
- 聽閾　threshold
- 聽覺閾值　hearing threshold
- 音調　pitch
- 八度音程　octave
- 諧音　harmonics
- 基音　fundamental frequency
- 富氏分析法　Fourier analysis
- 音品　sound quality
- 病灶　lesion
- 反射　reflection
- 折射　refraction
- 干涉　interference

- 繞射　diffraction
- 回音　echo
- 駐波　standing wave
- 節點　node
- 波腹　antinode
- 拍　beat
- 音束　sound bean
- 音影　sound shadow
- 共振（共鳴）　resonance
- 海耳姆賀茲氏共振　Helmholtz resonance
- 都卜勒效應　Doppler effect
- 聲譜　sound spectrum
- 可聽波　audible sound
- 聲下波　infrasound
- 超音波　ultrasound
- 冷沸作用　cold boiling, cavitation
- 內爆　implosion
- 超音波儀　ultrasonography
- 腦波照相術　echoencephalography

參考書目

Durrant, J. D. and Lovrince, J. H. Bases of Hearing Science (2nd ed.) Chapter 1 and 2. pp.1–51, 1984.

French, A. P. Vibrations and Waves. W. W. Norton & Co., New York, 1971.

Morse, P. M. Vibrations and sound. American Institution of Physics, New York, 1976.

Tonndorf, J. Physics of sound. In: M. M. Paparella and D. A. Shumrick(Eds.). Otolaryngology. Volume 1. Basic Sciences and Related Disciplines (2nd ed.) pp.177–198. W. B. Saunders Co., Philadelphia, 1980.

Yeowart, N. S. and Evans, M. J. Thresholds of audibility for very low–frequency pure tones. Journal of Acoustic Society of American, 55: 814–818, 1974.

Van Camp, K. J. and Creten, W. L. Principles of acoustic impedance and admittance In: A. S. Feldman and L. A. Wilbur (Eds.). Acoustic Impedance and Admittance: The Measurement of Middle Ear Function, pp.300–334, Williams & Wilkins, Baltimore, 1976.

G. A. Gescheider Psychophysics: Method, Theory, and Application. pp.61–85, New Jersey, 1985.

Piaget, J. The Origins of Intelligent in Children Norton. New York, 1963.

第 2 章

聲　音

的

測　量

在基本聲學中已描述過聲音、聲波，以及它們的特性。在本章中則著重在聲波基本要素的測量，尤其是音量及頻率上的測量。聽力檢查幾乎都是用聲音或聲波爲刺激源，而檢查的結果也就是對刺激音的反應，做一客觀的記錄，所以刺激音的給予需標準化，才能在重複檢查中達到準確及可信的層面。不僅刺激音要給予標準量化刻度，由聽覺系統對刺激音產生的反應，也應給予標準化的量化，如此，結果才能有系統地記下來，而且此記錄符號及系統是爲衆人所知，有一致性，如此不論何人看到都能了解是代表什麼意義。

1. 聲音的單位

如「聲學」一章所述，聲波是一種物理波，所以它的量化，可用物理單位來說明。物理計量的基本是基於對長度、質量，及時間的計量而來，一般有 MKS 制（Meter, Kilogram, Second），這是用較大單位爲基本刻度的一套系統；另一是 CGS 制（Centimeter, Gram, Second），這是用較小單位爲基本刻度而形成的系統，聲波也可以有這兩種刻度系統，見表 2–1。以物理觀念來看，聲波就是一種能量的傳遞，所以可用壓力（pressure）及強度（intensity）兩種觀念來計量。壓力是指單位面積上所受的力，在 MKS 制上，聲波壓力的單位是每平方公尺上的牛頓數（Newton/m²），在 CGS 制上則是每平方公分面積上所受達因爲單位的能量（dyne/cm²），見表 2–1。強度是個類似力（power）的名詞，在 MKS 制上，聲波的單位是每平方公尺上的力以華特來計量（watt/m²），在 CGS 制上則是每平方公分上的華特數（watt/cm²）（Durrant, 1983）。

表 2-1　MKS 制及 CGS 制

項目 ＼ 單位	MKS制	CGS制
長　度	公尺	公分
質　量	公斤	公克
時　間	秒	秒
聲　波 ①壓力	Newton/m^2 （牛頓／平方公尺）	dyne/cm^2 （達因／平方公分）
②強度	watt/m^2 （華特／平方公尺）	watt/cm^2 （華特／平方公分）

□ 音壓及音強

　　聲波若由壓力觀念來計量，則稱為音壓（sound pressure level），若由物理上的強度觀念來計量，則稱為音強（intensity level）。根據調查（Ladefoged, 1962）顯示，正常聽力的年輕成年人平均剛好可以聽到聲音時的聲波能量，以音壓來計量，在 MKS 制上是 2×10^{-5} Newton/m^2，在 CGS 制上是 2×10^{-4} dyne/cm^2。若以音強的物理量來表示，在 MKS 制上是 1×10^{-12} watt/m^2，在 CGS 制上是 1×10^{-16} watt/cm^2。另外，在很多儀器上，例如聽阻聽力檢查儀，或助聽器自動分析儀，是用帕斯卡（Pascal，或簡稱為 Pa）做聲波能量的單位，1 個帕斯卡等於 2×10^{-5} Newton/m^2，或是等於 20 微帕斯卡（μPa）。

　　由於物理量化的數字相當的繁瑣，用於日常生活中會相當的令人困擾，因而需要有另外一套計量聲音強度的系統，於是有「貝爾」（bel）的出現。貝爾系統是用音強的觀念，在 1×10^{-12} watt/m^2 的聲能時定為是 0 貝爾，當音強為 1×10^{-11} watt/m^2 時為 1 貝爾，依此類推，每增加 10 倍的音強時，則增加 1 貝爾。但由於每一貝爾間隔太

大，仍然不實用，因而再細分使每一貝爾等於 10 個分貝（decibels）
（Huntley, 1970）。貝爾名詞的來源是用以紀念聽力學的始祖之一
——亞歷山大貝爾先生（Alexander Graham Bell）。

　　經過數學上的演算，得到將音強變爲分貝數〔音強分貝（intensity
level in decibel），dBIL〕的公式如下：

$$音強分貝（dBIL）= 10 \log \frac{I}{I_0}$$

I：在環境中測得的音強

I_0：是參考音強，等於 1×10^{-12} watt/m^2 或是
　　　1×10^{-16} watt/cm^2

有了此公式，就可將音強變成音強分貝數。例如：某人測得在教室的
噪音是 1×10^{-14} watt/cm^2，則此值是等於多少音強分貝？

$$dBIL = 10 \log \frac{1 \times 10^{-14} \ watt/cm^2}{1 \times 10^{-16} \ watt/cm^2}$$

$$= 20（音強分貝）$$

若此教室的噪音是 1×10^{-13} watt/cm^2，則音強分貝數是：

$$dBIL = 10 \log \frac{1 \times 10^{-13}}{1 \times 10^{-16}} = 30$$

若此噪音數是 2×10^{-14} watt/cm^2，則音強分貝數是：

$$dBIL = 10 \log \frac{2 \times 10^{-14}}{1 \times 10^{-16}} = 23$$

由上面三個例子可以歸納出下面一個法則：

當音強增加十倍時，其音強分貝數增加 10；當音強增加一倍時，則音強分貝數增加 3。

所以當一個汽車喇叭的強度是 60 音強分貝時，則兩個完全相同的喇叭一起鳴音時的音強是 63 音強分貝。這可利用上面的法則直接得到答案，而不需要再經過公式的演算而得到答案。

音壓和音強的關係，可用下面一式表示出來：

$$I \propto P^2$$

即壓力的平方和強度成正比，運用此關係式及音強分貝數公式，可得到音壓分貝數（sound pressure level in decibel, dBSPL）公式如下：

$$dBSPL（音壓分貝數）= 20 \log \frac{P}{P_0}$$

P 是指測得的音壓數據

P_0 是指參考值，數據爲 2×10^{-5} Newton/m^2 或是
2×10^{-4} dyne/cm^2

例如，某生測一教室的三個角落 A、B 及 C 的環境噪音分別是 0.002 dyne/cm^2、0.02 dyne/cm^2，及 0.004 dyne/cm^2 音壓，則其音壓分

貝數分別為多少？

$$在A處：dBSPL = 20 \log \frac{0.002}{0.0002} = 20$$

$$在B處：dBSPL = 20 \log \frac{0.02}{0.0002} = 40$$

$$在C處：dBSPL = 20 \log \frac{0.004}{0.0002} = 26$$

由上一例中，同樣可以得到一個法則如下：

當音壓增加十倍時，音壓分貝數會增加 10；當音壓增加
為原來音壓的兩倍時，音壓分貝數增加 6。

音壓分貝數和實際環境中音響的關係是如何呢？表 2-2 中，在
每隔 10 音壓分貝時，給一個實際的環境音響的例子。看了這個表
後，應對環境中的聲音音量，有一個大約的分貝數值概念。

□ 人類聽覺反應範圍

每個人都有個概念，「狗可以聽到非常高頻率的音，遠比人類能
聽到的為高」。事實上，不同種的動物，聽到聲音頻率範圍是不同
的，那麼人類在正常情況下，可以聽到的聲音範圍是什麼呢？這包括
了能聽音量的範圍、能聽頻率的範圍，由圖 2-1 中的聽覺反應區
（auditory response area）中可見到，人類可以聽到的頻率範圍是在 20
到 20000 赫茲之間（Fausti et al, 1982）。聽覺反應區的上限是痛覺閾
值（threshold of feeling），下限則是剛好可以聽到聲音那點的音量，即

表 2-2　環境音量

音壓分貝	聲　　源
0	正常狀況下，人類耳朵平均能聽到的最弱音量。
10	正常的呼吸聲。
20	非常低聲的耳語，極弱的口哨聲。
30	夜間無車行駛的馬路上；微風中樹葉摩擦聲。
40	夜間住宅區中，安靜的時候。
50	汽車在10吹外，發動時的聲音量；百貨公司人很少的時候。
60	一般説話時之正常的音量。
70	交通中度繁忙時的馬路噪音；人在行駛的汽車中所聽到的噪音量。
80	交通繁忙時的音量；收音機大聲時的音量。
90	市區中的交通繁忙時的音量；尼加拉瓜瀑布的水聲。
100	地下鐵路的噪音量。
110	很大聲之雷聲的音量。
120	室内搖滾樂演奏時的噪音量。
130	手持機關槍發射時所聽到的音量。
140	飛機噴射引擎發動時的噪音量。
180	太空梭發射時所產生之巨大音響的音量。

最低聽覺閾值（minimum audibility curve）。由圖上可看到，每個頻率的痛覺閾值是在差不多相同的位置，所以痛覺閾值曲線是近乎平坦的，但是最低聽覺閾值則是呈幅度頗大的曲線，那是因為在每個頻率上的最低聽覺閾值不相同之故，不若痛覺閾值，每個頻率都分佈在 130 到 140 音壓分貝之間，最低聽覺閾值的分佈可由 0 到 100 音壓分貝之間，在高頻音及低頻音處的最低聽覺閾值都較高，即需較多的聲波能量，才能使人聽到。閾值最低的頻率範圍是在 500 到 5K 赫兹之間，也就是在 500 到 5K 頻率之間，只要少許的聲波能量，就能讓人聽到，而此範圍也是人類語言音的頻率範圍（Robinson & Dadson, 1956; Wegel, 1932）。

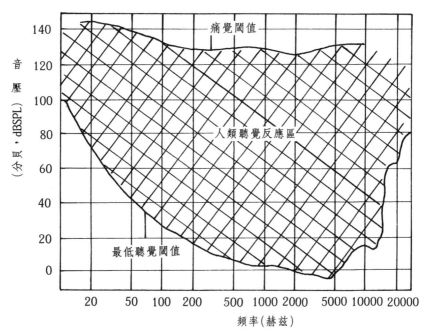

圖 2-1 人類的聽覺反應區（在網狀部份內）。上面一條曲線是痛覺閾值曲
線，下面一條曲線是最低聽覺閾值曲線。

□ 聽覺分貝及感覺分貝

雖然將物理量化的音壓及音強數值轉換成音壓或音強分貝數後，
看起來已經簡明很多了，但是根據人類聽覺反應區圖形，可知聽覺閾
值之曲線是條曲線，而非直線。對於聽覺閾值檢查結果的記錄，最好
是一眼就能馬上看出來是在正常範圍內與否，不論音壓分貝系統或音
強分貝系統都無法做到，因此有另一分貝系統，即「聽覺分貝」
（hearing level 或 hearing threshold level decibels, dBHTL）。在此系統中人類
平均聽覺閾值定為 0 dBHTL 或 0 dBHL（Hearing Testing Level or Hearing
Level）（聽覺分貝）。在每個頻率上，也就是把最低聽覺閾值曲線拉

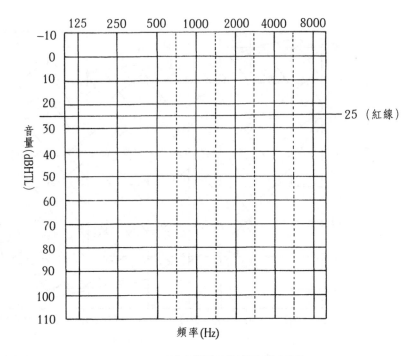

圖 2-2 純音聽覺閾值檢查結果記錄表

直，並且移位在 0 分貝的位置上，然後等刻度的往上或往下延伸。
在這種情況下，每一定量音量在每一頻率的記錄上，都是在同一直線
上，這種分貝記號叫做聽覺分貝。一般日常生活中，我們看到的噪音
計量儀上的分貝數，即是指聽覺分貝，所有聽力檢查儀上的分貝讀
數，也都是指聽覺分貝數。用此種分貝記號的好處是，在聽力檢查結
果圖上，一眼就可看出來是在正常範圍內還是不在正常範圍內，見圖
2-2 中所示。紅線以上的區域表示聽力正常，紅線以下區域表示不正
常的聽覺閾值，要注意的是，在同一聽覺分貝線上，不同頻率的聲波
能量（即音壓或音強）是不同的。

　　最後，用以說明比較個體本身聽力的情況時，需用個體「感覺分
貝」記號（decibel in sensation level, dBSL）。例如某人在 1K 赫玆處的聽

表 2-3　五種音量記號法

音量記號法	參考值及記法
音強分貝(dBIL)	dBIL　re: 1×10^{-12} watt/m^2 or 1×10^{-16} watt/cm^2
帕斯卡(Pascal) （1Pa＝20μPa）	Pa　re: 2×10^{-5} Newton/m^2
音壓分貝(dBSPL)	dBSPL　re: 2×10^{-5} Newton/m^2 or 2×10^{-4} dyne/cm^2
聽覺分貝(dBHTL)	dBHTL 或 dBHL
感覺分貝(dBSL)	dBSL　re: 0 dBHTL

閾值是 30 聽覺分貝，則此人的 0 感覺分貝就是 30 聽覺分貝；當聲音是 50 聽覺分貝時，對此人而言是只有 20 感覺分貝，表示此人眞正聽到的是只有 20 分貝的音量，而非 50 分貝；因爲他的最低聽覺閾值是 30 聽覺分貝（Festen, 1981; Grantham, 1982）。

　　在此節中，總共介紹了四種分貝記號法（decibel notation），再加上帕斯卡法，總共有五種音量記號的方法，歸納如表 2-3。

　　所以當在寫分貝符號時，最好寫上其參考依據，例如：5dBSPL或是 5dBHL，若只寫分貝，事實上是沒有多大意義的。但本書在此後提到的分貝若無註明參考值依據者，都是指聽覺分貝（dBHTL）。

2. 音程記號

　　音調的單位是赫茲，在前一章中已說明過了。最早用於頻率刻度轉換系統上的是音樂上的八度音程（octave），在聲音的頻率上，我們也用八度音程來表示。當我們說一個頻率 f_0 是另一個頻率 f_1 的上一個八度音程，則表示 f_1 的頻率是 f_0 的兩倍，即 $f_1 = 2 \times f_0$，那麼 f_1

的上一個音程則是 $2 \times 2f_0 = 4f_0$，由此可得一換算頻率的公式如下：

$$f_n = 2^n \times f_0$$

f_0 是指最開始的那個頻率，即參考頻率。

f_n 則是 f_0 的第 n 個音程的頻率。

例如 1K 赫茲的上兩個音程的頻率是多少？

$$f_2 = 2^2 \times 1000 = 4000 （赫茲）$$

這個公式也可以用在往下的音程。例如 1K 赫茲的下一個音程是多少頻率？

$$f_{-1} = 2^{-1} \times 1000 = 500 （赫茲）$$

也可以用在分數，而非整個音程。例如，1K 赫茲的下 1/2 個音程音是在那個頻率？

$$f_{-\frac{1}{2}} = 2^{-\frac{1}{2}} \times 1000 = 707 （赫茲）$$

由上面三個例子的演算知道，頻率一般都不是用線性關係來表示；就如 1000 赫茲的下 1/2 個音程並非是 750 赫茲，而是 707 赫茲。

　　既然由參考頻率可以推知它的第 n 個音程的頻率數，那麼給予兩個頻率數，也可以由公式的變化而得知此兩個頻率之間相隔的音程數，例如，8K 及 1K 赫茲之間隔多少個音程？

$$8000 = 2^n \times 1000 \quad \Rightarrow n = 3$$

由於以 2 爲底的對數的算法，對於分數音程常會令人感到間距太小而不好用，因此有人建議用以 10 爲底的對數算法來轉換音程及頻率，即公式變爲 $f_1 = 10^n f_0$。例如 1K 赫茲的上個音程爲 $f_1 = 10^1 \times 1000 = 10000$（赫茲），因在聽力學研究上常用到 1/3 音程這種數目。

不論是用以 2 或以 10 爲底的對數來畫聲音頻率的刻度，其頻率都不是以線性等距上升的關係呈現。就如同人的可聽頻率範圍是在 20 到 20000 赫茲之間，而根據 2 爲底數之對數來畫頻率軸時，1000 赫茲約是在 20 到 20000 赫茲的中間，見圖 2–1。但在聽覺閾值圖表上我們只畫出 125 到 8K 赫茲之間，因爲語言頻率是包括在此範圍內。我們將頻率表示在聽力圖上之橫軸，所標示的頻率都是相隔一個音程，例如 125、250、500、1K、2K、4K 及 8K 赫茲，因此每個音程都用等距離標示出來，見圖 2–2。

3. 聲音的種類

世界上有各式各樣的聲音，根據它們週期的特性可以分爲兩大類的聲音：週期性聲音（periodic wave form sound）及非週期性聲音（aperiodic wave form sound）。

□ 週期性聲音

純音（pure tone）及複音（complex tone）都屬於週期性聲音，因爲它們的波型是有一定的週期，可以一直重複的，見圖 2–3 (A) (B)。純音是指只有一個頻率的聲音，例如 1000 赫茲音；複音是指不只一個頻率的聲音。有種波型分析的方法叫做弗瑞爾分析（Fourier

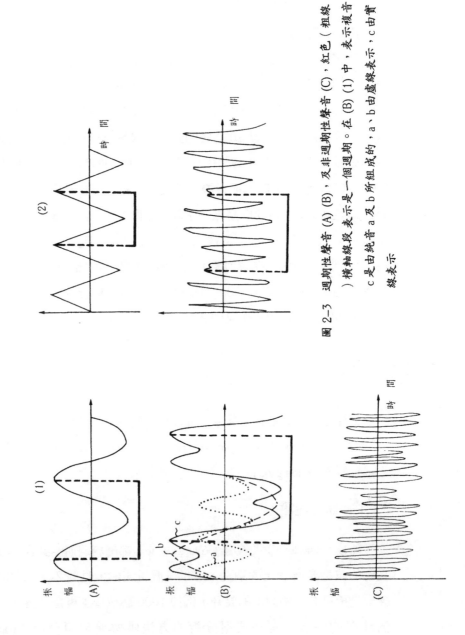

圖 2-3　週期性雜音 (A) (B)，及非週期性雜音 (C)，紅色（粗線）橫軸線段表示是一個週期。在 (B) (1) 中，表示複音 c 是由純音 a 及 b 所組成的，a、b 由虛線表示，c 由實線表示

analysis），經由弗瑞爾分析，純音可被組合成複音，複音亦可經由此種分析被分解成純音（Bickel, 1971; Moody, 1971）。

□ 非週期性聲音

非週期性聲音（aperiodic wave form sound）是指聲音的波型圖（oscillography）上找不到週期性，見圖 2-3 (C)。例如噪音就是個例子。這種聲音的頻率及音量是一直都不固定，常常它所涵蓋的頻率非常廣，這類聲音經常都是日常生活中，爲人所不想要聽到的聲音，即噪音，例如收音機的雜音、水龍頭之水聲等。所謂噪音是指任何不想要聽到的聲音，或是干擾到想要接收之聲音的干擾音，所以即使是音樂，有時也是噪音。非週期性聲音也可以利用光線波長而將光形成光譜，由紅光到紫光。可聽波亦可利用頻率高低而形成由粉紅音（pink noise）到紫音（violet noise）的可聽音聲譜。粉紅音是偏向低頻音的非週期性聲音，紫音是偏向高頻的非週期性聲音，若是一個非週期性聲音包括了所有可聽音的頻率，則稱爲白音（white noise）（Tonndorf, 1980）。

4. 聲譜濾過器

在做聽力檢查時，所使用的刺激音，常會被指定在某一頻率或某一頻率範圍內，因此需要一種裝置或機器能夠使聲音保留某一些頻率，拒絕掉或去掉某些頻率，這種裝置就稱爲濾過器（filter）。在日常生活中，有很多的機器都有這種裝置，例如電話、收音機、錄影機、對講機等等。濾過器可依濾掉或保留的區域，分成三種（見圖 2-4）：

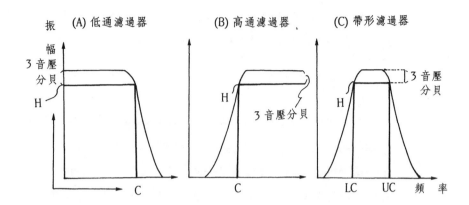

C是指截斷點；LC是指低頻截斷點；UC是指高頻截斷點；H是指半衰點。

圖 2-4　三種聲譜濾過器所產生的頻率反應曲線

㈠低通濾過器

低通濾過器（low-pass filter）剛好和高通濾過器相反，保留的是指定頻率以下的音，例如 2000 赫茲低通濾過器，是指保留 2K 及以下頻率的聲音。見圖 2-4 (A) 所示。

㈡高通濾過器

高通濾過器（high-pass filter）是將某一頻率以下的音濾掉，而保留此頻率以上的音。例如 2000 赫茲高通濾過器，表示 2000 赫茲及以上頻率的聲音才能通過保留，2K 赫茲以下的音則被去掉。見圖 2-4 (B)。

㈢帶形濾過器

帶形濾過器（band-pass filter）是指讓某一頻率範圍保留，在此範圍之外的聲音都予以去掉，例如 2K-4K 帶形濾過器，會保留 2K 到 4K 赫茲之間的聲音，而將此頻率範圍之外的音去掉。見圖 2-4 (C)。

在討論濾過器時，有幾個名詞需要先解釋一下。

(一)截斷點

截斷點（cut–off point）是指做為濾掉或保留的那個頻率。例如 2K 赫茲高或低通濾過器，其截斷點都是指 2000 赫茲。在帶形濾過器則有兩個截斷點，做為低頻音處之分界點則稱為低頻截斷點（lower cut–off point），做為高頻音處之分界點，則稱為高頻截斷點（upper cut–off point）。

(二)半衰點

半衰點（half–power point）是指截斷點所對應的振幅（或音量）。因為在此點的音量是聲波的最高音量的一半，即少 3 音壓分貝處，而此處的振幅是最高振幅的 70.9% 處（運用平方根原理 $0.50^{\frac{1}{2}} \times 1.00 = 0.709$）。

(三)頻率遞減率

理想中，濾過器應是將截斷點之外頻率之音馬上濾掉，所以經過濾過器後，聲波的頻率反應曲線應呈矩形，如圖 2–4 中紅線（粗線）所畫；但事實上，濾過器將不要的聲波濾掉並非如此乾脆俐落，而是呈一坡形曲線逐漸下降。即在截斷點之外的某些頻率仍然存在，但音量逐漸下降，離截斷點愈遠之頻率，其音量愈小，直至音量為 0 止。這個逐漸下降的速率，即稱為頻率遞減率（roll–off rate 或 rejection rate），其表示方法為「每一音程下降××音量」。例如：6 音壓分貝／每一音程（6 dBSPL/octave），表示每遠離截斷點一個音程，其音量下降 6 音壓分貝。

所以在說明或討論濾過器時，需要了解此濾過器是何種濾過器？截斷點為何？以及頻率遞減率是什麼？才能知道經過此濾過器作用後，出來的會是什麼樣的聲音。例如一個助聽器，其內部有一個帶形濾過器，其高、低頻音的截斷點為 1K 及 5K 赫茲，兩邊的頻率遞減率都是 10 音壓分貝／每一音程，則聲波經由此助聽器作用過後出來

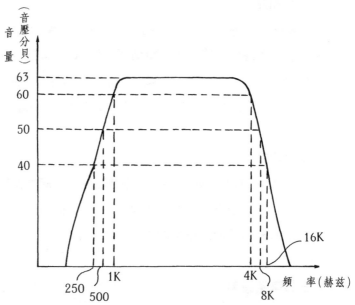

圖 2–5　1K–4K 帶形濾過器的頻率反應曲線圖，其頻率遞減率是 10dB/octave

的聲波的頻率反應（frequency response）曲線圖會是什麼樣（若原始進入之聲波爲 63 音壓分貝，且不考慮助聽器的任何其他裝置，只考慮濾過器，來畫此反應曲線圖）？答案見圖 2–5 所示。

5. 聲音的歪曲

　　日常生活中充滿了各式各樣的物理裝置，例如各種的電器，其利用的原理之一是將物理波經過轉換器（transducer）的轉換，例如聲波變成電波，而達成某些目的。在此轉換的過程中，原來的物理波和後來的波會有一些不一樣，這種改變稱爲歪曲（distortion）。聲波也是一種物理波，所以任何有關「聲音」的裝置，例如：電話、無線電

臺、助聽器、錄音機等等，都會使原本的輸入音和後來的輸出音有某些改變。聲波的歪曲可發生在頻率上、音振幅上，或是音相位上。

☐ 頻率歪曲

頻率歪曲（frequency distortion）大多指輸出音的頻率範圍比原本輸入音的頻率範圍要窄，而且多是限制在人的語言範圍內，如 300 到 5000 赫茲之間。如果是含有濾過器的裝置，則其輸出音的頻率範圍，大多可由濾過器的資料而得知。

☐ 振幅歪曲

振幅歪曲（amplitude distortion）是指輸出音含有某些原本不在輸入音範圍內的音。振幅歪曲有兩種：

(一)諧音歪曲

諧音（harmonic）是指原本輸入音〔又稱基音（fundamental）〕的倍數的音。例如，若原本輸入音是 1000 赫茲，則 2K、3K、4K、5K……都是 1K 赫茲的諧音。如果原本輸入音是 1000 赫茲，而輸出音有 1K、2K、3K、4K 及 5K，則這是種諧音歪曲（harmonic distortion）的現象，但是離基音愈遠的音的音振幅（或音量）愈小，直到音量完全消失止，即諧音歪曲結束的地方，見圖 2–6。但是音量遞減情形只是種傾向，而非絕對的情形，所以在某些後面的諧音音量會比前面諧音的音振幅高。例如圖 2–6 中的 $5f_0$ 的音振幅比 $4f_0$ 要高。

(二)頻率間歪曲

頻率間歪曲（intermodulation distortion）這種歪曲是發生在原本輸入音相加或相減的頻率上。例如，原本輸入音是 200 及 1000 赫茲，若發生了頻率間歪曲，則會有 800 及 1200 赫茲的音出現。

可見振幅歪曲並不只是音振幅改變，同時頻率也發生了改變，所

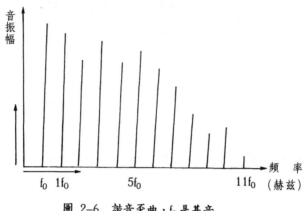

圖 2-6 諧音歪曲，f_0 是基音

以音振幅的歪曲會比單純音頻率歪曲來得嚴重，前者的輸出音會較後者的更不清楚，最明顯的例子就是調頻（frequency modulation, F.M.）及調幅（amplitude modulation, A.M.）電臺。F.M. 電臺一向都比 A.M. 電臺來得清楚。

□ 音相位歪曲

音相位歪曲（phase distortion）是指輸出音的開始點的音相位和輸入音的不同。例如輸入音是由 0° 方位開始的聲波，而輸出音變成由 90° 開始的聲波，在人的聽覺系統對此並不很敏感，分辨不出來其中的差別，除非是伴隨著有頻率歪曲或振幅歪曲，才能感覺到兩者是不同的，但在示波器上則可清楚地看到兩者是不同的。

上述的三種歪曲，常都是伴隨著一起發生，很少有單獨存在的情形，除非是在做研究時，刻意地加以控制的情況下，以便了解某一特別變數的影響力。

6. 總 結

　　上一章的「聲學」和這一章的「聲音的測量」是聽力學的基本物理基礎。上一章強調聲波的特性，這一章則強調在其測量及表示刻度上，音量是用分貝來計量，分貝有四種系統：音壓分貝、音強分貝、聽覺分貝，及感覺分貝。每種分貝系統所依據的參考值是不同的，所以在表示音量分貝時，需要說明是何種系統，這樣才有意義，另一種計量法是用 Pa，其依據參考值是 2×10^{-5} Newton/m^2，常用於測聲波阻力之儀器上。物理上的聲波能量值，亦可依壓力（pressure）或力量（force）觀念，而用不同的公式換算成分貝系統。

　　頻率的單位是赫茲，常用的刻度是音程，那是運用對數的數學運算法，所以頻率軸上並非線性等距離的刻度。聲音可依其有無週期性而分成週期性聲音及非週期性聲音。週期性聲音有純音及複音之分，非週期性聲音則有白音及粉紅音至紫音的不同頻率範圍之音。

　　聲波可經由濾過器的作用而修改其原有的頻率。很多物理裝置都會使聲波產生歪曲的現象。歪曲可發生在頻率上、振幅上，及音相位上，而且常是三者並存，使得歪曲現象更形複雜。

　　物理計量的兩種系統：MKS 制及 CGS 制。

中英名詞對照

- 公里・公斤・秒制　Meter, Kilogram, Second; MKS
- 公分・公克・秒制　Centimeter, Gram, Second; CGS
- 壓力　pressure
- 強度　intensity
- 音壓　sound pressure level
- 音強　intensity level
- 貝爾　bel
- 分貝　decibel
- 音強分貝　intensity level in decibel (dBIL)
- 音壓分貝　sound pressure level in decibel (dBSPL)
- 聽覺反應區　auditory response area
- 痛覺閾值　threshold of feeling
- 最低聽覺閾值　minimum audibility curve
- 聽覺分貝　hearing threshold level decibels (dBHTL)
- 分貝記號法　decibel notation
- 感覺分貝　decibel in sensation level (dBSL)
- 音程記號　octave notation
- 八度音程　octave
- 週期性聲音　periodic wave form sound
- 非週期性聲音　aperiodic wave form sound
- 純音　pure tone
- 複音　complex tone
- 弗瑞爾分析　Fourier analysis

- 波型圖　oscillography
- 粉紅音　pink noise
- 紫音　violet noise
- 白音　white noise
- 濾過器　filter
- 低通濾過器　low–pass filter
- 高通濾過器　high–pass filter
- 帶形濾過器　band–pass filter
- 截斷點　cut–off point
- 低頻截斷點　lower cut–off point
- 高頻截斷點　upper cut–off point
- 半衰點　half–power point
- 頻率遞減率　roll–off rate, rejection rate
- 頻率反應　frequency response
- 轉換器　transducer
- 歪曲　distortion
- 頻率歪曲　frequency distortion
- 振幅歪曲　amplitude distortion
- 諧音歪曲　harmonic distortion
- 諧音　harmonic
- 基音　fundamental
- 頻率間歪曲　intermodulation distortion
- 調頻　frequency modulation (F.M.)
- 調幅　amplitude modulation (A.M.)
- 音相位歪曲　phase distortion

參考書目

Durrant, J. D. Fundamentals of sound generation for auditory evoked responses. In: E. J. Moore (Ed.). Bases of Auditory Brain Stem Evoked Responses. pp. 15–49. Grune & Stratton, New York, 1983.

Ladefoged, P. Elements of Acoustic Phonetics. University of Chicago Press, Chicago, 1962.

Huntley, R. A bel is ten decibels. Sound Vibration. 4(1): 22, 1970.

Wegel, R. L. Physical data and physiology of excitation of the auditory nerve. Annual of Rhinology–Laryngology, 41: 740–779, 1932.

Robinson, D. W. and Dadson, R. S. A redetermination of the equal loudness relations for pure tones. British Journal of Applied Physiology, 7: 166–181, 1956.

Fausti, S. A., Rappaport, B. Z., Schechter, M. A., and Frey, R. H. An investigation of the validity of high–frequency audition. Journal of Acoustical Society of American, 71: 646–649, 1982.

Festen, J. M. and Plomp, R. Relation between auditory functions in normal hearing. Journal of Acoustical Society of American, 70: 356–369, 1981.

Grantham, D. W. and Yost, W. A. Measures of intensity discrimination. Journal of Acoustical Society of American, 72: 406–410, 1982.

Bickel, C. J. Real–time spectrum analysis. Sound Vibration, 5(3): 14–20, 1971.

Moody, R. C. Properties of periodic waves. Sound Vibration, 5(2): 5, 1971.

Tonndorf, J. Physics of sound. In: M. M. Paparella & D. A. Shumrick (Eds.). Otolaryngology: Volume 1–Basic Sciences and Related Disciplines, pp. 241–268. W. B. Saunders, Philadephia, 1980.

第 3 章

周邊聽覺系統

的

解剖生理

　　我們的聽覺系統是個非常神奇的構造，整個系統的體積是很小的，但功能奇佳而且重要。人類的聽覺系統能辨認多種不同的語音及聲音，大約可辨認五十萬種不同的聲音（Dollos, 1973），又可辨別聲音的方位。耳朵能聽到的聲音音量，最弱可至只使耳膜振動約十分之一分子大小的範圍（約 1×10^{-16} watt/cm^2），也可忍受大到如室內搖滾樂的聲音（約 1×10^{-4} watt/cm^2），其間音量相差有 10^{12} 倍，可謂神奇吧！

　　就如其他身體功能一樣，人類聽覺功能也是進化而來，成為現在的模式。早在水棲動物時，並沒有所謂的聽覺系統，只有在身體兩側各有一個空氣囊，是用以平衡的平衡器官，就如魚類的水囊及側線，利用水中波動造成的壓力的刺激為訊息以保持身體的平衡。當進化到兩棲類時，原由水壓為刺激源的充滿水的平衡器官，則必須變成由空氣壓力來代替水壓的器官。因為壓力的傳送原是由水到水，即傳播壓力的介質都是水，所以不會有介質阻力不同的情形產生，但是改由空氣傳到水，表示傳播介質由空氣到液體，兩種不同的介質造成被傳播的「壓力」會損耗掉大部份，只有一小部份能被傳到充滿水的平衡器官去，為了要克服這種「不相等」，空氣振動造成之壓力必須加以放大，因此造成中耳的演化形成，所以中耳的功能是在放大空氣振動造成之壓力，以克服這種「不相等」。同時為了輔助中耳，收集空氣中振動的訊息，而有外耳的演化形成，經過很長時間的演進，就形成今日人類的聽覺系統（Flock, 1965; Schubert, 1978）。

　　現在人類的聽覺系統，可以說成是一個能量轉換系統（energy transformation system）。聲音在外耳時，它是一種聲波的能量，稱之為聲波能（acoustic energy），經由中耳的作用而轉變成機械能（mechanical energy），同時中耳有擴音作用，使能量增大，補償因為介質阻力不同而損失的聲能，這種機械能傳到充滿液體的內耳時，則被轉換成水

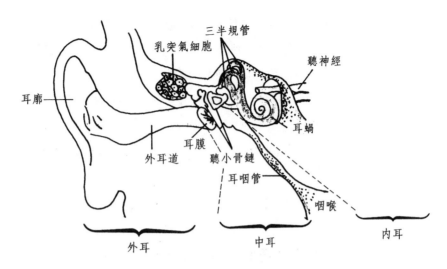

圖 3-1　周邊聽覺系統，包括外耳、中耳及內耳

波能（hydraulic energy），這種水波能，能活化啓動聽覺神經系統，此時水波能再被轉換成生物電位能（bioelectric energy），使聽覺訊息經由神經衝動，傳到腦部中樞聽覺神經系統，以達到聽到並且理解之狀況（Durrant & Lovrinic, 1984）。周邊聽覺神經系統包括有外耳（outer ear）、中耳（middle ear），及內耳（inner ear），見圖 3-1。

1. 外　耳

外耳（outer ear）包括兩部份：耳廓（auricle 或 pinna）及外耳道〔external auditory canal（meatus）〕。

□ 耳　廓

每個人都有兩個耳廓，在頭的左右側各一個，它有收集聲波的作用，但是功用不太大，即使沒有耳廓，聲波依然會進入外耳道，它在

人類的功用，不如在狗、貓等動物身上有用，也許美觀作用上還大些。

□ 外耳道

它的一端和外界相通，一端是和耳膜相連，見圖 3-1。在成人，外耳道是略呈 S 狀，而非直線狀，它的外面 1/3 是由軟骨構成，裡面 2/3 是由硬骨構成，整個表面覆蓋以皮膚，長平均約 1 吋左右，它有四個功能：

(一)清潔作用

外耳道的外 1/3，由軟骨構成之部份的皮膚上長有小纖毛（ cilia ），會有自動纖毛運動，能夠將耳垢、灰塵，或其他東西向外排出。

(二)保護作用

外耳道的內 2/3 地方有叮嚀腺，能分泌兩種物質——油性耳垢及脂性耳垢，前者是油性的，後者是蠟狀的，這兩種物質合起來，就是我們所熟知的耳垢（ ear wax 或 cerumen ）。耳垢可以使外耳道保持一定的濕潤，防止過分乾燥。同時耳垢的特殊味道會防止小昆蟲誤闖入耳道內而引起傷害。

(三)擴音作用

耳道可看成是一端封閉的管子，封閉的一端是耳膜。根據管狀共振的原理可知，這可引起和耳道自然頻率相同頻率的音共振，但是耳道並非是一個直而堅硬的管子，因此經由外耳道是略呈 S 狀，及四周是軟組織的因素調整後，其共振頻率是 2500 到 4000 赫茲之間。外耳道的擴音作用可使 2.5K 到 4K 之間的聲音放大二到四倍，這對人類而言是非常重要的，因為那是語言頻率，在語言接收上極為重要。

㈣辨別聲源位置

這是因為左右兩邊各有一套周邊聽覺系統，運用兩邊耳朵聽同一聲源的時間差異，而使個體偵測到聲音的方位（Perkins & Kent, 1986; Shaw, 1974）。

2. 中 耳

中耳（middle ear）是個機械性系統，是個充滿了空氣的不規則的一個小空間，位於顳骨上。由外耳道來的聲波撞上耳膜後，引起聽小骨鏈的機械性振動，因此將聲波能轉換成機械能。目的在使聲波能量被放大，詳細情形會在下面說明。中耳腔的壓力，由於耳咽管的調節，使得和外界大氣壓力相同。中耳包括耳膜（eardrum 或 tympanic membrane）、聽小骨鏈（auditory ossicles）、耳咽管（eustachian tube）及兩條中耳肌肉、中耳鼓張肌（tensor tympani）及鐙骨肌（stapedius）。

□ 耳 膜

耳膜（tympanic membrane 或 eardrum）是由四層薄而韌的膜所構成，其中一層是纖維，因此韌性強，它緊緊地嵌貼在外耳道的軟骨環上。此軟骨環叫耳膜軟骨環（annulus），耳膜把外耳和中耳分隔開來。它不是一個平面的圓形，而是有一點向內凹的錐狀形（cone-shaped），見圖 3-2。而此錐狀頂點是和鎚骨（malleus 或 hammer）相接觸而成，它的功能就像是個小型的擴音器，有如樂團中鼓的鼓皮一樣。它因是有韌性的纖維膜，又被耳膜軟骨環緊緊地嵌住，又和鐙骨（stapes 或 stirrup）骨頭相觸而形成錐狀，因此耳膜有一定的張力存在，當聲波由外耳道傳來，和耳膜碰撞上，聲波能量會使之產生振動，而使聲波傳到聽小骨鏈上去。不同頻率的聲音會引發不同的耳膜

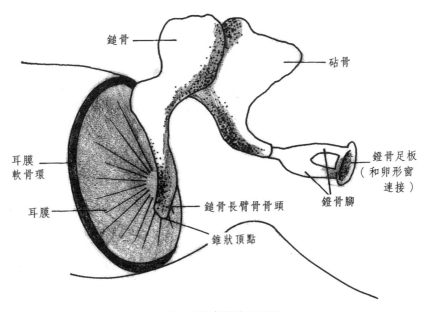

圖 3-2 中耳，包括有耳膜及三個小骨

部位發生振動，當為低頻音時，會使較大區域，甚至整個耳膜振動；
但為高頻音時，則根據不同的頻率而引發不同的局部部位發生振動
（Zwislochi, 1975）。

□聽小骨鏈

中耳有三個小骨頭：鎚骨（malleus）、砧骨（incus）及鐙骨
（stapes）。它們名字的由來是因為其形狀分別像鎚子、鐵砧及馬鐙
鐵，所以又分別可叫作 hammer、anvil 及 stirrup。它們相連的順序是鎚
骨、砧骨，然後是鐙骨。鐙骨分成鐙骨腳及鐙骨足板（stapedial
footplate）兩部份，鐙骨足板和內耳耳蝸上的卵形窗（oval window）相
連接著。當聽小骨鏈作機械運動時，將由耳膜傳來之機械波傳至卵形
窗，而再傳至充滿液體的內耳耳蝸（cochlea），並且使聲壓增高，見

圖 3–2（Moller, 1972）。

　　中耳使由耳膜振動傳來之聲壓放大的原因之一，是由於聽小骨鏈的槓桿原理（level action）。在玩翹翹板時，若翹翹板的支點不在中央，則較長一側的用力可較少，若用在中耳聽小骨鏈的槓桿原理，則表示短臂的一端會產生較多的能量。中耳聽小骨鏈的裝置就好像是槓桿的安排，砧骨是此槓桿的支點，和耳膜錐形頂點相接的鎚骨是長臂，和砧骨相接的鐙骨足板是短臂。由槓桿原理得知，在支點兩端是相等壓力下，長臂一端需用的力較小，而短臂的一端則需用較大的力，以達平衡，同理可以得到的是由長臂──鎚骨端傳來之聲壓，由於槓桿原理，會使短臂──鐙骨足板端的聲壓變大，這即是擴音原理之一，見圖 3–3 (A)。若鐙骨足板處的聲壓為 P_2，則其與耳膜錐形頂點處之聲壓（P_1）的關係式為：$P_2 = \dfrac{d_1}{d_2} P_1$，其中，$d_1$ 代表長臂的距離，d_2 代表短臂的距離，所以當長臂及短臂之差距愈大，則 P_2 愈大，也就是擴音作用愈大。聽小骨鏈是由韌帶將之懸吊在中耳腔內，當有聲波傳入時，整個聽小骨鏈會隨之而振動，因而達到傳送聲壓的目的。當聲音停止，這種振動也馬上停止，否則持續的聽小骨鏈振動，會使個體聽到重疊音，而造成病態的情形，形成聽力上或生理上的困擾。

□ 耳咽管

　　耳咽管（eustachian tube）是由中耳到咽喉，在兩端各有一個開口，它的功用在於平衡中耳壓力，使之和大氣壓力相同。在靠近中耳部份的耳咽管是由硬骨所構成，外覆以皮膚及黏膜，因此在中耳的耳咽管開口一直都是敞開的，在咽喉（nasopharynx）端的開口則是可開可閉，由咽喉肌（nasopharynx closure muscle）控制著，平時它都是封閉著的。吞嚥及打哈欠兩種動作可使之打開，因為兩種動作可使咽喉肌

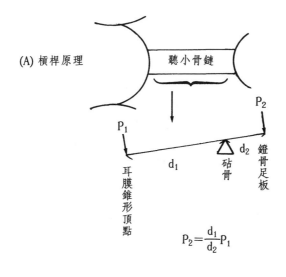

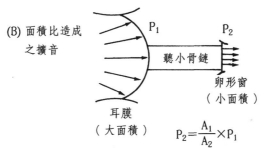

圖 3-3　擴音作用的兩種原理

收縮，而使此開口打開。若是此開口呈病態性地一直敞開著，則會使
聲波，例如呼吸聲、講話聲等，直接傳到中耳而造成傷害或困擾。

　　嬰幼兒容易罹患中耳炎的原因之一，是因為他們的耳咽管較成人
短而且平直，這使得上呼吸道的感染，容易經由耳咽管傳染至中耳。
中耳的感染又容易使扁桃腺及淋巴組織腫大，這些腫大又造成耳咽管
的閉塞，使得中耳空腔壓力不易平衡，通氣不良，而使中耳感染更形
嚴重。中耳炎和扁桃腺及淋巴組織腫大便形成惡性循環，多次重複性

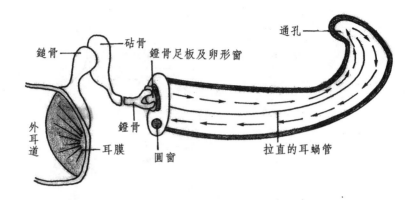

圖 3-4　鐙骨足板牽動著卵形窗向耳蝸管做規律地內外擺動，造成耳蝸管內
　　　　液體形成規律的水波，並且向前流動

的中耳炎，會使嬰幼兒之中耳聽覺器官受損，影響到聽力，進而影響
他們的語言發展及學習進展。

□ 擴音作用

　　造成中耳擴音的最有力因素，是在於耳膜及鐙骨足板（stapedial
footplate）的面積差異而造成的擴音作用。鐙骨足板是鐙骨底端的一個
卵圓形圓板，它和卵形窗（oval window）相連，由輪圓韌帶（annular
ligament）將之鬆鬆地扣在卵形窗上。鐙骨足板和卵形窗將充滿空氣的
中耳腔和充滿液體的耳蝸分開，鐙骨足板在隨中耳聽小骨鏈振動而振
動時，做規律地前後擺動的運動，使由聽小骨鏈傳來的機械波，因此
規律地向耳蝸管方向擺動，牽動卵形窗擺動，而轉變成耳蝸內的水波
能。如果聽小骨鏈任何一部份因斷裂或硬化而不能擺動時，則會造成
傳導性失聽，圖 3-4 箭頭所指即水波流動的方向。

　　耳膜面積約是鐙骨足板面積的十四倍大。對同樣壓力而言，在小
面積上，其單位面積上所承受的壓力就較大，就如同平底鞋不易陷入

泥內，而高跟鞋容易陷入的道理是一樣的，所以由耳膜來的聲壓到了鐙骨足板時就被擴大了很多，見圖 3–3 (B)。A_1 是指耳膜的面積，A_2 是指鐙骨足板的面積，P_1 是耳膜處的聲壓，P_2 是卵圓窗處的聲壓，當 A_1、A_2 的面積差異愈大，則 P_2 的擴音作用也就愈大。

由中耳的空氣腔到內耳的液體腔，由於傳音介質的改變，造成介質阻力不相等，而形成聲波能量的大量流失，這種情形稱為「阻力不相等」（impedance mismatch）。克服這阻力不相等的方法有三個，在上面已陸續解釋過，現將之歸納於下：

1. 由於外耳道的共振效應，使 2500 到 4000 赫茲的聲音被放大二到四倍。

2. 藉由中耳的槓桿原理，使得聲波在聽小骨鏈造成的機械振動被加強了一些。

3. 藉由耳膜及鐙骨足板（或卵形窗）的面積差異，使得聲波壓力增加了十四倍。

聲波由外耳道到卵形窗，總共被擴大的倍數依頻率而不同。例如 2.5 到 4K 赫茲之間的聲波，在外耳道就被擴音了二到四倍；到了卵形窗時，又被擴音了十四倍，所以總共被擴大了二十八到五十六倍（ 2×14 到 4×14倍 ）。所以周邊聽覺系統的擴音作用，得利最多的是人類的語言頻率範圍；尤其是 2.5 到 4K 之間，如果沒有這些擴音作用，那麼我們能聽到的聲音將是非常有限的。

□ 中耳的肌肉及聽覺反射

中耳有兩條肌肉：中耳鼓張肌及鐙骨肌。中耳鼓張肌是存在一骨質通道中，這個通道和耳咽管平行，它的肌腱和鎚骨相連接。當它收縮時，會將鎚骨拉向中耳聽小骨鏈，使得耳膜變緊，聽小骨鏈變得較僵化，造成耳膜因聲波撞擊而產生的振動變小，聽小骨鏈的機械振動

幅度亦變小，也就是使傳入之聲壓變小。

　　鐙骨肌也是存在於一個骨質通道內，它的一端和鐙骨的頭結（head of stapes）相連，當它收縮時，會拉使鐙骨遠離卵形窗，使聽小骨鏈變緊，而減低聽小骨鍵機械振動的振幅。同時也使鐙骨足板向卵形窗方向規律地前後擺動的方向軸改變，使得這「規律地前後擺動」不能完全對準耳蝸管（cochlea duct），也就使造成的「水波」強度減低。鐙骨肌收縮造成的兩種反應，都造成聲壓的降低，也就是使傳入內耳的音量降低。

　　中耳的這兩條肌肉造成的一連串反應，稱為聽覺反射（acoustic reflex）。這個反射的目的是在於保護個體，使不受到「大聲音」的傷害，而造成噪音傷害（acoustic trauma），尤其是對 1000 赫茲及以下的頻率有效。

3. 內 耳

　　內耳可說是個水波的系統，它整個的構造像個地下隧道。這地下隧道由一層膜包住，膜之外又由一層薄膜包住，故稱為骨迷路（bony labyrinth），如果去掉這層骨迷路，剩下的部份則稱為膜迷路（membranous labyrinth）。內耳包括有兩部份：耳蝸（cochlea）及前庭（vestibule）。耳蝸內含有聽覺的感受器，前庭則主控身體的平衡。在此節中，我們只討論和聽力有關之耳蝸。

　　耳蝸名字的由來是因為它長得像蝸牛殼，它是由耳蝸管繞著中軸往上捲，共有 2.5 圈，若將耳蝸管拉直，它長約 1.5 吋。耳蝸可以想像成是兩條平行的走道，這兩條平行的走道，有一端是相通的，叫通孔（helicotrema），見圖 3–4；另一端各有一個開口，各開口各由一個彈性膜所封住，上面的是卵形窗，又稱耳蝸窗，因它一邊和鐙骨足板

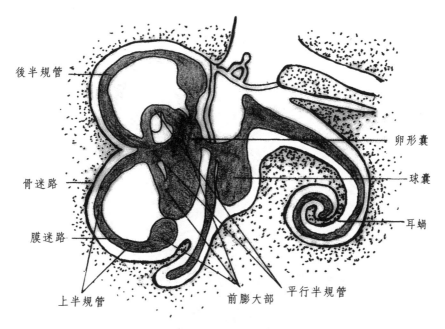

圖 3-5　內耳骨迷路及膜迷路

相連，一邊和耳蝸管相接。下面的是圓窗（round window），又稱前
庭窗，因爲它和前庭相對望著。在這兩個小孔旁是個小球囊，稱爲球
囊（saccule），在它之旁是另一個稍大的球囊，稱爲前列腺囊或卵形
囊（utricle）。前列腺囊向外延伸出三個小半規管，每個小半規管伸
向一個不同的方向，形成三度空間，彼此呈約 90° 角。這三個半規管
分別叫做上半規管（superior semicircular duct）、後半規管（posterior semi-
circular duct），及平行半規管（horizontal semicircular duct）。在這三個小
半規管的基底部是膨大狀，稱爲前膨大部（ampulla），見圖 3-5。除
耳蝸，其他部份都屬於前庭的部份。

□ 耳　蝸

當把耳蝸伸直拉開，就如同前述，像是兩條平行且一端相通的走

(A) 耳蝸管的構造

(B) 科蒂氏器

(C) 毛細胞

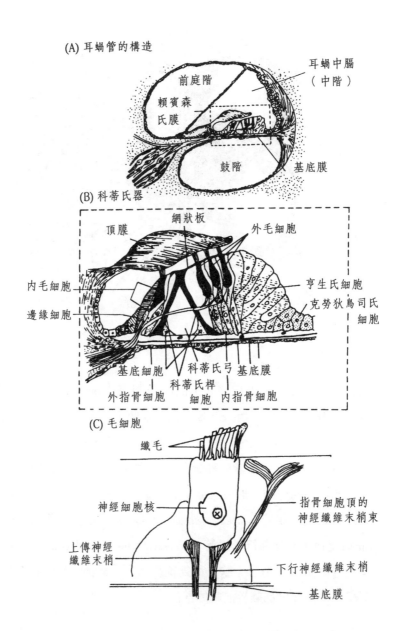

圖 3-6　內耳耳蝸的解剖圖

道,但事實上這兩個走道中間的分隔,並非只是一層薄膜或肌肉,由耳蝸管的橫切面可看見,這個隔板事實上是個扁三角形,此三角形的一個角是在靠耳蝸中軸處,而此角相對應的邊是耳蝸的外側,見圖 3–6 (A),所以耳蝸管腔共分成三個空間,分別是耳蝸前庭腔或前庭階（scala vestibuli）、耳蝸中膈或中階（scala media）,及耳蝸鼓室腔或鼓階（scala tympani）。在耳蝸中膈內,含有聽覺的感受器——科蒂氏器（organ of corti）。在耳蝸前庭腔和耳蝸中膈之間是賴賓森氏膜（Reissner's membrane）,也就是科蒂氏器的天花板,科蒂氏器則座落在基底膜（basilar membrane）上。賴賓森氏膜和基底膜,事實上是相連的,而且都是由卵形窗延伸而來的,而此膜也延伸至前庭及耳蝸管外側,整個膜也就是構成膜迷路的那層膜。

迷路內充滿了液體,這也是內耳又名水波系統（hydraulic system）的原因。在膜迷路內的液體叫做內淋巴液（endolymph）,它是一種非常黏稠的液體。在膜迷路之外,骨迷路之內所充滿的液體叫做外淋巴液（perilymph）,它的黏稠度約是水的兩倍,不若內淋巴液那麼黏稠。外淋巴液和胸脊髓液（cerebrospinal fluid）有相同的化學成份,一般相信外淋巴液是經由大腦導水管（cochlear equeduct）而來的腦脊髓液,由於耳蝸是很小的一個構造,所以它只需要不到一滴的腦脊髓液就充滿了骨迷路了。

中耳聽小骨鏈之振動,使鐙骨足板在卵形窗處,向內向外規律地運動,而造成耳蝸小管中的水波運動。內耳之神經系統裝置,再對這些水波訊息加以處理,使得此訊息變成神經衝動,讓聲音的訊息得以向上傳至中樞聽覺神經系統。

□ 內耳裝置

耳蝸管中,基底膜之上存在的是科蒂氏器,這是能將水波變成生

物電位能的聽覺感受器，它浸淫在內淋巴液中。科蒂氏器內的各個部份敍述如下（見圖 3-6）：

(一)基底膜

基底膜在接收水波訊息的機轉上，占有很重要的角色。這個膜一端連在耳蝸的中軸——耳蝸軸（cochlear modiolus）上；它是耳蝸中央的骨核；在膜和耳蝸軸相連的地方叫做螺旋網（spinal lamina）。另一端連向外側，和外側相連處叫做螺旋韌帶（spinal ligament），基底膜在靠近卵形窗處較薄且窄，愈靠近蝸頂（apex end）則愈厚愈寬。在靠近卵形窗之一端稱為底端（basal end），在蝸頂之一端稱為頂端。

(二)科蒂氏器

科蒂氏器內含有一排內毛細胞（inner hair cells）及三排外毛細胞（outer hair cells）（見圖 3-7）。內毛細胞約有三千個，外毛細胞約有一萬兩千個，總共有至少兩萬條左右的神經末梢分佈在內、外毛細胞上。和科蒂氏器上端緊鄰的是一層叫做頂膜（tectorial membrane）的膜，它和外毛細胞的纖毛（cilia）相接觸，使得此膜和基底膜之間的相互移動造成訊息的傳遞，這是聽覺訊息接收中的重要機轉之一，見圖 3-6 (B)。

(三)支持細胞

毛細胞在聽覺訊息的傳導占著「核心」的重要角色，所以這些毛細胞是非常的重要，因而在演化過程中，有很多的支持細胞因而演化出來，給予毛細胞特殊的保護，這些細胞就叫做支持細胞（supporting cells）。這類的細胞一共有六種，見圖 3-6 (B)。

1. 亨生氏細胞（cells of Hensen）　它位於外毛細胞側邊，是位於耳蝸管的外側。

2. 克勞狄烏司氏細胞（cells of Claudius）　它緊鄰著亨生氏細胞，向外側伸展，在耳蝸中膈的側邊，即遠離蝸軸的那個邊上都是，

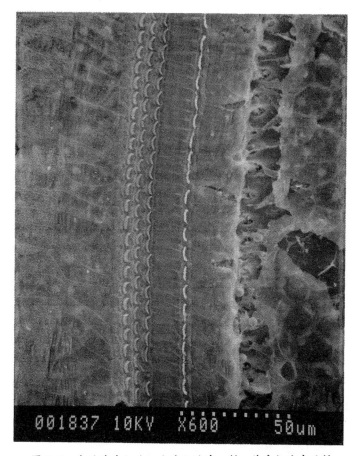

圖 3-7 內及外毛細胞，內毛細胞有一排，外毛細胞有三排

見圖 3-6 (B)。

3. 外指骨細胞（outer phalangeal cells） 位於外毛細胞的下方，一個外指骨細胞支持一個外毛細胞，所以共有三排。它的形狀狹長，有如手指，故名之外指骨細胞。

4. 科蒂氏弓（rods of Corti） 它將內外毛細胞分開，並有支架著科蒂氏器的作用，其中間的空間稱為科蒂氏溝（tunnel of Corti）。

5. 內指骨細胞（inner phalangeal cells） 它位於內毛細胞之下

方,用以直接支持著內毛細胞。

6.邊緣細胞（border cells） 它位於內毛細胞旁,靠近耳蝸軸的一側。

(四)毛細胞

如前所述,毛細胞（hair cells）包括有一排內毛細胞及三排外毛細胞,各由一個內或外指骨細胞支撐著。神經纖維末梢就分佈在這些指骨細胞的頂端,和毛細胞相接觸。每個內毛細胞上約有三十到六十根纖毛,其中有一根特別長;每個外毛細胞上則約有七十五到一百根纖毛,同樣的其中有一根特別長。在這些毛細胞的那根特別長的纖毛都和頂膜相接觸,圖 3–6 (C) 中所示為毛細胞的基本結構。同一個毛細胞上的纖毛只朝同一方向運動,所以不同方向的運動,就產生不同的神經訊息。在毛細胞底部的神經末梢,也分成上傳神經纖維（afferent nerve ending）及下行神經纖維（efferent nerve ending）,見圖 3–6 (C),可見神經衝的上傳及下行也是由不同的神經路徑而行。

4. 總結

人類的聽覺系統是由演化而來的。在最初時,它是類似魚類的平衡器官一側線及水囊。現在人類的聽覺系統是個能量轉換的系統:由聲波能量轉換成機械能、水波能、生物電位能,而後再經由神經細胞的作用,形成神經衝動傳到中樞聽覺神經系統。周邊聽覺神經系統包括有外耳、中耳及內耳,這些器官不僅只在於傳遞聲波的訊息,也是個有擴音作用的系統。擴音作用主要來自於三個來源,一是外耳道的共振作用,二是中耳聽骨鏈的槓桿作用,三是源於耳膜及卵形窗面積差異而造成的擴音作用。主要被擴音的頻率是語言頻率,到底是因為語言,而進化過程中才有使語言頻率被擴音的進化裝置,還是因先有

這些擴音裝置，而後有合於此裝置的語言存在呢？這是個很有趣的問題。

　　周邊聽覺系統包括有外耳、中耳，及內耳。外耳有耳廓及外耳道，功用為傳遞聲波的走道，並有擴音效果。中耳是個機械性的系統，目的在克服因傳聲介質不同而損失音量，它包括有耳膜、聽小骨鏈、兩條小肌肉，及耳咽管，各部份各有其重要生理作用。內耳包括有耳蝸及前庭，前庭主身體平衡的作用，耳蝸則是聽覺的感受器官。

中英名詞對照

- 能量轉換系統　energy transformation system
- 聲波能　acoustic energy
- 機械能　mechanical energy
- 水波能　hydraulic energy
- 生物電位能　bioelectric energy
- 外耳　outer ear
- 中耳　middle ear
- 內耳　inner ear
- 耳廓　auricle, pinna
- 外耳道　external auditory canal (meatus)
- 纖毛　cilia
- 耳垢　ear wax, cerumen
- 耳膜　eardrum, tympanic membrane
- 聽小骨鏈　auditory ossicles
- 耳咽管　eustachian tube
- 中耳鼓張肌　tensor tympani
- 鐙骨肌　stapedius
- 耳膜軟骨環　annulus
- 鎚骨　malleus, hammer
- 鐙骨　stapes, stirrup
- 砧骨　incus, anvil
- 鐙骨足板　stapedial footplate
- 卵形窗或耳蝸窗　oval window

- 耳蝸　cochlea

- 槓桿原理　level action

- 耳咽管　eustachian tube

- 咽喉　nasopharynx

- 咽喉肌　nasopharynx closure muscle

- 輪圓韌帶　annular ligament

- 阻力不相等　impedance mismatch

- 鐙骨頭結　head of stapes

- 耳蝸管　cochlea duct

- 聽覺反射　acoustic reflex

- 噪音傷害　acoustic trauma

- 骨迷路　bony labyrinth

- 膜迷路　membranous labyrinth

- 前庭　vestibule

- 通孔　helicotrema

- 圓窗或前庭窗　round window

- 球囊　saccule

- 前列腺囊或卵形囊　utricle

- 上半規管　superior semicircular duct

- 後半規管　posterior semicircular duct

- 平行半規管　horizontal semicircular duct

- 前膨大部　ampulla

- 耳蝸前庭腔或前庭階　scala vestibuli

- 耳蝸中膈或中階　scala media

- 耳蝸鼓室腔或鼓階　scala tympani

- 科蒂氏器　organ of corti

- 賴賓森氏膜　Reissner's membrane
- 基底膜　basilar membrane
- 水波系統　hydraulic system
- 內淋巴液　endolymph
- 外淋巴液　perilymph
- 胸脊髓液　cerebrospinal fluid
- 大腦導水管　cochlear equeduct
- 耳蝸軸　cochlear modiolus
- 螺旋網　spinal lamina
- 螺旋韌帶　spinal ligament
- 耳蝸底端　cochlear basal end
- 耳蝸頂端　cochlear apex end
- 內毛細胞　inner hair cells
- 外毛細胞　outer hair cells
- 頂膜　tectorial membrane
- 支持細胞　supporting cells
- 亨生氏細胞　cells of Hensen
- 克勞狄烏司氏細胞　cells of Claudius
- 外指骨細胞　outer phalangeal cells
- 科蒂氏弓　rods of Corti
- 科蒂氏溝　tunnel of Corti
- 內指骨細胞　inner phalangeal cells
- 邊緣細胞　border cells
- 上傳神經纖維　afferent nerve ending
- 下行神經纖維　efferent nerve ending

參考書目

Dollos, P. The Auditory Periphery: Biophysics and Physiology. Academic Press, New York, 1973.

Flock, A. Transducing Mechanisms in the Lateral Line Canal Organ Receptors. Cold Spring Harbor Symposium. Quality Biology, 30: 133–144, 1965.

Schubert, E. D. Histroy of research in hearing. In E. C. Carterette and M. P. Friedman (Eds.) Handbook of Perception Volume IV. pp.41–80. Academic Press, New York, 1978.

J. D. Durrant and J. H. Lovrinic. Bases of Hearing Science (2nd ed.) pp.85–163, 1984.

W. H. Perkins & R. D. Kent. Functional Anatomy of Speech, Language, and Hearing, pp.245–292, 321–346, College–Hill Press, California, 1986.

Zwislocki, J. The role of the external and middle ear in sound transmission. In: E. L. Eagles (Ed.) The Nervous System, Volume 3: Human Communication and Its Disorders, pp.45–55. Raven Press, New York, 1975.

Shaw, E. A. G. The external ear. In: W. D. Keidel and W. D. Weff (Ed.). Handbook of Sensory Physiology, Volume V/1: Auditory System–Anatomy, Physiology (ear), pp.455–490. Springer–Verlag, Berlin, 1974.

Moller, A. R. The Middle Ear. In: J. V. Tobias (Ed.) Foundations of Modern Auditory Theory, Volume 2. pp. 135–194. Academic Press, New York, 1972.

第4章

音　叉

試　驗

聽力損失會發生於很多情況之下，但常不為人所察覺或重視。很多兒童有中耳炎，或是重複復發性中耳炎，其中很高比率的兒童因此而有「間歇性聽力中斷」的情形。雖然這種間歇性聽力中斷會造成學習上的某些障礙，但並未因此而普遍獲得家長、老師，或是社會上的肯定重視，而有具體的預防措施。又如老年性重聽的比率，在 65 歲以上的老人，高達 25% 至 50% 之間，但因它是一種生理退化的反應，又因老年人大多不在工作崗位上，所以聽障引起的生活上及社會上之影響，不若年輕人來得嚴重，因而也容易被忽略掉。所以雖然醫學已行之千年，卻一直到一百多年前才開始有測聽力方面的檢查，也只有到最近才承認失聽是種障礙而正視它，並開始立法加以保障。在本章中會討論到音叉試驗的檢查原理、失聽的類型，及最早的聽力檢查——音叉試驗。

1. 測驗原理

純音聽力檢查的基本原理是氣傳導（air conduction），或簡稱為氣導；以及骨傳導（bone conduction），或簡稱為骨導。失聽的類型也就是根據這兩種傳導測出的聽覺閾值之間的比較歸納形成。

□ 氣傳導（氣導）

正常的聲波傳遞到人體聽覺系統的路徑，是由外界中的聲波，傳至外耳，至中耳、內耳，再至聽覺中樞，至此完成聲音訊息的傳遞，及聽覺系統對此訊息的整合。氣傳導就是給予一個刺激音當做聲波訊息，此刺激音再經由上述聲波的傳導路徑，而得到聽覺閾值、語音訊息接收能力、語音辨別能力等等資料，再運用這些資料來判定是否在聽覺系統上有任何的障礙。刺激音可為各種型式的聲音，例如在純音

表 4-1　重聽程度的分類

重 聽 分 類	失聽分貝數
正 常 聽 力	−10〜25 (dBHTL)
輕 微 重 聽	26〜40
中 度 重 聽	41〜55
中 重 度 重 聽	56〜70
重 度 重 聽	71〜90
極 重 度 重 聽	90 dBHTL以上

聽力檢查中，刺激音是純音；在語音聽力檢查中，刺激音是語音；在音叉試驗中，刺激音是音叉振動音等，當聽覺系統中有病變時，則會經由聽力檢查而顯現出來。

　　純音聽力檢查中，運用氣導路徑所測得的個體之聽覺閾值稱為純音氣導聽覺閾值。所謂聽覺閾值（hearing threshold）是指在 50% 的機會中，個體能聽到的最小聲音的音量。同理，如果是運用骨導路徑所測得的個體的聽覺閾值，稱之為骨導聽覺閾值。氣導聽覺閾值是目前判定失聽程度的依據，表 4-1 中所示為聽力損失程度和氣導聽覺閾值之相對應關係。很多國家的聽障賠償法中所述的重聽程度，也是根據氣導聽覺閾值而定（AAO−ACO, 1979; ASHA, 1981）。再者氣導、骨導聽覺閾值的比較也提供了失聽類型的訊息，這在「骨傳導」中會有說明。

□ 骨傳導

　　聲波傳遞的介質可以是氣體、液體或是固體，並且原則上，密度高者則傳音速度快。也就是說，一般而言，固體做為傳音介質，則音速比用氣體傳音快。骨傳導即是用頭顱骨（skull）做為傳音的介質。

骨傳導的路徑是聲波由骨傳導振動器（bone conduction vibrator），將聲波由顱骨上直接送至內耳耳蝸，顱骨上任一點都可做為傳送聲波起點之處，在聽力檢查中最常用的地方是耳後乳突骨上或是前額中央處。

骨傳導可以直接將聲波經由顱骨傳送至內耳耳蝸的原理，包括有三種作用（Huizing, 1960）：

(一)歪曲骨傳導作用（distortioned bone conduction）

在做聽力檢查時，由於骨導振動器或是音叉的振動，牽動使顱骨受到振動，這種振波傳至顱骨（temple bone），也傳至內耳耳蝸內的科蒂氏器中，使其中的內外淋巴液振動而形成水波。逆水波就有如經由鐙骨足板傳入的水波一樣，水波在科蒂氏器中就發生了生理化學電位改變的活動，這些活動就和聲波經由氣導路徑而來在耳蝸內所產生的生理作用是一樣的，所以經由顱骨傳入的聲波訊息得以上達到聽覺中樞。

(二)慣性骨傳導作用（inertial bone conduction）

骨導刺激器帶動顱骨振動，使中耳聽小骨鏈亦發生振動，此聽小骨振動而產生機械能，再藉由鐙骨足板的運動使此機械能得以向聽覺中樞繼續傳遞，也就和氣導一樣有傳音的作用。

(三)膜性骨傳導（osseotympanic bone conduction）

當顱骨振動時，也造成外耳道中空氣的振動，骨導刺激器就利用這些振動的空氣為介質向耳內傳遞，接下來就和氣導路徑完全一樣地將聲波傳遞到聽覺中樞去，也就達到傳音的效果了。

骨傳導就是運用上述三種作用同時發生，而達到傳音的效果。根據氣導及骨導聽覺閾值的比較對照，可將失聽分成三種基本型態：感覺神經性重聽、傳導性重聽，以及混合性重聽。所以在判定失聽類型時，需要有三項基本資料：氣導聽覺閾值、骨導聽覺閾值，以及氣導骨導閾值間的關係。氣導聽覺閾值和骨導聽覺閾值之差距稱為氣骨導

差（air-bone gap, ABG）。在正常聽力情況下，同一耳的氣骨導差應小於 10 分貝，若大於 10 分貝表示有異常的情形。「感覺神經性重聽」是指氣導及骨導聽覺閾值皆在正常範圍之外，也就是失聽程度大於 25 分貝；但氣骨導差則在正常範圍之內，即小於或等於 10 分貝。「傳導性重聽」是指氣導聽覺閾值在正常範圍之外，但骨導聽覺閾值在正常範圍之內，以及氣骨導差大於 10 分貝。「混合性重聽」則是指氣導及骨導聽覺閾值皆在正常範圍之外，同時氣骨導差也大於 10 分貝。感覺神經性重聽多發生於病灶在耳蝸或耳蝸後病變（retrocochlear lesion）病變者身上，例如老年性重聽（presbycusis）、聽神經瘤（acoustic neuroma）、噪音性重聽（noise induced hearing loss）等疾病病患。傳導性重聽多發生在病灶位置在外耳或中耳的疾病上，例如：外耳道阻塞、中耳炎（otitis media）、中耳積水（middle ear effusion）等。造成混合性重聽的疾病，常見的有長期的慢性中耳炎（chronic otitis media）、耳硬化症（otosclerosis）等。

在做聽力檢查時，若個案的聽力是兩耳的聽覺閾值相差很多，則在測聽覺閾值較差的一耳（即失聽較嚴重的一耳）時，會懷疑所得結果是真的為受測耳的聽覺閾值或反應嗎？還是由「好耳」的幫助而得到的結果，如果真是這樣，則所得結果是不準確的，這種「聲音由受測耳（test ear, TE）處呈現，卻傳到非受測耳（non test ear, NTE）」的現象，稱為聲音的跨傳（crossover）。這常是由於呈現在受測耳之聲波，引起顱骨的振動而傳到非受測耳，當聲音由受測耳跨傳至非受測耳，令人聯想到的第一個問題就是「音量是否有改變」這個問題，這要分成兩部份來討論。在氣傳導中，跨傳後的音量的確會減小，這種音量減小的現象就稱為「兩耳跨傳音量遞減」（interaural attenuation），或簡稱為 IA。至於減少多少音量，每個研究報告（Coles & Priede, 1968; Liden et al., 1959; Chaiklin, 1967; Larson et al., 1983）的數

表 4–2　Martin (1972) 建議的各頻率的 IA 值（氣傳導）

	頻率　（赫茲）						
	125	250	500	1K	2K	4K	8K
IA 值（分貝）	35	40	40	40	45	50	50

值皆略有不同，同時每個頻率所顯示的「兩耳跨傳音量遞減」值也不盡相同。若涵蓋三個研究報告及自 125 至 8K 赫茲頻率而言，此遞減值約在 40 至 70 分貝之間。在一九七二年 Martin 根據多項研究而建議了表 4–2 中所載的「兩耳跨傳音量遞減」值。這是每個頻率有不同的遞減值。Martin 以保守的態度綜合各研究，取最小的 IA 值為建議值，以防在聽力檢查中有「聲音跨傳」的情形發生，而減低了結果的準確性。

　　由於骨導傳音的原理原本就是「震動頭顱骨」而傳音，再加上「固體」傳音的效果及速度都較氣傳導好而快，因此骨傳導的「跨傳」現象是一定有，而且其「兩耳跨傳音量遞減值」是 0，也就是說不論骨傳導器或是音叉放在顱骨上的任何地方，兩側的耳蝸都幾乎是同時會收到聲波訊息，而且幾乎是相同的音量。

　　在臨床聽力檢查上常會遇到個案是兩耳聽覺閾值懸殊的情形，為了求得準確的檢查結果，在測壞耳時，需要把「好耳」排除於檢查過程之外，也就是不讓「好耳」或「非測試耳」參與聽力檢查，這種「不讓好耳參與檢查」的過程就稱之為「遮蔽」（masking），是用噪音呈現於「好耳」，使之聽不到由「測試耳」傳來的檢查刺激。遮蔽過程所使用的刺激音、音強，及程序，以及何時該遮蔽等問題，都會在「遮蔽」一章中做詳細地說明。在了解「氣傳導」及「骨傳導」的

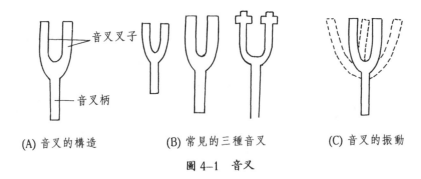

(A) 音叉的構造　　　(B) 常見的三種音叉　　　(C) 音叉的振動

圖 4-1　音叉

原理後，接下來就開始本章的另一主題「音叉試驗」（tuning fork tests）（Goldstein, 1979; Dirks & Malmquist, 1964）。

2. 音叉試驗

　　大約一百五十年以前，音叉（tuning fork）只是用在音樂界上，例如，調樂器的樂音，或者是用以協助聲樂家準確地算出某個特定頻率的聲音。音叉一般都是由金屬製造的，其構成材料有三種：鋼、鋁，或是鎂及其合金。音叉的基本結構包括有一個音叉柄（tuning fork stem），及兩支音叉叉子（tuning fork tines），見圖 4-1 (A) 中所示。音叉的型式，一般常見的有三種，見圖 4-1 (B) 中所示。常有的頻率爲 500、1000，及 2000 赫茲，有時音叉頻率並非是整數，而是根據音程而製作，所以其頻率是 512、1024，及 2048 赫茲。在臨床上常用的頻率是 500 赫茲，或是 1000 赫茲，較少用 2000 赫茲，因爲賓格測驗（the Bing test），只能用 1000 赫茲及以下的頻率才能做此試驗（因爲此測驗是運用閉塞作用而發展出來的）。當音叉振動時，它會前後振動，由於共振作用，而引發出音叉的自然頻率，因而發出一固定頻率的音響。見圖 4-1 (C) 中所示的音叉的振動。

約一世紀之前，才開始有臨床醫師運用生理上聲波傳遞的特徵，加上音叉的運用，而發展出音叉測驗。最早有的試驗是舒瓦巴赫氏試驗（the Schwabach test），接著有另外三個音叉試驗幾乎於同一時期被發展出來。音叉試驗可以讓臨床耳科醫師大致了解病人是否有重聽，以及是屬於那種型式的重聽，但無法測得失聽的程度。同時用音叉測驗結果來評估是何種失聽類型的不準度亦高，因此音叉試驗並不列於正規聽力檢查的行列中，只用爲輔助資料。

音叉的使用方式爲用手握住音叉柄，將音叉叉子敲向中間堅硬而表面有彈性的物體上，例如沙發椅手把、手肘、膝蓋、覆有橡皮表面的書桌等處。若是敲向表面堅硬的物體上，則產生出來的聲音會有歪曲現象產生，應該要避免。

音叉試驗共有四種，絞述於下。

□ 韋伯氏測驗

韋伯氏測驗（the Weber test）是種方向偏性的測驗。做法是將音叉敲響，放在受測者頭顱骨中線上的任何一點都可以，一般是放在前額中央，然後問受測者，聽到的聲音是在那裡？在中央、左邊，或是右邊？若受測者回答爲「在中央」，表示受測者的聽力是正常，或是有兩側性相等失聽程度的「感覺神經性重聽」（sensori-neural hearing loss）。當受測者的反應是有方向性的，例如：「在左邊」、「在右邊」或者是「在左耳」、「在右耳」等，表示受測者有「傳導性重聽」（conductive hearing loss），或者是兩耳有不等程度的感覺神經性重聽。假如兩耳有不等程度的感覺神經性重聽，則韋伯氏測驗結果會偏向好耳；如果是一耳有傳導性重聽，另一耳是聽力正常，則受測者會感覺到聲音是出現在有傳導性重聽的一耳，而非聽力正常的一耳。

站在感覺神經性重聽的立場來解釋，可用「史丹格原則」

（Stenger principle）來說明測驗結果。史丹格原則是指當兩耳同時聽到兩個完全相同的聲音，只是音量不相同時，則此人只會聽到聲音較大的那個聲音。例如，同時有兩個音源 1000 赫茲 30 分貝音，及 1000 赫茲 60 分貝音，則感覺上只聽到 1000 赫茲 60 分貝音。若兩耳是不等程度的感覺神經性重聽時，對於同一個音源（例如韋伯氏測驗中的音叉測驗音），相當於是兩個不同音量，但相同聲音的兩個音源，在較重聽的那耳，會聽到較小的音量；在重聽程度較輕的那耳，則是音量較大的聲音。對受測者而言，由於史丹格原則的因素，只會聽到較大音量的聲音，也就是重聽程度較輕的那一耳會聽到聲音，換句話說，是在耳蝸受損較輕的那耳聽到。

由於測驗時是用音叉振動，並將此振動共鳴音，藉由骨導的方式傳入內耳耳蝸，聲音的傳播，直接由顳骨傳入內耳耳蝸，因此聲波的傳導路徑是不經由外耳及中耳的。如果外耳或中耳有病變，會阻礙了聲波的傳遞。但若是用骨導做測驗，則不會受疾病的影響，而影響到聽覺閾值，因此經由骨導而來的聽覺閾值，以及和經由氣導而得來的聽覺閾值應是相同的。又由於骨導之特性，經由骨導而得的聽覺閾值會比由氣導而得的聽覺閾值稍低些。因此在韋伯氏測驗結果上，會在有傳導性重聽的一耳聽到聲音（假若另一耳是聽力正常），或是在重聽較嚴重的一耳聽到（假若兩耳皆有傳導性重聽時）。因此韋伯氏測驗結果可用一口訣來判斷：「在耳蝸狀況較好的一耳，或是阻礙傳導的因素較大的一耳，會聽到聲音。」阻礙傳導的因素是指傳導性重聽較嚴重的一耳。

至於「混合性重聽」（mixed type hearing loss）的結果判讀則較複雜，因為要同時考慮到「耳蝸」的狀況，以及「阻礙傳導的因素」，在韋伯氏測驗中所占的比重。先要決定是前者或後者在韋伯氏測驗中所占的比重較重，即何者是主導者，才能決定結果的方向偏性，但是

此「比重」並未量化，很難決定，故很難依據聽力圖（若兩耳都是混合性重聽），而預測韋伯氏測驗的結果。

☐ 林內氏測驗

林內氏測驗（the Rinne test）這個測驗在於比較受測者本身，同一耳的骨導閾值及氣導閾值；或者說是偵測同一隻耳朵，是對骨導較敏感，還是對氣導較敏感。做法是：

1.將音叉敲響，然後將音叉柄底部，放在受測者耳後乳突骨上。

2.直到受測者覺得聽不到音叉振動音時，再將音叉馬上放在耳道孔旁。

3.問受測者是否仍然有聽到聲音。

結果有兩種，有聽到聲音及沒有聽到聲音。

1.正林內氏反應（positive Rinne）　當受測者回答有聽到音叉刺激音時，表示氣導聽覺閾值低於骨導聽覺閾值，也就是氣導比骨導好。這個結果發生在聽力正常者，及有感覺神經性重聽者。

2.負林內氏反應（negative Rinne）　當受測者回答「聽不到」音叉測驗音時，表示骨導聽覺閾值低於氣導聽覺閾值；也就是骨導比氣導好，這結果即是負林內氏反應。有傳導性重聽者都有此反應，因傳導性重聽者的骨導聽覺閾值比氣導聽覺閾值要低。

測驗可先由任一耳開始，測完一耳再測另一耳，結果記錄需分清楚是那一耳的結果。

☐ 賓格測驗

當外耳道阻塞時，由於閉塞效應（occlusion effect），會使個體感覺到骨導音音量增高，因而感到骨導比氣導好。賓格測驗（the Bing test）就是運用閉塞效應來測量是否有傳導性重聽。測驗的步驟如

下：

　1. 將音叉敲響，然後放在受測者耳後乳突骨上。

　2. 用另一手手指塞住及放開受測者的耳道孔數次。

　3. 問受測者，是耳孔道塞住時，還是打開時，所聽到的聲音較大。

　測驗結果，若受測者回答是「塞住耳道孔時，聲音較大」，表示受測者的聽力是在正常範圍內，或是有感覺神經性重聽；若受測者覺得「耳道孔塞住時聲音較小」，或是音量沒改變，表示受測耳有傳導性重聽。由於閉塞效應只發生在低頻音，只在 1000 及 1000 赫茲以下的頻率才有，因此音叉要選用 1000 或 1000 赫茲以下頻率者使用。

□ 舒瓦巴赫氏測驗

　舒瓦巴赫氏測驗（the Schwabach test）是最早有的一種音叉試驗。在比較施測者及受測者兩人的聽力敏感度時，當然首要條件是施測者的聽力是正常的，這樣才能比較出病人的聽力是否是正常的。測驗步驟為：

　1. 將音叉敲響，然後放在受測者耳後乳突骨上（音叉柄底部）。

　2. 等受測者聽不到聲音時，馬上將音叉移放在施測者乳突骨上。

　3. 計算施測者聽到聲音多久，以秒為單位。

　結果有三種：

　1. 正常舒瓦巴赫氏反應（normal Schwabach）　當受測者及施測者兩者之聽力在差不多相等的範圍內時。例如兩人都有正常聽力，或是兩人都有大約相等程度的失聽時，則兩人大約同時聽不到音叉振動音。

　2. 減少型舒瓦巴赫氏反應（diminished Schwabach）　若施測者聽

力正常，當受測者有感覺神經性重聽時，骨傳導過程中會有中斷或阻礙，則受測者會比施測者提早聽不到音叉振動音，也就是受測者聽到音叉振動音的時間比施測者的時間短。這個結果可以量化之，例如施測者在受測者聽不到音叉振動音之後，還又繼續聽到 10 秒鐘，結果可記爲：「減少 10 秒舒瓦巴赫氏反應」。

　　3.延長型舒瓦巴赫氏反應（prolonged Schwabach）　若施測者聽力正常，當受測者有傳導性重聽時，其骨導聽覺閾值仍然是正常的，所以他所聽到的音叉振動音會和施測者一樣長或更長，尤其是在低頻音時，這種反應會更明顯。因爲傳導性重聽常發生在低頻音處，做測驗時，最好選用低頻音的音叉。此測驗結果也是可以量化的，例如，受測者比施測者多聽到 10 秒鐘，則可記爲：「延長 5 秒舒瓦巴赫氏反應」。

□ 檢查結果的記錄

　　在結果記錄上，每家醫院或教科書上記錄皆略有不同，在此提供一項記錄方式以供參考。韋伯氏測驗、林內氏測驗，及賓格測驗可以記錄在一起，其中韋伯氏測驗用「W」來表示，再用箭頭來表示方向性；林內氏測驗結果用「＋」或「－」表示，分放在「W」之左右兩側，分別表示是左右兩耳的結果；再將賓格測驗結果用「不變」、「變大」、「變小」來表示，放在「W」之上表示是右耳，放在「W」之下表示是左耳的測驗結果，例如：

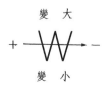

表示韋伯氏測驗結果是在左邊或左耳聽到聲音，林內氏測驗結果顯示，右耳是「＋」，爲正林內氏反應，左耳是「－」，爲負林內氏反應，賓格測驗結果，在右耳是「聲音在耳孔塞住時較大」，左耳是「聲音在耳孔塞住時較小」。由此之音叉試驗結果，可以判斷，此受測者的右耳是正常聽力，左耳有傳導性重聽，或者是右耳有感覺神經性重聽，左耳有傳導性重聽；但右耳因感覺神經性重聽對音叉測驗結果的影響，和左耳傳導性重聽對音叉測驗結果的影響的比較上，後者所占的比重較重。再舉另一例說明：

變　大
＋ \\\/\\/ ＋
變　大

表示，韋伯氏測驗結果爲「聲音在中間」或者是「分不清在那一邊聽到」。兩側林內氏測驗皆爲「正林內氏反應」，以及兩耳的賓格測驗結果皆爲「耳孔塞住時聲音較大」。至於舒瓦巴赫氏測驗結果，則可記錄在上三項結果之下，例如：

右：正常舒瓦巴赫氏反應
左：正常舒瓦巴赫氏反應

表 4–3　音叉試驗

測驗名稱	目　的	音叉放置位置	正常聽力	傳導性重聽	感覺神經性重聽
舒瓦巴赫氏測驗	比較受測者及施測者，骨傳導敏感度	受測耳耳後乳突骨上	正常舒瓦巴赫氏反應	延長型舒瓦巴赫氏反應	減少型舒瓦巴赫氏反應
韋伯氏測驗	決定單側耳是正常或是有失聽	顱骨中線上任一點	在頭的中間線，或兩耳同時聽到	在失聽較嚴重之一耳聽到	在失聽較輕的一耳聽到
林內氏測驗	比較受測者的骨導及氣導敏感度	耳後乳突骨上，及耳道孔旁交替	正林內氏反應	負林內氏反應	正林內氏反應
賓格測驗	受測耳是否有傳導性重聽	耳後乳突骨上	耳孔塞住時聲音較大	音量沒有變化，或者是耳道孔塞住時聲音較小	耳道孔塞住時聲音較大

表示，韋伯氏測驗、林內氏測驗，及賓格測驗的結果如上例所敍述，另外兩耳的舒瓦巴赫氏測驗皆爲「正常舒瓦巴赫氏反應」。

　　表 4–3 中將四種音叉測驗，依據其測驗目的、音叉放置位置，及聽力狀況做一歸納，以利概念的形成。混合性重聽一項並未列於此表中，是由於需考慮的因素較多，而且對於失聽類型的判別上困難度較大，故最好仍是用純音聽力檢查作爲混合性重聽判定的依據。至於對感覺神經性重聽及傳導性重聽的判別上，雖然可信度高，但是和聽力圖比較起來，音叉測驗的不準度仍較高，所以音叉試驗最好只作爲參考資料用。在現代聽力檢查中，可直接用骨導振動器代替音叉做音叉試驗，頻率則可用聽力檢查儀直接調在 500、1K，或 2K 等想要用

的頻率處即可。

3. 總 結 ———·

　　音叉試驗是最早的聽力檢查，它雖然「粗略」，但是它包含了聽力檢查的基本原理。此基本原理包括了「氣傳導」及「骨傳導」原理，音叉試驗包括了四個測驗：舒瓦巴赫氏測驗、韋伯氏測驗、林內氏測驗，以及賓格測驗。這些音叉試驗，可以判別失聽是屬傳導性或是感覺神經性重聽，但在判斷是否為混合性重聽時，則因需同時考慮耳蝸的狀況以及阻礙傳導的因素，又因音叉試驗的「無法量化」，以致於對混合性重聽的判斷無法拿捏得準。在臨床上常會發現，若已知個案失聽的類型，再解釋音叉試驗結果，常常是容易解釋又覺得解釋得合理。若單以音叉試驗來斷定失聽的類型，則錯誤的比率算是蠻高的，尤其是在混合性重聽的個案上，音叉試驗最好是只作為輔助資料，不要讓它獨承重擔。

中英名詞對照

- 氣傳導或氣導　air conduction
- 骨傳導或骨導　bone conduction
- 聽覺閾值　hearing threshold
- 頭顱骨　skull
- 骨傳導振動器　bone conduction vibrator
- 歪曲骨傳導作用　distortioned bone conduction
- 顳骨　temple bone
- 慣性骨傳導作用　inertial bone conduction
- 膜性骨傳導　osseotympanic bone conduction
- 氣骨導差　air–bone gap, ABG
- 耳蝸後病變　retrocochlear lesion
- 老年性重聽　presbycusis
- 聽神經瘤　acoustic neuroma
- 噪音性重聽　noise induced hearing loss
- 中耳炎　otitis media
- 中耳積水　middle ear effusion
- 慢性中耳炎　chronic otitis media
- 耳硬化症　otosclerosis
- 受測耳　test ear, TE
- 非受測耳　non test ear, NTE
- 跨傳　crossover
- 兩耳跨傳音量遞減　interaural attenuation, IA
- 遮蔽　masking

- 音叉試驗　tuning fork tests
- 音叉　tuning fork
- 音叉柄　tuning fork stem
- 音叉叉子　tuning fork tine
- 賓格測驗　the Bing test
- 舒瓦巴赫氏測驗　the Schwabach test
- 韋伯氏測驗　the Weber test
- 感覺神經性重聽　sensori–neural hearing loss
- 傳導性重聽　conductive hearing loss
- 史丹格原則　Stenger principle
- 混合性重聽　mixed type hearing loss
- 林內氏測驗　the Rinne test
- 正林內氏反應　positive Rinne
- 負林內氏反應　negative Rinne
- 閉塞效應　occlusion effect
- 正常舒瓦巴赫氏反應　normal Schwabach
- 減少型舒瓦巴赫氏反應　diminished Schwabach
- 延長型舒瓦巴赫氏反應　prolonged Schwabach

參考書目 /————·

Coles, R. R. A. and Priede, V. M. Problems in crosshearing and masking. Institute of sound and vibration research, Annual Report, 26, South Hampton, England, 1968.

Chaiklin, J. B. Interaural attenuation and crossing hearing in air conduction audiometry. Journal of Auditory Research, 7: 413–424, 1967.

Liden, G., Nilsson, G., and Anderson, H. Narrow band masking with white noise. Acta Otolaryngology, 50: 116–124, 1959.

Martin, F. N. Clinical Audiometry and Masking. Bobbs–Merrill, Indianapolis. 1972.

Larson, V. D., Talbott, R. E., and Harrell, D. A. Insert Transducers: Hearing Level and Interaural Attenuation Data. Paper Presented at American Speech–Language –Hearing Association Convention, Cincinnati. 1983.

Dirks, D. and Malmquist, C. W. Changes in bone–conduction thresholds produced by masking in the non–test ear. Journal of Speech and Hearing Research, 7: 271–278, 1964.

Huizing, E. H. Bone conduction, the influence of the middle ear. Acta Otolaryngology (Supplement), 155, 1960.

Goldstein, B. A. To mask, and how to mask: teaching masking to students. Audiology, Hearing, Education, 5 (1): 5–7.

AAO–ACO (American Academy of Otolaryngology and American Council of Otolaryngology). Guide for evaluation of hearing handicap. Journal of American Medical Association, 241: 2055–2059.

American Speech–Language–Hearing Association. Task Force on the Definition of Hearing Handicap. On the Definition of Handicap. Asha, 23: 293 – 297, 1981.

第5章

純　音

聽力檢查

純音聽力檢查（pure tone audiometry）是用校準過的「純音」做爲刺激音，測試個體的聽力敏感度。依照檢查操作方式可分爲兩大類：行爲式純音聽力檢查（manual pure tone audiometry），及自動式純音聽力檢查（automatic pure tone audiometry）。後者又稱爲貝克西自動聽力檢查（Bekesy type audiometry）。純音聽力檢查的原理和音叉測驗是相同的，但是純音聽力檢查除了可以更準確地知道失聽的類型外，更可以將失聽程度量化，以失聽分貝數表示出來。在檢查的過程中，刺激音種類、刺激音頻率、刺激音音量，及刺激時間的長短，都是可以加以控制改變的控制因素。純音聽力檢查包括有氣傳導純音聽力檢查及骨傳導純音聽力檢查，最後一節中會介紹貝克西自動聽力檢查。

1. 氣傳導純音聽力檢查

氣傳導檢查的目的在於測試受測者是否有重聽，以及失聽的程度。但是在沒有和傳導性聽覺閾值比較之下，是不能判斷失聽的類型爲何種。測驗前需先向受測者解釋一下測驗的目的、過程，及受測者該在何時有何種反應。如果時間充裕，應讓受測者有熟悉刺激音的機會，或者有模擬測試的機會。對受測者的解釋說明可爲口頭或文字說明，需視情況而定。在測試過程中，若受測者仍有不清楚處，可先停下檢查，再給予解釋一次，以求得到準確的結果。解釋的內容可以下面爲一例子：

　　你將會聽到一連串「嗶嗶」的聲音，先在一耳（例如在右耳），然後在另一耳（例如在左耳），這些嗶嗶聲會有音調上的變化，有時較高音，有時較低音。不論你聽到的是高音或低音，不論它是大聲或小聲，只要你有聽到聲音，就請你舉手，

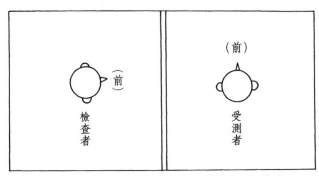

圖 5-1　純音聽力檢查中檢查者與受測者位置圖

表示有聽到；當聲音停止後，請你馬上放下手來，這種不同音調的嗶嗶聲會出現很多次，所以每次聽到這些聲音都要舉手。有沒有問題？

　　在檢查過程中，很重要的一件事是不可以讓受測者觀察到檢查者，即使是一個小小的臉部表情、手的動作等，都是給受測者暗示的線索，都會影響到結果的準確性。在受測者座位的安排上，一般最好是檢查者可以看到受測者的側面，以便檢查者可以觀察到受測者面部表情及身體反應，但是受測者卻看不到檢查者的動作及表情，見圖5-1中所顯示的檢查者與受測者位置圖。

　　行為聽力檢查中，檢查結果是根據受測者的行為反應而記錄下來的。受測者的行為反應或反應模式又受其本身的靈敏度、年齡、智力、教育水準、做檢查的動機，以及做檢查意願的高低而影響，所以和不同的個案接觸，需要明瞭有個別性差異的存在。對刺激音反應的方式，可分為舉手、伸出手指、按反應鍵鈕，及口語反應等，需依個別性而決定用何種反應方式。

　　當刺激音接近受測者聽覺閾值時，受測者的反應會變得較遲緩，

或遲疑不決是否該有反應。例如，手舉得較低，或想要舉起手來，動了一下手臂後又放下，或是口頭反應說：「好像有聽到，又好像沒有」等等，所以最好是檢查者能夠看到受測者的情形。例如檢查者所在的小室和受測者所在的小室之間，有一玻璃窗相隔；或檢查者面對受測者的側面，如圖 5–1 中所示範的，以利於觀察。在行為式聽力反應中，受測者的錯誤反應可分成兩大類：假正向反應（false positive）及假負向反應（false negative）。「假正向反應」是指沒有刺激音輸入，但受測者卻表示有聽到刺激音，這常是因為兩個刺激音間隔太長，受測者對檢查該有的反應不清楚，或是因受測者有強烈的檢查動機；「假負向反應」則是指受測者應該有聽到刺激音，但是沒有表示「有聽到」。可能發生的原因有：沒有弄清楚應該有的反應模式、沒有專心於檢查而忘了該有的反應，或是有「功能性失聽」（non–organic hearing loss）的可能。功能性失聽是指個體有詐聾或誇大失聽程度的傾向，或因某些障礙，如情緒障礙，而使得個體聽不到訊息音，但在器官上並非有重聽的跡象。對於這些錯誤的反應，檢查者可以重新給予說明、休息一下、注意刺激音的間隔時間等等方法來消除這些錯誤的方法。

□ 氣導測驗程序

㈠氣導測驗前的準備

首先是簡短的聽力史問答。有些基本資料如姓名、年齡及其他的疾病史可以由病歷上獲得，或者由簡短的和受測者的談話中獲知。對受測者保險或社會福利狀況的了解，以利於為受測者謀得最有利的福利。對於聽力史方面需要問的資料有：

　1.是否以前有做過聽力檢查？有沒有重聽？多久了？是那一耳？

　2.平時慣用那一耳，例如用那邊耳朵聽電話？

3.有沒有耳鳴、頭暈等症狀？如有耳鳴，耳鳴音是否可以說明之，是高頻音還是低頻音？

4.是否有那些聲音令自己受不了？

5.如有重聽，在何種情況之下是最困難「聽」的情況？

在此簡短的談話中，一般約是 5 到 10 分鐘；除了獲取資料外，藉由談話中可以了解受測者「溝通」的能力，間接得知是否有因為「聽力損失」而影響到受測者溝通的能力。

接下來用耳鏡探檢受測者的外耳道，主要是要確定外耳道中沒有堵塞的情形。如果有，例如耳垢、異物等，則需先除去，再做純音聽力檢查，結果才不致受影響。同時可檢查是否有外耳道壁閉鎖阻塞的現象或傾向。當有此傾向時，一旦戴上耳機，很容易就造成外耳道壁閉鎖，這會使檢查結果變差，即聽覺閾值提高，或失聽型態改變（Schow & Goldbaum, 1980），尤其是在小孩及老年人身上容易有此情形（Shaw, 1966; Creston, 1965）。當有此情形發生，或預測會有此情形發生，可用下列三種方式來預防及改善：

1.在耳廓後面墊一塊紗布墊子，以防止因耳機的壓力而使外耳道壁閉鎖。

2.用一薄的塑膠管放在外耳道中，確保聲波通道的通暢。

3.試用不同型式的耳機，選一種不使外耳道壁閉鎖的耳機使用。

耳鏡檢查後就可以向受測者說明檢查目的、程序、方法，及受測者該有的反應模式。說明方式及內容在前一節中已討論過了。接著可以放耳機（earphones）於受測者耳朵上，耳機柄（earphone headband）應該放在受測者頭頂上，不要因怕弄壞了受測者的髮型而移位。耳機柄的長短需視個案頭顱的大小，避免調得太緊或太鬆；耳罩要罩住整個耳朵，不要壓到耳道；耳機的薄膜（diaphragms）需直接對著外耳道口；眼鏡及耳環需拿下來，以免造成不舒適或壓迫到皮膚而致痛

（Atherley & Lord, 1965）。

☐ 測驗程序

　　測驗要先由那一耳開始，並沒有一定的規定，一般是先測好耳，再測壞耳；或是先測右耳，再測左耳。由哪一耳開始測只是個主觀的選擇，並沒有已被證實的優缺點。只是當遇到兩耳聽力程度相差懸殊時，若先測好耳，則測壞耳時，若需要遮蔽程序，則已有現成資料可用，可知道該用多少音量去遮蔽好耳。

　　測驗頻率的先後次序，就如同由那一耳開始測試的選擇，一樣是主觀的。習慣上是由 1000 赫茲開始，因為 1K 赫茲的聲音和其他頻率比較下，是最易讓人辨認的；也就易於檢查的開始。測驗頻率的次序一般是：1K、2K、4K、8K 赫茲，然後再回頭測一次 1K 赫茲，再接下來為 500 及 250 赫茲，125 及 6K 赫茲是否要測，則視檢查者而定，有人認為這是能提供相當有用之訊息的頻率，則會去測之；反之，有些人並不認為這兩個頻率提供之訊息是有用的，則會省略不去測它。大部份的聽力檢查者都只測自 250 到 8K 赫茲之間，每隔一個音程的頻率，例如 250、500、1K、2K、4K 及 8K，而不測相隔半個音程的頻率。但有些人喜歡詳細周密的資料，則每個半音程處的頻率亦測，例如 750、1500、3K、6K 等頻率。當相鄰兩音程的聽覺閾值相差 20 分貝或以上時，則在其間半音程處亦應給予閾值的測定（Hodgson, 1980）。刺激音呈現的型態，可為間歇性純音或是持續性純音。同樣地，這也是個主觀性的選擇，大多數人都喜歡用間歇性純音，因為它較容易讓受測者集中精神，間歇音呈現的時間，最好是 2 秒鐘，刺激音之間的間歇時間，最好不要少於 2 秒鐘，且每次間歇時間不要是相同的，否則容易造成單調乏味而有催眠作用。

(一)聽覺閾值的測定

聽力測驗中音量給予的方式有兩種：上行法（ascending procedure）及下行法（decending procedure）。上行法是指刺激音的音量由低處開始（比受測者閾值低處），逐漸增加，直到受測者之閾值處。下行法則是由高音量處開始，逐步下降至受測者聽到之閾值處。在整個測定聽覺閾值的過程中常是上行法及下行法合用，則稱之為聯合法（bracketing procedure），以找到受測者的聽覺閾值。

傳統上聽覺閾值測定的方式有三種：調整法（method of adjustment）、限制法（method of limits），及持續刺激法（method of constant stimuli）。「調整法」是指先用下行法給聲音予受測者，直到收到受測者第一次聽不到訊息音時，將此音量記錄為第一次結果值，再用上行法，直到受測者剛好聽到聲音的那一點記錄下來，為第二次結果值，然後下行法、上行法交替使用，記下每次的結果值，將所有結果值平均即為聽覺閾值，見圖 5-2 的解說。「限制法」和調整法很類似，但是每一次測驗的結果值是不同的取法，此法是取「聽到」及「沒聽到」音量的中間值為結果值。如圖 5-3 中的第一次測驗中，是用上行法，在音量為「5」時是尚未聽到聲音，在「6」時則聽到聲音，則此次測驗的結果值為 5.5，最後聽覺閾值是每次結果值的平均值。而「持續刺激法」，則是在每個音量上測能聽到次數的百分比，也就是在每一個音量都給受測者幾次刺激音，然後計算有聽到的百分比。例如在 5 分貝處，給予十次刺激音，結果沒有任何一次有聽到，則聽到的百分比就是 0%。用此「音量」及「聽到的百分比」做一座標，畫出它的關係曲線圖，然後取 50% 聽到處相對應的音量，就是聽覺閾值，見 圖 5-4 的說明（Green & Swets, 1966; Barr-Hamilton et al., 1969; Clarke & Bilger, 1973）。

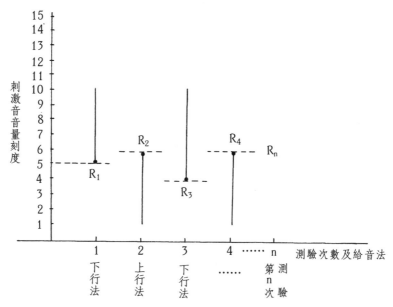

R_1……R_n 是每一測驗的結果值

聽覺閾值＝$(R_1+R_2+……+R_n)／n$

圖 5-2　調整法聽覺閾值測定圖解

(二)純音氣導聽覺閾值測定的程序

　　自一九五〇年代左右，就有很多種測驗程序被提出來，大部份的測驗程序的刺激音給法是聯合法，閾值的選定是上述三種方式之一。其中最廣受普遍使用的是在一九五九年時由 Carhart 及 Jerger 所提出來的方法，此法也就稱之爲 Carhart-Jerger 程序。在提出此程序的同時，他們也發表了對不同測驗程序的調查結果，發現不同的程序，並未造成聽力檢查結果顯著的不同，因而在此只介紹 Carhart-Jerger 氣導純音聽力檢查程序（ Carhart-Jerger bracketing procedure ）。

　　Carhart-Jerger 程序是開始於 40 分貝音量，若受測者聽到刺激音，則減少 15 分貝音量，若是沒有聽到刺激音，則再增加 30 分貝音量。將這些增減過的刺激音，當做第二次的刺激音，再根據受測者的

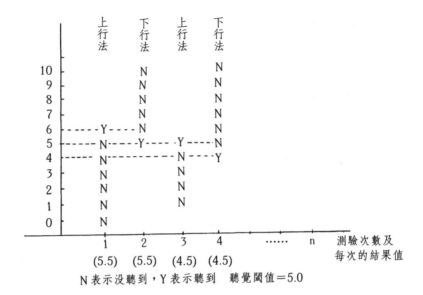

N 表示没聽到，Y 表示聽到　聽覺閾值＝5.0

圖 5-3　限制法的圖解

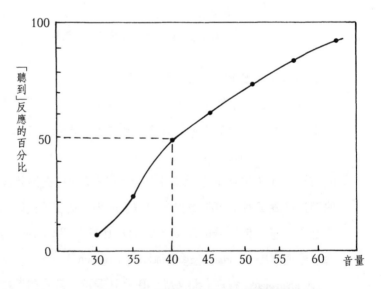

圖 5-4　持續刺激法的圖解（聽覺閾值＝40）

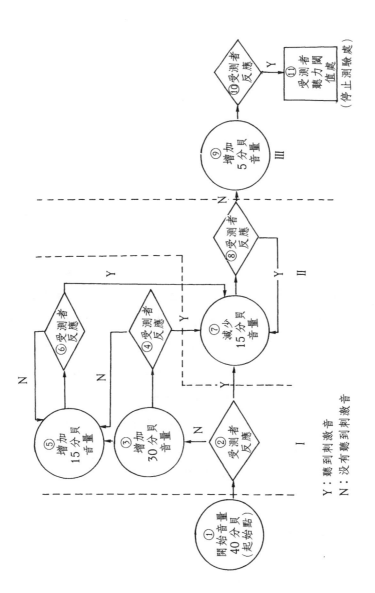

圖 5-5 Carhart-Jerger 氣導純音聽力檢查程序流程圖

Y：聽到刺激音
N：沒有聽到刺激音

①主觀的設定 40 分貝爲聽力測驗的起始點。
②受測者的反應，如果是「Y」，則繼續步驟⑦，否則繼續步驟②。
③增加 30 分貝的音量。
④受測者的反應，如果是「Y」，則繼續步驟⑦，否則接到步驟⑤。
⑤增加 15 分貝音量。
⑥受測者的反應，如果是「Y」，則繼續步驟⑦，否則仍繼續步驟⑤。
⑦減少 15 分貝的音量。
⑧受測者的反應，如果是「Y」，則繼續步驟⑧，否則仍回到步驟⑦。
⑨增加 5 分貝的音量。
⑩受測者的反應，如果是「Y」，則至步驟⑪。
⑪這就是受測者的聽力閾值處。
Ⅰ：尋求和受測者閾值相近的起始點階段。
Ⅱ：下行法階段。
Ⅲ：上行法階段。

反應，再做音量的增加或是減少，見圖 5–5 中所載的 Carhart–Jerger 程序的流程圖及說明。這個程序中包括了三個階段：尋求和受測者聽覺閾值相近的起始點階段、下行法階段，及上行法階段。在下行法階段中是每次下降 15 分貝音量，直到受測者聽不到刺激音爲止，在上行法階段中，每步驟是增加 5 分貝音量，直到受測者聽到刺激音後，再減少 10 分貝音量，然後再重複上述的上行法，直到求得 50% 是「聽到」的相對應音量值，也就是使用持續刺激法得到聽覺閾值。當得到聽覺閾值處，也就是測驗結束的時候。在第Ⅰ階段時，是在尋求一個和受測者閾值相近的起始點階段，於步驟⑥，如果受測者的反應是「聽不到刺激音」，則再重複步驟⑤，增加了 15 分貝音量後，再重複地求得步驟⑥，如果受測者仍未聽到，則一直重複步驟⑤及⑥，直到受測者的反應是「聽到刺激音」，或是音量達到了機器的極限。若音量達到了機器的極限，表示受測者重聽的程度超過了機器的極限，此時也就是測驗結束的時候了。

□ 符號系統

檢查結果登記在聽力檢查表上，見圖 5-6。在此聽力檢查表中包括有一聽力圖（audiogram）。純音聽力檢查結果可用特定的符號畫在此圖上。在每個地方所使用的符號都有一些不同，一九七四年美國聽力語言協會做了一個統一的規定，在此介紹出來，以茲建議參考，見表 5-1 所示。在聽力圖上習慣用紅筆代表右耳，藍筆代表左耳。在圖 5-15 中的空白聽力檢查表上，還包括了受測者的基本資料，如姓名、性別、檢查日期、所使用的檢查儀器、檢查者的姓名等。另外還需記上檢查的可信度（檢查者自己判定）和純音檢查聽覺閾值的平均值。聽覺閾值的平均值是指 500、1K，及 2K 赫茲的聽覺閾值的平均值，這個平均值可用來預測語言聽覺閾值及重聽的程度。

目前統一使用的聽力圖，在縱軸上為刺激音強度，使用單位為聽覺分貝（dBHTL），每一格代表 10 聽覺分貝，由上往下為自 –10 至 110 分貝。橫軸為頻率，單位是赫茲，每一個音程之距離，等於 20 分貝的相等距離。在此圖上頻率是由 125 至 8000 赫茲，每隔一音程為一相等距離，有些音程之間再有虛線或實線相隔，形成半個音程之間距，例如 1500 赫茲在 1000 及 2000 赫茲之間；另有 3000 及 6000 赫茲為半音程，見圖 2-2。在看聽力圖時，要注意的是音量低的在縱軸上方，而非縱軸的下方，這和一般座標上「量」的方向相反。

□ 氣導純音聽覺閾值的運用

氣導聽覺閾值在病灶判定的運用上，可以說是很少，因為必須配合骨導閾值，才能做基本失聽類型的判別，並能進而談到病灶位置（site of lesion）的判定。更何況單只用純音聽力檢查的結果，在病灶位置判定上仍是相當地困難，必須配合其他檢查結果，才能談得上準

聽力檢查記錄表

平均聽覺閾值(500、1K、2KHz)

受測耳　傳導方式	氣　導	骨　導
右　耳		
左　耳		

音叉試驗結果

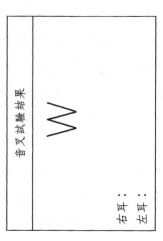

右耳：
左耳：

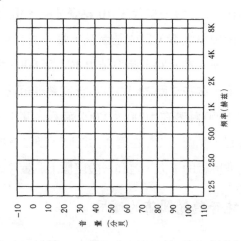

	右　耳								左　耳							
	125	250	500	1K	2K	3K	4K	8K	125	250	500	1K	2K	3K	4K	8K
氣　導																
EML																
骨　導																
EML																

音響衰退測驗（Tone Decay—秒）

	訊息音音量(dBSL)					
	5	10	15	20	25	30
受測耳　頻率						

微量敏感測驗（SISI）

頻率			
右耳			
左耳			

語言聽力檢查結果記錄表

	右　耳				左　耳			
	SDT	SRT(ST)	Discrimination I	Discrimination II	SDT	SRT(ST)	Discrimination I	Discrimination II
氣導								
骨導								
EML								

姓　名：＿＿＿＿＿＿　　性　別：＿＿＿＿＿＿　　年　齡：＿＿＿＿＿＿

檢查者：＿＿＿＿＿＿　　使用儀器：＿＿＿＿＿　　檢查日期：＿＿＿＿＿

EML：有效遮蔽音量

discrimination I：語言辨別能力分數（第一次測試結果）

圖 5-6　聽力檢查結果記錄表範例

表 5-1　一九七四年 ASHA 公佈的聽力圖符號系統

	右　耳		左　耳	
	有反應	無反應	有反應	無反應
氣　　導	○	⟡	×	↘
骨　　導	<	⟨	>	⟩
氣導遮蔽	△	⇧	□	⬀
骨導遮蔽	⟨	⟨	⟩	⬂

確性。這裡要介紹一個概念,即是「功能檢查羣」(test battery)的運用。在臨床醫學上,確定診斷及病灶位置是首要使命,聽力檢查在協助診斷上也具有相當的重要性,但單一的聽力檢查在協助病灶位置確定上,是相當簡陋的過程,若利用多項聽力檢查結果,重複交替地指出病灶位置或可能的位置,則會使結果的準確度提升很多。事實上在醫學系統中的其他領域,也是一直在運用著這種「功能檢查羣」的概念。例如要確定一個個案是否眞有肺結核,不僅是要用痰液培養結果來確定有結核桿菌的存在,還要用 X 光的結果來確定病灶是在肺部。這種運用一種以上的檢查來確定診斷的作法及概念就稱爲功能檢查羣。

　　雖然在病灶位置及診斷上,單純氣導聽覺閾值的功能不大,但在失聽程度上的表示,則扮演重要的角色,一般失聽的程度都是用氣導純音聽覺閾值爲依據,化成百分比或失聽程度類別來表示。

㈠用百分比來表示失聽程度

　　這也有各式各樣的算法來算此失聽的百分比。這裡介紹一個自一九四二年由美國醫學會(American Medical Association)所提出的算法,

在一九七九年由美國耳鼻喉科醫學會（AAO–ACO）修改過的一個方法，此法目前使用普遍，在此介紹以作為參考資料，其算法如下：

1.把 500、1K、2K，及 3K 赫茲的氣導純音聽覺閾值作一個平均值，稱此平均值為 PTA。

2.用 PTA 值減掉 25 分貝。

3.用步驟 2 的值乘以 1.5%，這就是此「受測耳」失聽的百分比。若個案兩耳皆失聽，則每耳均有一失聽百分比。

4.若兩耳皆失聽，將失聽程度較小之一耳的失聽百分比乘以 5。

5.將步驟 4 的結果和失聽程度較大一耳的失聽百分比相加。

6.將步驟 5 的值除以 6，即為表示「雙耳」的失聽百分比。

舉例：某一個案的聽力圖如下，見圖 5–7。

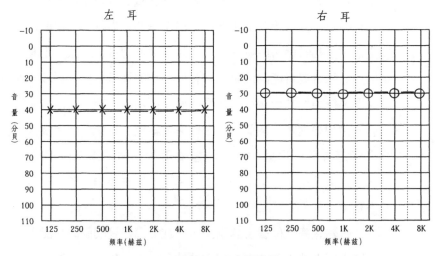

圖 5–7　聽力圖範例

左耳：（40＋40＋40＋40）／4＝40　　右耳：（30＋30＋30＋30）／4＝30

　　　　　　　…… PTA　　　　　　　　　　　　　　　　…… PTA

40－25＝15　15×1.5%＝22.5%　　30－25＝5　5×1.5%＝7.5%

（7.5×5＋22.5）／6＝10%

所以個案在右耳的失聽百分比是 7.5%，左耳是 22.5% 失聽的程度，雙耳整個而言的失聽百分比是 10%。

(二)用失聽程度類別來表示

這是將聽力程度自 −10 分貝到 110 分貝之間，分成幾個不同程度的範圍。這也是有多種分法，但出入不大。在「音叉試驗」一章中已介紹過，所採用的分法是來自 Goodman（1965）的原始方法，但經過 Clark（1981）的修正。Clark 所修正的是將正常範圍訂為 −10 到 25 分貝之間。在臨床上，聽力檢查者常將兩類別之邊緣地帶，另立一個小類別，例如個案失聽量為 60 分貝，則常會被列為中重度的失聽，這讓人對分類範圍的概念上縮小了一點，使之對失聽程度有較明確的概念，因為就整個分類而言，似乎一個失聽類別有範圍過大之嫌。

☐ 其他相關因素的考慮

(一)純音聽力檢查儀

純音聽力檢查儀（the pure tone audiometer）已使用一百多年了，由剛開始簡單如同電子音叉的模式，到現在功能複雜的診斷用檢查儀。美國國家標準局（ANSI, 1970）對聽力檢查儀的功能及規格做了一些規定，期使任何地方所生產的聽力檢查儀都能有相同的信度及效度。一個純音聽力檢查儀，基本上應包括有下列幾項構造：

1. **電源開關鈕**　可打開及關上電源。

2. **輸出選擇鈕**（output selector switch）　可選擇純音輸出至右耳、左耳、雙耳，或是骨傳導。

3. **頻率選擇鈕**（frequency selector dial）　氣導的頻率應包括有 125、500、1K、1.5K、2K、3K、4K、6K 及 8K 赫茲。骨導的頻率應包括有 250、500、1K、1.5K、2K、3K 及 4K 赫茲。

4. **聲音強度鈕**（hearing level dial）　氣導的音強範圍應包括 −10

至 110 聽覺分貝，骨導範圍應包括有：在 250 赫茲爲 –10 到 50 分貝；在 500 赫茲爲 –10 到 70 分貝；在 1K 至 4K 赫茲爲 –10 到 80 分貝。

5.呈音鈕（tone presentation bar） 用以釋放或停止刺激音的按鈕。

6.遮蔽音強度鈕（masking level dial） 是用以調整遮蔽音強度的按鈕。

7.耳機（earphones） 是將刺激音由聽力檢查儀，送至個案外耳道的通道裝置。它不僅是聲波的通道，也具有調節聲波特性的功用。

依照機器功能的繁簡，可將市售的純音聽力檢查儀分成四大類：篩檢用聽力檢查儀（screening audiometer）、測聽覺閾值用之聽力檢查儀（threshold audiometer）、診斷用聽力檢查儀（diagnostic audiometer），及自動性聽力檢查儀（automatic audiometer）。

耳機的使用上要避免傳染病的傳播。有些人有外耳或中耳的感染，如果傳染途徑是接觸傳染，則耳機墊（earphone cushion）需要經過消毒處理後，才可再給下一個個案使用。消毒的方法有兩種：第一種是用紫外線照射消毒，第二種是用消毒液消毒，將耳機墊子拆下來，浸泡在消毒液中一段時間，以達到消毒的目的。浸泡時間的長短，視消毒液的性質而異，常用的一種消毒液是 Zephiran Chloride。選擇消毒液時需要考慮的是，消毒液是否會侵蝕損壞耳機墊子，圖 5–8 是一聽力檢查儀的照片。

(二)測試環境

在測試環境上要注意的是環境噪音。過高的環境噪音會造成所測得的聽覺閾值偏高的情形，這種背景噪音可由測試房間來加以控制，尤其是後者的影響力較強。一般市售的聽力檢查用耳機都已經過標準化的校正（Lippman, 1981），因此都已有控制噪音的功用，但效用有

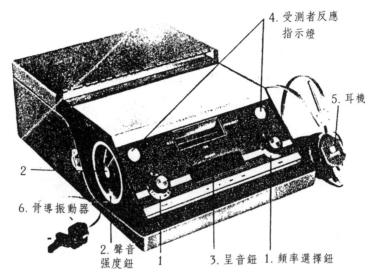

圖5-8　純音聽力檢查儀

多高，則視耳機的種類及品質。

　　在隔音室（sound–isolated chambers）的使用上，幾乎沒有人用絕音室（sound–proof chambers），那是指百分之百隔音效果的檢查室。因爲在製作過程中，技術上的困難度很高，而且造價昂貴，在臨床運用上很不經濟，也沒有絕對的必要，所以一般臨床上用的是令人達到某種滿意程度的隔音室。原則是隔音室能把房間內的環境噪音降低至不影響檢查結果的程度即可。在建築材料的選用上，隔音室內壁是用吸音的材料，即多孔而較軟的材料；地上要舖地毯；門需要是實心的，並且能夠緊密契合的關閉，所以多數時候是用重複的兩扇門，以增加隔音效果。另一種檢查室稱之爲無響室（anechoic chambers），是指利用房間尺寸大小及建材的選擇上的設計，使室內沒有回響的現象，或是回響程度低於某個標準之下的一種檢查室。上述三種房間都可用做檢查室，但一般都是用隔音室。

　　隔音室是可以購買得到的，所以不用特別去設計及建造。市售的隔音室有兩種規格，一種是只有一個房間的，另一種是有兩個房間的，中間隔以玻璃窗。若是只有一個房間的隔音室，檢查者及儀器可能都需放在檢查室外；若為兩個房間的隔音室，則受測者可在一房間內，檢查者及儀器就可在另一房間內。不論是一個房間或兩個房間的模式，都需有一個玻璃窗，以便檢查者可觀察到受測者的行動及表情。在購買聽力檢查室時應有的正確觀念是：「製造者只能保證安裝後有多少量的噪音會被除掉，而非保證在隔音室內，噪音量會低到某個程度。」隔音室的最大弱點是空調系統的噪音，常會被輸入隔音室中，而干涉訊息音的發展。

(三)影響檢查結果的因素

　　這可分成內在及外在的因素。影響檢查結果的內在因素包括有受測者的生理狀況、做檢查的動機及意願、對檢查的熟悉度等；外在因素中最重要的是室內環境噪音。所以在做聽力檢查之前先要了解檢查室中的噪音量有多少，是否超過了標準。所有要使用的儀器，都需有定期的校正，檢查前檢查者再對儀器做一常規性校正檢查，以確保儀器的準確。做檢查的方式也要經過謹慎的選擇，給受測者的解釋說明，也要確定受測者是已真正的了解了。最後檢查前要了解受測者是否有任何生理上的違常，且足以影響到聽覺閾值的測定，如果有，最好在可能範圍內予以矯正，或是另約時間再做檢查。

2. 骨傳導純音聽力檢查

　　骨傳導的原理在「音叉試驗」一章中已說明過了。骨傳導聽覺閾值測定的方法也是根據限制法、調整法、持續刺激法的原理而來的。測驗程序也可依 Carhart–Jerger 程序而進行。對哪一耳先測、先測哪一

個頻率的考慮也和氣傳導檢查相同,對受測者的解釋說明也和氣傳導檢查類似,檢查結果也是記錄在聽力圖表上,符號系統已介紹在表5－1中,在此部份要討論的是骨傳導中獨特的問題。

□ 骨導振動器的放置位置

骨導振動器可放在顱骨的任何一個位置都可達到骨傳導的效果,但一般都是放在耳後乳突骨上或是前額中央。放在這兩個位置都各有優缺點,放在前額中央的優點有三個:第一,重複測試的可信度(reliability)高(Naunton, 1963)。第二,可降低人為操作誤差,相對地就降低了不同個案的個別差異(Studebaker, 1962; Dirks, 1964)。因為前額寬廣,骨傳導器很容易平穩及在相似位置上放置;不像耳後乳突骨,由於它凸起不平坦,空間小,又在耳朵後面,因此放置位置的個別差異大,也就造成聽覺閾值的差異性大。第三,可減少中耳及外耳參與骨傳導的比重。由骨傳導的原理知道,達成骨傳導效應是基於歪曲骨傳導、慣性骨傳導及膜性骨傳導三種現象而形成。其中慣性骨傳導及膜性骨傳導分別是中耳、外耳參與而形成的骨傳導效應。骨傳導的臨床意義之一是在於確認是否有外耳或中耳的病變,因此在骨傳導檢查中,最好是沒有外耳及中耳的參與,即使有也希望參與程度降至最低。根據 Barany(1938)的研究報告顯示,在中耳炎病例中,骨導振動器放在前額中央所測得的骨導聽覺閾值要比放在乳突骨上的來得低,也就是前者較不受到中耳的影響。換句話說,就是中耳參與檢查的比率較少。骨導振動器放在前額中央的缺點是,經由額頭中央傳導之骨傳導,需比乳突骨放置位置的骨傳導,約多 10 分貝之音量才能傳導。例如,由乳突骨處測得之骨導聽覺閾值是 50 分貝,則在前額測得的閾值約是在 60 分貝左右,這也就相對地造成能用的最高測試音量比正常機器的極限少了 10 分貝(Haughton & Pardoe, 1981; Frank,

1982）。

骨導振動器放在乳突骨上的優點有兩個。第一是它最靠近耳蝸，所以它的骨傳導效應也就最大。例如由此處測得之閾值就比由前額處測得的低 10 分貝（Dirks, 1985; Martin, 1985）。第二是由於它靠近耳朵，讓受測者感到它是在做聽力檢查，因而對它的信賴度較高，使之對做檢查的意願提高。骨導振動器放在乳突骨上測閾值的缺點就剛好和放在額頭上的優點相反，由於放置骨導振動器於乳突骨上的人為誤差大，因而使重複測試的信度降低，及不同檢查者的個別差異性大。

□ 中耳病灶的確認

骨傳導路徑並不經過外耳及中耳，也就相當於測聽覺神經系統的完整性，因此若是單純的傳導性重聽（病灶位於外耳或中耳上），則骨傳導閾值應是不受病灶的影響。而氣傳導路徑則通過傳導路徑（外耳及中耳）及神經路徑（內耳及聽覺中樞），因而若病灶位置是在外耳或中耳，則氣導閾值會變差，這就造成了氣骨導閾值差距大於 10分貝以上的現象。

在臨床上也有各式各樣的中耳病變，經由骨傳導檢查而確認出來，例如耳硬化症（otosclerosis）的病患，在氣傳導聽覺閾值上的變差，及 2K 赫茲的骨導閾值的提高，都是在說明中耳聽小骨鏈的某個地方有硬化固定的現象。常見的是鐙骨固定（stapedial fixation）。在2K 赫茲處骨導閾值的提高，應是這類病人的典型現象，又因由Carhart 首先在一九五○年提出來討論，因而命名此現象為 Carhart 凹窩（Carhart notch）。圖 5-9 是一個耳硬化症病患手術前 (A) 及手術後(B) 的聽力圖，說明了手術改善了其中耳的病因，因而使聽覺閾值，除去了中耳病灶的影響，而恢復到正常範圍內。

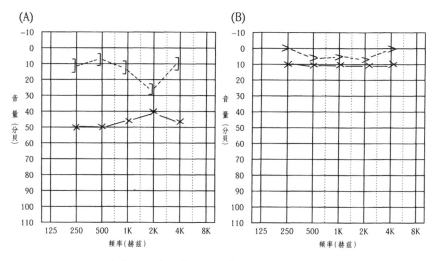

圖 5-9　耳硬化症病人，手術前 (A) 及手術後 (B) 的聽力圖，在 (A) 中，2K
　　　　赫茲處骨導有一 Carhart 凹窩

□ 純音刺激的觸感反應

　　在重度或是極重度重聽的受測者，常會分不清是真正地聽到聲
音，還是觸感反應（tactile responses），這會使測驗結果的準確性降
低。Nober（1970）發現這種情形尤其容易發生在骨傳導聽力檢查
上，造成的假正向反應多於假負向反應，同時他也提出，在三種失聽
類型中，以混合性重聽受測者最容易發生這種情況。另一個文獻中
（Martin & Wittich, 1966）則發表說，這種振動性觸感特別容易在重度
或極重度重聽小孩身上發現，而且這種困擾不只是發生在骨傳導聽力
檢查上，在氣傳導聽力檢查上也常發生。這種觸感反應較容易發生在
低頻率，而且是在接近機器輸出音量極限的附近。當純音聽力檢查結
果是極重度的混合性重聽，或是在兒童有重度或極重度重聽時，則要
懷疑是否有這種觸感反應發生，並且需要做進一步的檢查，以確定失

聽程度。

□ 閉塞效應

在「音叉試驗」一章的賓格測驗中提到閉塞效應（occlusion effect），產生閉塞效應的部份原因是由於膜性骨傳導的改變，這主要是發生在 1K 赫茲及以下的頻率。Elpern 及 Naunton 在一九六三年時曾做實驗去求得各個頻率因閉塞效應而使骨導聽覺閾值降低的分貝數值，他們用兩種方式來測骨導聽覺閾值：(1)即一般測骨導的方式，只用骨導振動器；外耳道是敞開的，沒有被任何東西堵塞住；(2)如同(1)，但是同時使用耳機罩住受測耳。所用耳機的型式是 TDH-39，耳機墊的型式是 MX/41-AR。然後把兩組的數值相減，所得即是因閉塞效應引起聲壓提高而造成聽覺閾值變好（分貝數值降低）。兩組數值相減是指(1)得的閾值減掉(2)中得來的閾值數，結果得到在 250 赫茲處因閉塞效應而增加的聲波壓力是 30 分貝，在 500 赫茲處是 20 分貝，在 1K 赫茲處是 10 分貝，1K 以上的頻率，則沒有閉塞效應。

由上面的敍述中可知，在測骨傳導的聽覺閾值時，不要將受測耳閉塞住，否則要扣除因閉塞效應而造成的影響。傳導性重聽者，由於病灶位置是在外耳或中耳，所以即使在測骨導聽力時罩住耳朵，也不受閉塞效應的影響，因爲改變的是外耳道及其外側之聲波的壓力。這也是傳導性重聽者在賓格測驗的結果是「音量沒有改變，或是耳道孔塞住時聲音較小」的反應；同理就可以想像到，當傳導性重聽個案在做骨傳導聽力測驗，又需要遮蔽時，則要考慮到閉塞效應造成的影響，這在「遮蔽」一章中會討論。

□ 感覺神經敏感程度測驗

由於在骨傳導聽力檢查中會遇到很多的問題，例如骨導振動器放

置的位置、校正儀器的困難度較高、遮蔽使用的複雜性等，因而在一九五五年時 Rainville（Martin, 1985）提出了一個替代骨傳導測驗的技術，即「感覺神經敏感程度測驗」（sensori-neural acuity level test, SAL test），其主要原理是在比較有及沒有用骨傳導遮蔽的氣導聽覺閾值之差別。在感覺神經性重聽類型的個案，這兩組氣導聽覺閾值之差很小，因爲訊息音及遮蔽音兩者都同樣在傳導路線中受到阻礙（即受到失聽的影響）。在傳導性重聽者，這兩組氣導閾值的差別就很大，因爲只有訊息受到病灶位置的影響，阻礙了聲波能量的傳遞，而遮蔽音因爲是由骨傳導的路徑而行，故不受病灶位置（即重聽）的影響，而仍然保有很好的聽覺閾值。因此這兩組氣導閾值的差別就很大。這個技術後又經 Jerger 及 Tillman（1960）的修改，而形成下列的檢查步驟。這個檢查需要事先求得正常人的 SAL 標準值，才能測試病人。

1.將耳機戴在受測者的雙耳上，把骨導振動器放在受測者的前額中央，固定好。

2.依氣導檢查程序，測出每個頻率的純音氣導聽覺閾值。

3.給予一個定量音量的白音予骨導振動器，當作遮蔽音。

4.在有遮蔽音的狀況下，再依純音氣導聽力檢查程序再測一次各個頻率上的聽覺閾值。

5.用步驟 4 的閾值減掉步驟 2 中所得的閾值，這是有及沒有遮蔽效應的聽覺閾值差異；每個頻率分別求出。

6.找出正常人每個頻率上，有及沒有遮蔽的聽覺閾值差異，以備使用。這些值需是事先測定好的標準值。我們用 TS 來代表這兩組聽覺閾值的差異，正常人的 TS 值約是在 50 分貝左右。

7. SAL＝正常人的 TS 值－受測者的 TS 值。

當受測者的感覺神經功能愈差（即病灶位置在耳蝸及耳蝸後的神經系統上），則 TS 值愈小。TS 值愈小，則 SAL 值就愈大，也就是在

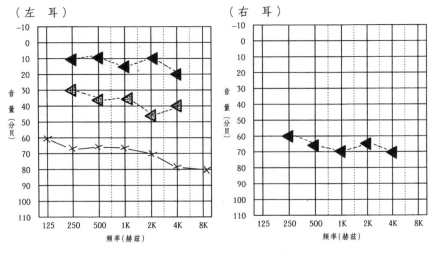

圖 5–10　用 SAL 值和氣導聽覺閾值爲失聽類型判別的依據

◀–X：傳導性重聽（左　耳）

◀–X：感覺神經性重聽（右　耳）

◁–X：混合性重聽

感覺神經性重聽者之 SAL 值和氣導純音聽覺閾值的差距就很小。在傳
導性重聽者，其 SAL 值和氣導聽覺閾值就相差很大。經研究報告
（Jerger & Tillman）指出，可把 SAL 值當做骨導聽覺閾值來看待，用以
判斷傳導性及感覺神經性重聽。若以「◀」代表左耳的 SAL 值，見圖
5–10 中的例子，以 SAL 值和氣導閾值來做爲失聽類型分類之依據，
◀和左耳氣導聽覺閾值（X）之差，大於 10 分貝，是傳導性重聽；◀
和 X 之差小於 10 分貝，是感覺神經性重聽；◀和 X 之差距大於 10
分貝，且兩者都在不正常範圍，所以是混合性重聽。

　　這個取代骨傳導聽力檢查的技術，在盛行不久後即很少再被採
用，原因是這種檢查方式，一直有閉塞效應的參與（因給予骨導遮蔽
時，一直有耳機罩著耳朵），在正常聽力及感覺神經性重聽者，檢查
過程中就有閉塞效應的產生，但在傳導性重聽者則沒有產生，用上述

公式來算 SAL 時，對傳導性重聽者的感覺神經功能會低估，也就是
SAL 值比實際應有之 SAL 略大（Martin & Bailey, 1964）。

3. 聽力圖的判讀

聽力圖的判讀，至少要有下列三項資料：純音氣導聽覺閾值、純
音骨導聽覺閾值，及氣導骨導閾值之間的關係。在結果報告中，對聽
力圖的判讀至少要給予下列三項訊息：第一，是否有失聽，在哪一耳
有失聽；第二，是何種型態的失聽；及第三，失聽的程度，氣骨導閾
值間距、失聽的型態，及失聽的程度在前面都已討論過了，下面則舉
幾個例子說明聽力圖的判別。

例一是一個兩耳都正常的聽力圖，見圖 5-11。

例二是噪音引起的高頻失聽的聽力型態，見圖 5-12。

例三是雙耳有漿液性中耳炎的例子，見圖 5-13。

例四是左耳有聽小骨鏈斷裂的情形，見圖 5-14（右耳是在正常
聽力範圍內，左耳則是在 2K 赫茲及以下有傳導性重聽，2K 赫茲以上為
中度混合性重聽）。

4. 貝克西自動聽力檢查

貝克西自動聽力檢查的頻率範圍是由 100 到10000 赫茲，所用的
刺激音有連續音及斷續音兩種，音量範圍是由 –10 到 100 分貝。頻
率和音量都是由機器自動掃描，只要檢查者在檢查開始前先設定好機
器掃描的速率，記錄也由和機器連接著的 x–y 座標繪圖器或其他種記
錄器，同步地記錄下結果。結果記錄上，連續音用連續線來記錄，斷
續音用虛線記錄。刺激音量的給予由 –10 分貝開始，頻率則可由最

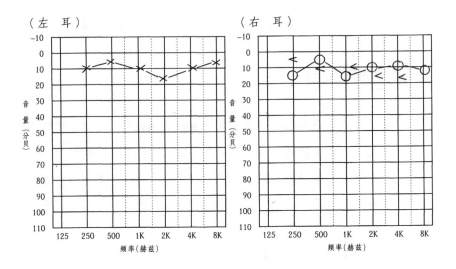

圖 5-11　雙耳聽力正常的聽力圖

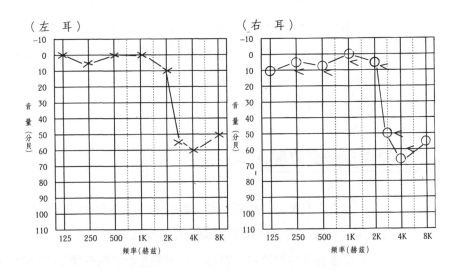

圖 5-12　雙耳在3K赫茲以上有中度感覺神經性重聽

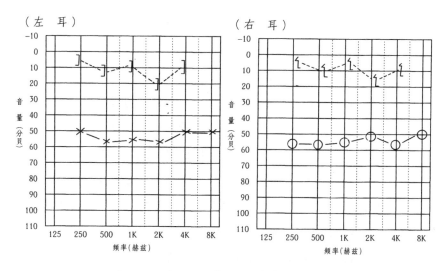

圖 5-13　左右兩耳皆為中重度傳導性重聽

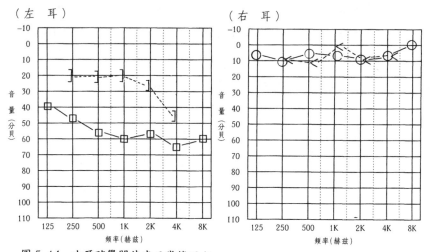

圖 5-14　右耳聽覺閾值在正常範圍內

左耳自 125 至 2K 赫茲有輕度到中度傳導性重聽，2K 至 8K 赫茲

有中度的混合性重聽

低頻音（100 赫茲）或最高頻音（1000 赫茲）開始，前者叫做前進式貝克西聽力檢查（forward Bakesy audiometry），後者為後退式貝克西聽力檢查（backward Bakesy audiometry）。

受測者手持按鈕，當聽到訊息音時馬上按下按鈕，訊息音會自動減低音量，直到受測者聽不到訊息音時，再馬上放開按鈕，此時訊息音又會再逐漸增強，如此一直重複直到檢查結束。這種檢查是在一九四○年代時，由 Bakesy 首先發展出來，故用他的名字命名。檢查頻率的使用上，可掃描自 100 至 10K 全程，或是用某一固定頻率音，常用的有 250、1K，及 4K 赫茲音，前者稱為掃描式貝克西聽力檢查法（sweep frequency tracing），後者稱為固定頻率貝克西聽力檢查法（fixed frequency tracing）。在貝克西聽力檢查中，檢查者需事先調好某些控制因素：(1)開始的頻率，(2)開始的音量，(3)每單位時間內，訊息音增強或減弱的速率，即記錄軌跡上下移動的振幅，(4)若用掃描式檢查法，則需調好每單位時間內所通過的頻率數，也就是記錄的速度，記錄時間一般大約是每一受測耳需時四到五分鐘。

貝克西聽力檢查的結果，可得到的訊息有：

1. 受測者的氣傳導聽覺閾值，可用波峯及波谷間的距離來表示，或者用波峯、波谷的平均值。

2. 受測者的可聽音閾，指受測者能聽到聲音的頻率範圍。

3. 可用做診斷性資料使用，這是運用連續音及斷續音的閾值（或曲線）的比較，而將結果分成五類，每一類均有其特殊意義（Hughes, 1967; Jerger & Herer, 1961）（見圖 5–15）。

(一)第 I 類

是表示聽力正常者，或是有傳導性重聽。其連續音的曲線和斷續音的曲線是重疊的，表示用兩種型態的刺激音所測的聽覺閾值是幾乎是相等的。記錄軌跡的振幅自始至終都保持在大約 10 分貝之內的大

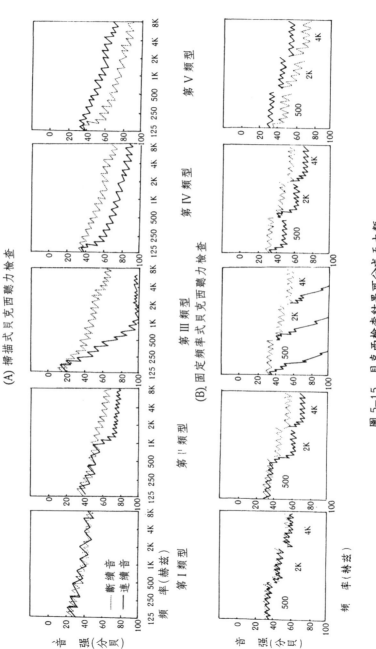

圖 5-15 貝克西檢查結果可分成五大類

小。

(二)第 II 類

是屬於內耳病變的圖形。連續音及斷續音曲線重疊在一起，直至1K赫茲處，然後兩條曲線就分開了，但呈平行狀，兩者之間保持大約20分貝之距離。曲線分開後，斷續音曲線是在連續音曲線之上。

(三)第 III 類

是屬耳蝸後病變者的圖形。其病灶位置和耳蝸常是較靠近的，斷續音曲線一直保持在受測者聽覺閾值附近，但連續音曲線由測驗一開始即快速往下掉，且一直掉到檢查表的底限，也就是機器輸出音量的極限，都常是在1K赫茲之前即已掉到底限，和斷續音曲線常相距約40到50分貝之多，甚至更多。

(四)第 IV 類

這也是耳蝸後病變者特有的圖形，這和第 II 類型圖很相似。但此類圖的兩條曲線是幾乎由一剛開始即平行式的分離著，在500赫茲之前就會分開了，而且兩條曲線之間一直保持25分貝的衡定距離。

(五)第 V 類

這是屬於功能性失聽（non–organic hearing loss）者的類型圖。連續音的聽覺閾值比斷續音的聽覺閾值好，也就是連續音曲線在斷續音曲線之上。

5. 總 結

純音聽力檢查主要是行為式的聽力檢查，結果常深受病患的狀況、檢查的事前準備、檢查的程序等等因素的影響，因此這些因素都要加以妥善的控制，才能得到準確的結果。純音聽力檢查的基本原理是來自音叉測驗的基本原理，本章中分別就氣傳導及骨傳導純音聽力

檢查、聽力圖型的判讀及貝克西自動聽力檢查,詳細的加以討論,有關的遮蔽過程及跨音現象會在下一章介紹。

中英名詞對照

- 純音聽力檢查　pure tone audiometry
- 行爲式純音聽力檢查　munual pure tone audiometry
- 自動式純音聽力檢查　automatic pure tone audiometry
- 貝克西自動聽力檢查　Bekesy type audiometry
- 假正向反應　false positive
- 假負向反應　false negative
- 耳機　earphones
- 耳機柄　earphone headband
- 薄膜　diaphragms
- 上行法　ascending procedure
- 下行法　decending procedure
- 聯合法　bracketing procedure
- 調整法　method of adjustment
- 限制法　method of limits
- 持續刺激法　method of constant stimuli
- Carhart–Jerger 氣導純音聽力檢查程序　Carhart–Jerger bracketing procedure
- 聽力圖　audiogram
- 病灶位置　site of lesion
- 功能檢查羣　test battery
- 純音聽力檢查儀　the pure tone audiometer
- 輸出選擇鈕　output selector switch
- 頻率選擇鈕　frequency selector dial
- 聲音強度鈕　hearing level dial

- 呈音鈕　tone presentation bar
- 遮蔽音強度鈕　masking level dial
- 耳機　earphones
- 篩檢用聽力檢查儀　screening audiometer
- 測聽覺閾值用之聽力檢查儀　threshold audiometer
- 診斷用聽力檢查儀　diagnostic audiometer
- 自動性聽力檢查儀　automatic audiometer
- 耳機墊　earphone cushion
- 隔音室　sound–isolated chambers
- 絕音室　sound–proof chambers
- 無響室　anechoic chambers
- 可信度　reliability
- 耳硬化症　otosclerosis
- 鐙骨固定　stapedial fixation
- Carhart 凹窩　Carhart notch
- 觸感反應　tactile responses
- 閉塞效應　occlusion effect
- 感覺神經敏感程度測驗　sensori–neural acuity level test, SAL test
- 前進式貝克西聽力檢查　forward Bakesy audiometry
- 後退式貝克西聽力檢查　backward Bakesy audiometry
- 掃描式貝克西聽力檢查法　sweep frequency tracing
- 固定頻率貝克西聽力檢查法　fixed frequency tracing
- 功能性失聽　non–organic hearing loss, functional hearing loss, pseudohypa-
  cusis, psychogenic hysterical deafness

參考書目

Schow, R. L. and Goldbaum, D. E. Collapsed ear canals in the elderly nursing home population. Journal of Speech and Hearing Disorders, 45: 259–267, 1980.

Shaw, E. Ear canal pressure generated by circumaural and supraaural earphones. Journal of Acoustic Society of American, 39:471–479, 1966.

Atherley, G. R. C. and Lord, P. A preliminary study of the effect of earphone position on the reliability of repeated auditory threshold determination. International Audiology, 4: 161–166, 1965.

Creston, J. E. Collapse of the ear canal during routine audiometry. Journal of Laryngology and Otology, 79: 893–901, 1965.

Hodgson, W. R. Basic Audiologic Evaluation. Williams & Wilkins, Baltimore, 1980.

Green, D. M. and Swets, J. A. Signal Detection Theory and Psychophysics. John Wiley & Sons, New York, 1966.

Barr–Hamilton. R. M., Bryan, M. E. and Tempest, W. Application of signal detection theory to audiometry. International Audiology, 8: 138–146, 1969.

Clarke, F. R. and Bilger, R. C. The theory of signal detectability and the measurement of hearing. In: J. Jerger(Ed). Modern Developments in Audiology (2nd ed.). pp. 437–467. Academic Press, New York, 1973.

Carhart, R. and Jerger, J. F. Preferred method for clinical determination of puretone thresholds. Journal of Speech and Hearing Disorders, 24: 330–345, 1959.

American Medical Association. Tentative standard procedure for evaluating the percentage of useful hearing loss in medicolegal cases. Journal of American Medical Association, 119: 1108–1109, 1942.

Goodman, A. Reference Zero Levels for Pure–Tone Audiometer. Asha, 7: 262–

263, 1965.

Clark, J. G. Uses and Abuses of Hearing Loss Classification. Asha, 23: 493–500, 1981.

American Speech and Hearing Association, Committee on audiometric evaluation. Guidelines for audiometric symbols. Asha, 17: 260–264, 1974.

American National Standards Institute, Criteria for permissible ambient noise during audiometric testing. ANSI S3.1–1977, New York, 1977.

Lippman, R. P. MX41/AR earphone cushions versus a new circumaural mounting. Journal of Acoustic Society of American, 69: 589–592, 1981.

Naunton, R. F. The measurement of hearing by bone conduction. In: J. F. Jerger (Ed). Modern Developments in Audiology. Academic Press, New York, 1963.

Studebaker, G. A. Placement of vibrator in bone conduction testing. Journal of Speech and Hearing Research, 5: 321–331, 1962.

Dirks, D. Factors related to bone conduction reliability. Archive of Otolaryngology, 79:551–558, 1964.

Barany, E. A contribution to the physiology of bone conduction. Acta Otolaryngology (Supplement), 26: 1–23, 1938.

Haughton, P. H. & Pardoe, K. Normal puretone thresholds for hearing by bone conduction. British Journal of Audiology, 15:113–221, 1981.

Frank, T. Forehead versus mastoid threshold differences with a circular tipped vibrator. Ear and Hearing, 3:91–92, 1982.

Nober, E. H. Cutile air & bone conduction thresholds of the deaf. Exceptional Children, 36: 571–579, 1970.

Martin, F. N. and Wittich, W. W. A comparison of forehead and mastoid tactile bone conduction thresholds. The Eye, Ear, Nose and Throat Montly, 45: 72–74, 1966.

Jerger, J. and Tillman, T. A new method for the determination of sensori—neural acuity level (SAL). Archives of Otolaryngology, 71: 948–955, 1960.

Martin, F. N. and Bailey, H. A. T. Clinical comment on the sensory—neural acuity level test. Journal of Speech and Hearing Disorders, 29: 326–329, 1964.

Hughes, R. L. Current Audiometric Practices Voice, 16: 82–87, 1967.

Jerger, J. E. and Herer, G. Unexpected dividend in bakesy audiometry. Journal of Speech and Hearing Disorders, 26: 390–391, 1961.

Elpern, B. S., and Naunton, R. F. The stability of the occlusion effect. Archives of Otolaryngology, 77: 376–382, 1963.

Martin, F. N. Introduction to Audiology. Prentice—Hall Inc., New Jersey, pp. 60–110, 1985.

Martin, F. N. Introduction to Audiology. Prentice—Hall Inc., New Jersey, pp. 77–112, 1985.

Dirks, D. D. Bone conduction testing, in Katz, J. (ed) Handbook of Clinical Audiology, pp. 202–223, 1985.

第6章

遮　蔽

在做聽力檢查時，當懷疑有音量跨傳（cross hearing）時，也就是當懷疑測試耳的聽覺閾值，不是測試耳真正的聽覺閾值，而是經由非測試耳的協助而得到的。爲了要除去非測試耳的參與，得到測試耳的真正聽覺閾值，在臨床聽力學上所用的方法是「遮蔽」（masking）。這一章中要說明討論的是純音聽力檢查的遮蔽，這包括氣導及骨導的遮蔽程序，在使用遮蔽的方法時，原則上是「只要懷疑有跨傳現象時，就使用遮蔽程序」，以求得真正的聽覺閾值，達到高準確度的檢查結果。

1. 基本概念及名詞解釋

在討論到何時該用遮蔽、遮蔽程序爲何，以及影響遮蔽效果的因素等主題之前，需先了解遮蔽的一些名詞及概念，以利於上列問題的討論。

☐ 遮蔽音或遮蔽噪音（masker）

這是指一個聲音的出現，讓另一個聲音（例如訊息音）不再被聽到，也就是使個體對此訊息音的聽覺閾值變差，則此聲音稱之爲遮蔽音。由於噪音的定義之一「干擾訊息音接收的聲音即爲噪音」，故可將此遮蔽音視爲一種噪音，而又名之爲遮蔽噪音。

☐ 被遮蔽耳（masked ear）

是指欲將之摒除於聽力測驗之外的一耳，所以用遮蔽噪音遮蔽之，此耳可爲接受訊息音之同一耳或對側耳。

□ 遮蔽音量（masking level）

在使用遮蔽程序時，用於被遮蔽耳上的遮蔽噪音的音量。

□ 有效遮蔽（effective masking）

是指當遮蔽噪音及訊息音同時呈現在同一耳，而此遮蔽噪音的音量剛好能使訊息音被遮蔽掉，也就是聽不到訊息音。例如，訊息音是1000 赫茲 65 分貝的純音，在和呈現此訊息音同一耳，施予遮蔽噪音，並且此遮蔽噪音剛好能使此訊息音不再被聽到；也就是訊息音被遮蔽掉，這稱之為有效遮蔽，而此時的遮蔽噪音音量則稱為有效遮蔽音量（effective masking level）。

□ 過度遮蔽（overmasking）

在遮蔽過程中，由於所使用的遮蔽音量太大，以致於遮蔽音跨傳到測試耳，使測試耳對訊息音的聽覺閾值也變差，即聽覺閾值提升，這種情況稱為過度遮蔽。當遮蔽音量是造成有效遮蔽的最高點，再提升遮蔽音量就形成過度遮蔽時，稱為最高限遮蔽（maximum masking），而此時之遮蔽音量稱為最高限遮蔽音量（maximum masking level）。

□ 遮蔽不足（undermasking）

和過度遮蔽相反，在遮蔽過程中，所使用的遮蔽音量過小，以致於不能防止非測試耳參與測試過程，所得到的測試耳之聽覺閾值仍然不是其真正的聽覺閾值，這種情形稱為遮蔽不足。在有效遮蔽的最低限處，剛好形成有效遮蔽時，稱為最低限遮蔽（minimum masking），剛好形成最低限遮蔽之遮蔽音量則稱為最低限遮蔽音量（minimum

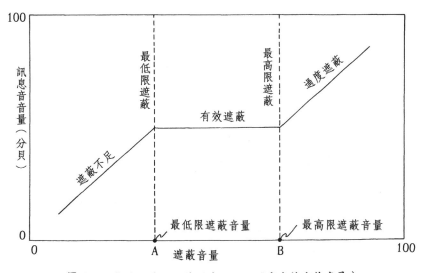

圖 6-1 各種遮蔽的關係圖（A、B之間為有效遮蔽音量）

masking level）。

　　遮蔽不足、有效遮蔽、過度遮蔽、最高限及最低限遮蔽、遮蔽音
量，及最高限和最低限遮蔽音量的關係，以及訊息音音量及遮蔽音音
量的關係圖，說明於圖 6-1 中。

□中央遮蔽（central masking）

　　在使用遮蔽過程中常會發現，即使沒有過度遮蔽的情形發生，測
試耳的聽覺閾值仍然會有小幅度的增加，大約是 5 分貝左右，一般
相信（Martin, 1975）這是由於中樞聽覺神經系統在下行路徑（神經衝
動由中樞下傳至運動系統的過程）所受到的抑制所致，因此稱為中央
遮蔽，這種受測耳聽覺閾值的小幅度提高，並非是因為過度遮蔽所造
成的。

□ 周邊遮蔽（ peripheral masking ）

當訊息音及遮蔽音同時呈現在同一耳時，此耳的聽覺閾值會變得稍差。不同於中央遮蔽的原因，周邊遮蔽是由周邊聽覺系統的抑制所致，故稱之爲周邊遮蔽。

□ 關鍵頻率帶（ critical band ）

遮蔽音在某個頻率範圍內，其聲波能量足以遮蔽訊息音，此頻率範圍稱之爲關鍵頻率帶。在此關鍵頻率帶之外頻率的遮蔽音，其遮蔽效果沒有比關鍵頻率帶內的遮蔽音之遮蔽效果好，而且是不足以造成有效遮蔽。每種遮蔽音的關鍵頻率帶不同，同時也是根據是何種訊息音而決定。對不同種訊息音，遮蔽音的關鍵頻率帶亦不同。

2. 遮蔽音的種類 ————·

遮蔽效果主要決定於兩個因素：遮蔽音的強度及其臨界寬度（ critical bandwidth, CBW ）。在純音聽力檢查上，常用的，或可購買得到的遮蔽音有四種（ Studebaker, 1964 ）。

□ 複雜音（ complex noise ）

這種遮蔽音的基音是在低頻率處，經由諧音歪曲而產生高頻音，但是隨著頻率的增加，音量就遞減（ Carter & Kryter, 1962 ）。所以它能有效地遮蔽低頻率純音，但並不能有效地遮蔽高頻音。它的好處是價格低廉，一般都是用於篩檢式聽力檢查儀中，但它有兩個主要的缺點。第一，由於它是由基音的諧音歪曲而來，所以此複雜音是既不完全連續，音量又不穩定；第二，每三或四個諧音歪曲循環後，就會有

「拍」的形成。由聲音的特性中得知,有拍形成的頻率處,其聲波能
量較低,也就是音量稍低,就遮蔽音而言,其遮蔽效果就較差了。

□ 白 音（white noise）

白音沒有上述複雜音的缺點,它的頻率涵蓋了可聽音的頻率範
圍,而且在每個頻率上的聲波能量（即音強）是一樣的。這種聲音聽
起來像是「嘶嘶」的聲音。這是個理想的遮蔽音,但是由於耳機之
故,並不能使白音百分之百逼真地輸入聽覺系統。大致而言,耳機使
白音的輸入頻率限制在 6000 赫茲左右,也就是能有效地遮蔽訊息音
在 6K 赫茲以下之頻率,所以真正在臨床上用到的並不是白音,而是
包括了大部份頻率範圍的白音,所以稱之為廣頻白音（broad-band/
wide band white noise）。

□ 窄頻白音（narrow-band/filtered white noise）

在討論窄頻白音之前,先說明一個和關鍵頻率帶有關的名詞——
臨界寬度。由於用關鍵頻率帶觀念產生出來的遮蔽音和訊息音在音質
上非常相似,常令受測者感到困惑,因此臨床上常將此類遮蔽音的頻
率範圍加寬,關鍵頻率帶的頻率範圍稱之為臨界寬度。也就是將臨界
寬度加大,臨床上常加寬的寬度是五分之二個音程的寬度,由於臨界
寬度的加大,則遮蔽音的音強就需加大,以達到和關鍵頻率帶的遮蔽
音有相同的遮蔽效果,大約需增加 3 到 6 分貝之音強,才足以彌補
因加寬頻率而減少的遮蔽效果（Katz, 1985）。

窄頻白音的製作就是利用臨界寬度的原理,將白音經由帶形濾過
器處理而成的。這裡的處理是指三件事的確定:第一,中央頻率的確
定,將訊息音的頻率定為遮蔽音的中央頻率。第二,臨界寬度的界
定,以訊息音尖峰振幅之音量減少了分貝處的頻率範圍定為臨界寬

度。第三，頻率遞減率的選定，選定高頻截斷點以上之頻率，及低頻截斷點以下之頻率的頻率遞減率，由於此遮蔽音的範圍比廣頻白音的頻率範圍窄，故稱之爲窄頻白音。

□ 粉紅音（pink noise）

這是較不常用到的遮蔽音，它是一種在 2000 赫茲以下具有每個頻率都有相等音強的遮蔽音，所以能有效地遮蔽 2000 赫茲以下頻率的訊息音。

3. 遮蔽的契機

在「音叉試驗」一章中討論過氣導及骨導的兩耳跨傳音量遞減值，由於影響此數值的因素很多，例如耳機的種類、測驗頻率、外耳道的容積及其情況等等，在臨床聽力檢查上，要知道每個人特有的兩耳跨傳音量遞減值是耗時費事、很不經濟的一件事，所以需要一定值做爲合用於大部份人的兩耳跨傳音量遞減值，以利於檢查的進行。在「音叉試驗」一章已提到過，經過一連串的研究探討，現在臨床上一般所用的氣導兩耳跨傳音量遞減值是 40 分貝，骨導的兩耳跨傳音量遞減值爲 0 分貝。

何時會有跨傳現象，何時該用遮蔽程序，則需根據「跨傳」及「兩耳跨傳音量遞減」兩觀念來判斷。現舉一例說明：某受測者在 1K 赫茲處，左耳的實際氣導聽覺閾值是 90 分貝，右耳 1K 赫茲處的骨導聽覺閾值是 20 分貝。此時若給予一個 1K 赫茲 75 分貝的氣導訊息音於左耳，受測者的反應會是假正向反應，爲什麼呢？因爲 75 分貝減掉 40 分貝（兩耳跨導之氣導遞減值）等於 35 分貝，此 35 分貝又比右耳的骨導閾值——20 分貝強，因此右耳因爲訊息音由左耳跨

傳而來而聽到，受測者因此有聽到訊息音，而反應是「聽到訊息音」；但事實上，這「聽到」是由非受測耳（右耳）聽到的，而非由受測耳（左耳）聽到的，因此是假正向反應。

　　根據跨傳及兩耳跨傳音量遞減值，可以歸納出下面兩個公式：一個是適用於氣導檢查，一個是適用於骨導檢查，以茲判斷是否需要遮蔽，在做此判斷前，需先測出兩耳的氣導聽覺閾值。

☐ 氣導聽力檢查遮蔽判斷公式

　　1. 當受測耳（test ear, TE）的氣導（air conduction, AC）聽覺閾值和非受測耳（non–test ear, NTE）的氣導聽覺閾值（air conduction threshold, $AC\theta$）之差大於氣導的兩耳跨傳音量遞減值（IA–40 分貝），則需要做遮蔽。

$$TE_{AC\theta} - NTE_{AC\theta} \geq ACIA（40分貝）$$

　　2. 在得到兩耳的原始氣導閾值後，測骨導（bone conduction, BC）閾值時，若受測耳的氣導聽覺閾值和非受測耳的骨導聽覺閾值（bone conduction threshold, $BC\theta$）之差大於氣導的兩耳跨傳音量遞減值時，則需要用遮蔽過程以求得真正的氣導聽覺閾值。

$$TE_{AC\theta} - NTE_{BC\theta} \geq ACIA（40分貝）$$

☐ 骨導聽力檢查遮蔽判斷公式

　　當受測耳的氣導聽覺閾值和骨導的原始聽覺閾值之差大於 10 分貝時，則需要使用遮蔽程序以求得真正的骨導聽覺閾值。

$$TE_{AC\theta} - TE_{BC\theta} \geq 10dBHTL$$

　　在做聽力檢查時，到底是哪一耳聽到刺激音，對結果的判讀上是個很重要的問題。若兩耳都是有正常的聽力，或是有同等程度的感覺神經性重聽時，則不會有此疑問。除此之外的失聽情形都會遇到這個相同的問題，因此臨床上要用到遮蔽程序的時候很多，如何敏銳而快速地正確判斷何時該用遮蔽，是個合格的聽力檢查師必備的能力。

4. 遮蔽的方法及程序

　　前一部份討論了何時該用遮蔽，接下來就要討論「該如何遮蔽」。臨床上常用的遮蔽方法有四種（Martin & Pennington, 1971），依照時間順序，由最早有的到最近的排列如下：

□打擊法（the hit and myth method）

　　檢查者依其自己的經驗，主觀地選定一個音量，用以當遮蔽音的強度，不論訊息音的強度為何，就一直用此音量到檢查結束。基本上這是個錯誤的方法，因為此主觀的遮蔽音強度在很多時候會造成遮蔽不足或是過度遮蔽，到底有多少機率是剛好處在有效遮蔽的狀況下呢？因此得到的聽覺閾值是否是準確的仍非常可疑。

□最低音量法（the minimum noise method）

　　是運用最低限遮蔽音量的概念而來的方法，運用最低限遮蔽音量當做遮蔽音的音量。這種方法在當訊息音一改變音量時就需要重新再計算遮蔽音的音量，因此很耗時（Stendebaker, 1967 a & b），在忙碌的臨床工作上，不是個很經濟而合適的方法。

□ 最高音量法（the maximum noise method）

由於過度遮蔽是在進行遮蔽程序中常發生的錯誤，因此，若心中一直清楚地知道最高限遮蔽音量，則在遮蔽過程中就不會發生過度遮蔽的情況了，此法中的最高限遮蔽音量（MML）等於受測耳的骨導閾值加上氣導的兩耳跨傳音量遞減值，再減掉 5 分貝，這 5 分貝是代表因中央遮蔽所損失的音量，其公式如下：

$$MML = TE_{BC\theta} + IA(40) - 5$$

□ 平臺法（the plateau mehtod）

當遮蔽是在有效遮蔽音量（EML）的範圍內時，表示都能達到有效地遮蔽，所以在一九六〇年時 Hood 就提出此想法，用有效遮蔽音量的概念來行使遮蔽程序，和最低音量法及最高音量法比較下，平臺法似乎是較切實際的方法。既然要計算用那個音量來當遮蔽音的音量，若計算最低音量，則有遮蔽不足之虞；若計算最高遮蔽音量，又害怕是否會有過度遮蔽之機率，那何不乾脆就計算有效遮蔽音量呢？

上述四種方法都適合用於氣導及骨導檢查法，下面則實際寫出一個氣導、一個骨導檢查的遮蔽程序以茲參考用（Katz, 1985）：

㈠氣導檢查遮蔽程序

這是平臺法及最低音量法合用的一種程序，步驟如下：

1. 測得受測耳未經遮蔽的氣導聽覺閾值，並記錄在聽力圖上。

2. 拿此受測耳未經遮蔽的氣導閾值和非測試耳的氣導及骨導閾值比較，若是有任何合於遮蔽標準的情形（見遮蔽的契機中所述），則需行使遮蔽。

3. 核算最開始的有效遮蔽音量。

$$開始\ EML = NTE_{AC\theta} + 15\ 分貝$$

4. 把調在最開始的有效遮蔽音量之噪音輸送至受測者的非測試耳,然後再找出有此遮蔽音時的聽覺閾值。

5. 當受測者對訊息音有正向反應時,則將遮蔽音增加 5 分貝。

6. 每當受測者對訊息音沒有反應時,就將訊息音提高 5 分貝,直到受測者對訊息音再有正向反應時為止。

7. 重複步驟 5 及 6,直到遮蔽音音量連續提高三次;而訊息音仍維持在同一音量時,且都有正向反應,則表示此時之遮蔽音量是在平臺期,也就是有效遮蔽音量範圍內,此時訊息音的音量也就是真正的聽覺閾值。

8. 在聽力圖上用正確的符號記錄下此閾值,並在聽力檢查表上記下所使用的最高遮蔽音量(也就是最後所使用的遮蔽音量)。

有些人習慣將在步驟 7 中所得的閾值再減掉 5 分貝,才是最後的聽覺閾值,理由是用以彌補中央遮蔽所損失的 5 分貝音量,下面是一個氣導遮蔽的例子:

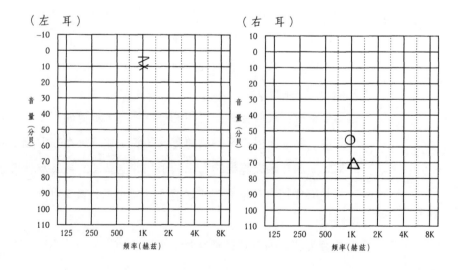

頻率：1000 赫茲

受測耳：右耳，氣導閾值 10 分貝，骨導閾值為 5 分貝

非受測耳：左耳，未經遮蔽氣導閾值 55 分貝

$$55-10＝45 分貝$$

合於氣導聽力檢查遮蔽判斷公式第 1 條，故需要遮蔽程序，以求得真正的氣導聽覺閾值，下面則列出所使用的訊息音及遮蔽音的音量及反應。

受測耳(訊息音)音量	非受測耳(遮蔽音)音量	反應
55分貝	25分貝	－
60分貝	25分貝	＋
60分貝	30分貝	－
65分貝	30分貝	－
70分貝	30分貝	＋
70分貝	35分貝	＋
70分貝	75分貝	＋

開始遮蔽音量：10＋15＝25 分貝。

最後右耳氣導聽覺閾值：70 分貝。

－：無反應　＋：有「聽到」的反應

(二)骨導檢查遮蔽程序

1. 先測得測試耳未經遮蔽之骨導聽覺閾值。

2. 比較測試耳的骨導聽覺閾值及氣導聽覺閾值，如果氣骨導閾值相差在 10 分貝或 10 分貝以上，則表示有音量跨傳的情形，需要用遮蔽程序以求得真正的骨傳導聽覺閾值。

3. 在非受測耳戴上耳機，給予氣導遮蔽音。遮蔽音的原始音量為

非受測耳的氣導聽覺閾值加上 15 分貝，再加上因閉塞效應而改變的聽覺閾值（occlusion effect, OE），此值依不同頻率而異，只在 1K 及以下之頻率才有。

$$最開始 EML = NTE_{AC\theta} + 15 + OE$$

4. 在傳導性重聽受測者，則不加 OE 值，因為他們的骨傳導過程中，不受閉塞效應的影響。

5. 接下來用和氣導遮蔽程序步驟 5 到 8 相同。

下面是一個骨導遮蔽的例子：

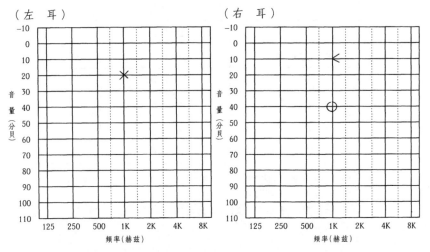

測試頻率：1000 赫茲

測試耳：右耳，氣導聽覺閾值是 40 分貝，骨導聽覺閾值是 10 分貝（未經遮蔽），合於骨導聽力檢查遮蔽判斷公式（ABG＞10），需要使用遮蔽公式以求得真正骨導閾值。

非測試耳：左耳

開始遮蔽音量＝20＋15＋10＝45

受測耳(訊息音)音量	非受測耳(遮蔽音)音量	反　　應
10分貝	45分貝	－
15分貝	45分貝	－
20分貝	45分貝	＋
25分貝	50分貝	－
30分貝	50分貝	＋
35分貝	50分貝	－
40分貝	50分貝	＋
40分貝	55分貝	＋
40分貝	60分貝	＋

最後在非測試耳的遮蔽音量是 60 分貝。
－：沒有反應　＋：有「聽到」的反應。

5. 總結

　　遮蔽對一個初學聽力學的人而言，或對一個沒有臨床經驗者而言，是個蠻複雜的主題。這是受很多因素影響的檢查程序，也就是在檢查過程中需要考慮到多種因素。遮蔽的基本概念被涵蓋於「音叉試驗」一章中，及本章的第一節名詞解釋中；「遮蔽音的種類」一節介紹了四種常被使用的遮蔽音，接下來是討論何時該使用遮蔽程序。遮蔽程序的使用過程就好像是一個做抉擇的過程：是否有必要用遮蔽程序？遮蔽音量的依據是根據受測耳的聽覺閾值，或是非受測耳的聽覺閾值？開始的音量應該是多少？是否是在有效遮蔽音量範圍之內？有沒有遮蔽不足或是過度遮蔽的情形？閉塞效應是否有介入檢查中？等等的抉擇。最後一節中討論的是遮蔽的方法及程序，以及兩個使用遮蔽程序的例子。

中英名詞對照

- 音量跨傳　cross hearing
- 遮蔽　masking
- 遮蔽音或遮蔽噪音　masker
- 被遮蔽耳　masked ear
- 遮蔽音量　masking level
- 有效遮蔽　effective masking
- 有效遮蔽音量　effective masking level
- 過度遮蔽　overmasking
- 最高限遮蔽　maximum masking
- 最高限遮蔽音量　maximum masking level
- 遮蔽不足　undermasking
- 最低限遮蔽　minimum masking
- 最低限遮蔽音量　minimun masking level
- 中央遮蔽　central masking
- 周邊遮蔽　peripheral masking
- 關鍵頻率帶　critical band
- 臨界寬度　critical bandwidth (CBW)
- 複雜音　complex noise
- 白音　white noise
- 廣頻白音　broad–band/wide band white noise
- 窄頻白音　narrow–band/filtered white noise
- 粉紅音　pink noise
- 受測耳　test ear, TE

- 氣導　air conduction, AC

- 非受測耳　non–test ear, NTE

- 氣導聽覺閾值　air conduction threshold, ACθ

- 骨導　bone conduction, BC

- 骨導聽覺閾值　bone conduction threshold, BCθ

- 打擊法　the hit and myth method

- 最低音量法　the minimum noise method

- 最高音量法　the maximum noise method

- 平臺法　the plateau method

參考書目

Martin, F. N. Introduction to Audiology. Prentice–Hall, Englewood Cliffs, NJ, 1975.

Carter, N. L. and Kryter, K. D. Masking of puretones and speech. Journal of Auditory Research, 2: 66–98, 1962.

J. Katz (Ed.) Handbook of Clinical Audiology (3rd ed.) Williams & Wilkins, Baltimore, 1985.

Martin, F. N. and Pennington, C. D. Current trends in audiometric practices. Asha, 13, 672–677, 1971.

Studebaker, G. A. Clinical masking in air and bone conducted stimuli. Journal of Speech and Hearing Disorders, 29: 23–35, 1964.

Studebaker, G. A. Interest variability and the air–bone gap. Journal of Speech and Hearing Disorders, 32: 82–86, 1967a.

Studebaker, G. A. Clinical masking of the nontest ear. Journal of Speech and Hearing Disorders, 32: 360–371, 1967b.

Hood, J. D. The principles and practice of bone conduction audiometry. Laryngoscope, 70: 1211–1228, 1960.

第7章

聽 阻

聽 力 學

　　臨床聽阻聽力學（immittance audiomerty）已約有一百多年的歷史了，在一八六七年，Lucae 是第一個運用聽阻聽力原理於人耳檢查的人。剛開始他是用機械性聽阻儀器（mechanical acoustic impedance bridge）於人耳模型上，測外界壓力變化對耳膜所造成的改變；後來他亦實際運用在人耳上做檢查，偵測中耳腔之壓力。在當時這種檢查或研究並未引起廣泛的注意，有關的文章發表亦很少。直到一九五〇年代，由於電子聽阻儀器（electroacoustic impedance）的發展成功及商品化，才使得聽阻聽力檢查在臨床上逐漸普遍被使用；同時也引起學術界之注意而改進發展了很多新的測驗程序及技術，所以相關之文章及書籍也大幅地增加了。在美國到了一九七〇年代左右，聽阻聽力學不僅普遍於聽力語言中心（speech and audiology center），也為耳科專家、耳鼻喉科診所、學校等處用於常規檢查（Feldman, 1970 & 1972; Brooks, 1978）。

　　早期的聽阻聽力只用於測中耳肌肉沒有收縮狀態下的中耳阻力（resting state acoustic impedance）。現代聽阻聽力檢查不僅只用於偵測中耳狀況，更由此來協助周邊及中樞神經系統病灶的尋找及診斷的確立。

　　在本章中共分成三大部份：基本原理、概念及名詞解釋；聽阻聽力檢測儀器；及臨床常用檢查。臨床常用檢查亦可分成兩大類型，將詳述於後。由於剛開始研究這方面的人多偏於學物理，所以很多名詞都是根據生理現象，類比於物理電學原理，因而很多名詞都和電學有關，或用電學的概念來命名，第二及第三部份則說明現行臨床常用的檢查法，至於深入運用則會在其他章節中適當的加入及運用說明。

1. 基本原理、概念及名詞解釋

聽能換移（acoustic immittance）是指聲波能量轉換之型態。我們知道周邊聽覺系統事實上就是一個能量轉換之系統，由空氣中之聲波進入外耳道，聲波的傳音質子撞擊到耳膜，使聲能傳至中耳，再由中耳將之變成機械能（mechanical energy），此機械能經由中耳聽小骨鏈之作用，由鐙骨處向卵形窗內外推動，將此機械波傳入內耳耳蝸而再變換成水波能（hydraulic energy），再經由聽覺神經及耳蝸之作用，將此聽覺訊息形成神經衝動向上傳到中樞聽覺系統，使個體接受並認知此訊息。但由於我們的中耳並非一個完美的能量轉換器（transducer），所以並非所有被外耳接收到的聲波能量都能被接受而轉換成機械能。由此觀點來看，中耳會阻止部份的聲能通過，因此我們稱之為聽能阻力或簡稱為聽阻（acoustic impedance），用 Z_A 來做為其縮寫。以相同的態度，通過中耳到內耳的能量則稱聽能暢通或聽暢（acoustic admittance），用 Y_A 來代表之。在聽阻聽力檢查，我們可測聽阻的能量，亦可測聽暢的能力，不論測那種能量都能達到篩檢及診斷的目的，因此兩種能量都統稱為聽能換移，現對各名詞逐一加以解釋。

☐ 聽能阻力或聽阻

以物理觀念來說，在做工中有很多的因素會使能量消耗掉而阻止「工」的進行，這就是「阻力」。將這種阻力的概念運用在聲波能量及中耳小耳鏈機械運動之間的關係上；中耳未能把外耳傳來之聲能完全轉換成機械能，就是「工」的進行被阻礙了，也就是種阻力的型式，因而稱之為聽能阻力（acoustic impedance）。聽阻是受到很多因素所控制，例如，聽小骨鏈之重量、懸吊著聽小骨鏈的肌肉和韌帶的鬆

緊度、耳膜張力、卵形窗的張力、中耳腔的密度（如有中耳積水，則密度高），以及中耳各種裝置振動時和空氣所產生的摩擦力。簡而言之，聽阻是受三件因素影響：質量（mass）、緊張力（stiffness）及摩擦力（frictions）。這三個因素並非在能量轉換過程中同時發生。若在聲波能量進行中發生的叫同步因素（in-phase components），在聲波經過後才發生的就叫非同步因素（out-of-phase components）。

(一)影響聽能阻力的同步因素

聲波由外界旅行至耳道，傳音質點（即空氣分子）撞擊到耳膜，在此過程中，由於耳道表面及耳膜都是軟組織，所以會將部份聲能吸收掉，同時聲波傳播中，由於聲波需消耗部份的能量在振動上，這也就相當於電流行進中，由於摩擦使電能轉換成熱能，這種情形稱為電阻（resistance）。而在外耳道之情形就稱為聲能摩擦阻力（acoustic resistance），我們用 R 來代表它（Grob, 1977）。在聽覺系統上，聲能摩擦阻力並不會因為頻率不同而有改變，也就是在做聽阻聽力檢查時，不論所用刺激音的頻率是什麼，R 都不會改變（Lilly, 1972; Margolis, 1981）。

(二)影響聽能阻力的非同步因素

電抗（reactance）在「做工」的概念上是指能量的消耗，並非在施力的同時發生，而是將能量儲存起來至某一種程度時；就如電學上的電容（capacitance），阻止福特數（voltage）改變，直至能量儲存至某一程度才被消耗掉。例如以提物為例，若物體有 20 公斤重，則必須施力直至 20 公斤時，才能將之提起。在聽覺系統上有兩個影響聽能阻力的非同步因素〔統稱為聲能拖滯力（acoustic reactance）〕：第一是種拖滯力，就如電學上的電感（inductance），使它達到飽和程度而使能量消耗掉之力量就叫做電感抗力（inductance reactance）；也就像在機械做工中，推一個物體，如要推動它必須施力至某程度，才能推動

它。同樣地在中耳中，中耳小骨的移動也需要達到某種程度的能量才能使之移動，這叫做聲能質量（acoustic mass），而影響聲能質量大小的因素就是中耳裝置的質量及聲波進行中所遇物體之質量（mass），在聽力學上稱之為聲能質量阻力（mass acoustic reactance, MAR）。聲能質量阻力是和頻率成正比，當頻率愈高時，此種阻力也就愈大。

第二種非同步因素是中耳裝置的緊張力（stiffness）。例如耳膜的張力大小、聽小骨鏈的鬆緊度（如果聽小骨鏈硬化則緊張力很大）、卵形窗的張力等等。以彈簧來舉例說明，當彈簧愈緊時，則需施力愈大（在沒有反彈前是能量儲存的過程）才能壓縮它（此時是能量的消耗），當使之壓縮之力愈大，則反彈亦愈大，在機械系統中，這種反彈力稱為機械順力；運用此原理及名詞於聲學上，對抗中耳緊張力的能量就稱為聲能順應阻力（compliant acoustic reactance, CAR）（Lilly, 1973; Wiley & Block, 1979），聲能順應阻力的小大是和頻率成反比，也就是頻率愈低者，其聲能順應阻力就愈大。

總聲能拖滯力是聲能質量阻力及聲能順應阻力的總和。由頻率和這兩種阻力的關係來看，可知聲能質量阻力和聲能順應阻力是呈消長狀態的。總聽能阻力則是聲能摩擦阻力及總聲能拖滯力的和。聲能摩擦阻力是不因頻率而改變的，所以在高頻音時，聽能阻力主要是由聲能質量阻力來主導，在低頻音時，聽能阻力就是主要由聲能順應阻力來控制，圖 7-1 中可以看出這三種阻力的關係。

在圖 7-1 中，R 是指聲能摩擦阻力，MAR 是指聲能質量阻力，CAR 是指聲能順應阻力。(A) 是用座標來表示三者的關係，MAR 及 CAR 之和加上 R 則是聽能阻力（Z_A）的大小。在 (B) 中則可看出三者和頻率的關係，圖中的 A 點表示聲波是此系統的共振頻率，也就是 CAR 及 MAR 相等之處。表示此頻率的聲波經過聽覺系統時，會消耗掉最少量的聲波能量，達到最佳之聽覺。在 (A) 中，座標軸上之符號

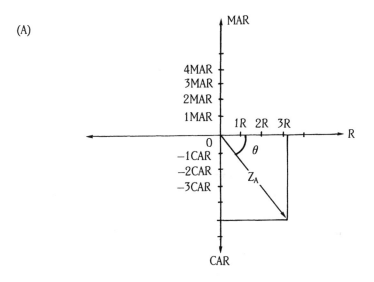

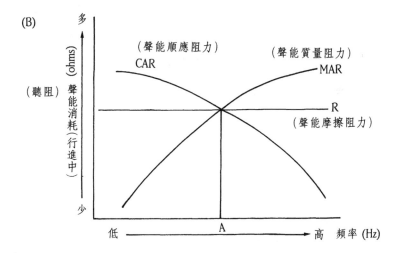

圖 7-1 聽能阻力由三種同步及非同步因素所組成

如 1R、2R、3R 或 1MAR、2MAR 或 1CAR、2CAR 等只是表示那三種阻力的大小，而 Z 是出現在第四象限，表示中耳之緊張力主控著聽阻聽力的大小。若 Z 是出現在第一象限，則表示這是個高頻音，由中耳質量來控制著聽能阻力的大小，聽能阻力總和的公式如下：

$$Z_A = \sqrt{R^2 + (MAR + CAR)^2}$$

在聽阻聽力儀器上聽能阻力的單位是聽覺歐姆（acoustic ohm），或以相對應之水柱壓力 mmH_2O，或者是相對應之容積 c.c. 來表示〔mm. 是指微升（millimeter），而 c.c. 是指立方公分（cubic centimeter）〕。

□ 聽能暢通或聽暢

另一種計算能量轉換的方式為測出通過的聲波能量，而非聽能阻力，這通過被中耳接收到能量的事就叫做聽暢（acoustic admittance）。聽阻聽力加上聽暢就是整個的聲能，所以聽阻和聽暢是共軛的，成反比的。所以其計算公式就非常的簡單，如下所示（Katz, 1985）：

$$Y_A = \frac{1}{Z_A} \qquad Y_A：聽暢 \qquad Z_A：聽阻$$

如同聽阻同樣的原理，聽暢是聽能傳導（acoustic conductance, AC）、正向聽能感受力（positive acoustic susceptance, PAS）及負向聽能感受力（negative acoustic susceptance, NAS）的總和。所以聽暢的上述三種分力是依序和聲能摩擦阻力、聲能質量阻力及聲能順應阻力有一對一的互呈消長的關係。同樣可依聽能阻力的方式畫圖求三者的關係，見圖 7–2。

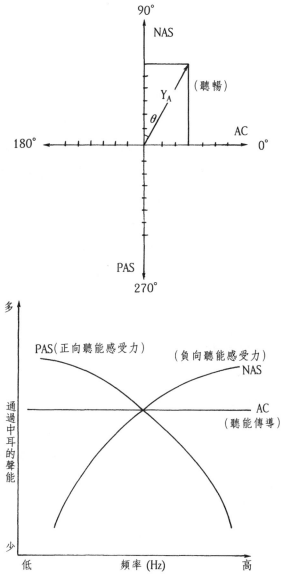

圖 7-2　聽暢的三種分力關係圖，由座標圖 (A) 及頻率能量關係圖 (B) 來說
　　　明

聽暢的公式亦可仿照聽阻公式而寫成下式：

$$Y_A(\text{聽暢}) = \sqrt{AC^2 + (NAS + PAS)^2}$$

臨床上用的檢查刺激音多是低頻音，如 220 Hz 或 660 Hz。在這種情況下，中耳緊張力主控了聽阻及聽暢的大小；而「中耳裝置」（middle ear apparatus）的質量在聲能傳播上消耗掉或通過的量所占的比重就微不足道了。公式就可寫成聽暢約等於負向聽能感受力：Y_A ≒ NAS；或是聽阻約等於聲能順應阻力：Z_A ≒ CAR。

結果記錄上都以「聽能順應力」（acoustic compliance）來表示，其單位爲微升（mm.）或者是立方公分（c.c.）。這並不表示實際的物理容積而言，而是指當給外耳道 –400 dapa 壓力時，在外耳道的聽能換移相當於 1 c.c. 容積空氣產生的聽能換移。

2. 聽阻聽力檢測儀器

聽阻聽力檢測儀器可分成兩大類：電子聽阻橋（electroacoustic bridge）及電子聽暢儀（electroacoustic admittance meter）。不論測的是聽阻或聽暢，在測驗上都必須有統一的標準，即輸入一個刺激音，此刺激音都用音壓（sound pressure level, SPL）單位，然後測得進入耳內的聲波的能量。而外耳道壓力是可以控制的，圖 7–3 顯示聽阻聽力儀的三項基本構造：擴音器（loudspeaker）（輸入刺激音處）、麥克風及壓力控制幫浦。擴音器下叫耳塞系統（probe system），刺激音是由此輸入的，因檢查時，和受測者耳朵相連是用耳塞，故用此名稱。麥克風（microphone）是屬分析系統，將由耳道折回之聲波加以分析計量，而得知聽能轉換的大小，故此部份包括了一個聽能順應力指示表

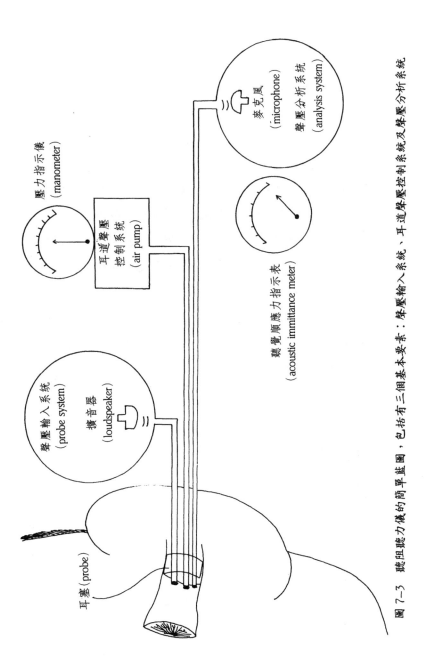

圖 7-3 聽阻聽力儀的簡單藍圖，包括有三個基本要素：聲壓輸入系統、耳道氣壓控制系統及聲壓分析系統

（acoustic immittance meter）。所測得之聲能大小都是在耳塞頂處測得。另一為壓力控制的系統，是包括了一個氣壓幫浦（air pump）及一個得知加減多少音壓的儀表——壓力指示儀（manometer）。這三部份則依順序簡稱為聲壓輸入系統、聲壓分析系統及耳道聲壓控制系統。

由圖 7-3 可見到所測得的聲波能量是包括了中耳腔及耳塞至耳膜向耳道兩者的和，這是因為聲波能量測得處是在耳塞尖頂處。理想檢測的位置應是在耳膜處，但實際情況下這是很難辦到的，而且每個人外耳道大小不同，那部份之聲波能量也就不同，再加上由於每次耳塞放置的位置及方向都有些許差異，因此每次測得的聲波能量也就有一點不同。當那段外耳道的聲波能量由總量中扣除掉，那就是中耳壓力了，也就受到外耳道大小、耳塞放置位置等因素的影響了。

不論做那項聽阻聽力檢查都需注意到下列數項事情：(1)耳塞要塞緊，並選用合適的耳塞，以免有漏氣現象。(2)不論加壓或減壓都隨時要注意外耳道音壓的變化。(3)給予刺激音到外耳道。(4)正確讀出結果。

3. 臨床常用檢查

可分成兩大類：鼓室聽力（tympanometry）及聽覺反射（acoustic reflex）。鼓室聽力主要是在認知及分類中耳疾病，很多有中耳疾病者並不會有聽力喪失的現象，因此純音聽力檢查並不能偵測出個體有聽覺系統的疾病（Margolis, 1981; Alberti et al., 1970; Alberti et al., 1974）。其另一個好處是可以早期診斷中耳疾病而予早期治療。聽覺反射則可以偵測出周邊或中樞聽覺系統是否有異常，由於中樞神經末梢常與周邊聽覺系統相連，故可由周邊系統的異常而推知腦幹之狀況。聽覺反射就具有這種功能（Wiley & Block, 1984; Wiley & Block, 1985）。聽阻

聽力檢查不是行為式聽力檢查，故不需要病人的反應，這對嬰兒、小孩及各種難以施行行為式聽力檢查者（Chalmers & Knight, 1981; Brooks, 1974; Bennett & Weatherby, 1982），是種可信度強的檢查法。由於測的是中耳的生理反應，隔音與否並不是影響結果的因素，因此不需要在隔音室中執行。

☐ 鼓室聽力

㈠中耳鼓室圖測驗

中耳鼓室圖測驗（tympanogram）是在測輸入不同聲壓時所造成聲波能量變化，這可由耳膜移動力來調節（Elner et al., 1971）。耳膜移動力最好的時候是在耳膜內外兩側壓力相同時；當輸入之壓力過大或過小時，則耳膜的移動力減小，此聲能轉換的變化經過機械的計算轉換成 0 到 10 的數值，這些數值即稱為聽能順應力。所輸入之壓力則可由 −400 到 200 dapa。這壓力並不是絕對值，而是輸入壓力和當時大氣壓力的相對值。例如，輸入壓力和當時大氣壓力相等時，則在記錄上是 0 dapa 或 mmH_2O，若輸入壓力大於或小於當時大氣壓力，則用＋或－加上兩者之差異而記錄之。這種記錄聽能順應力及壓力之間關係的圖就叫做鼓室圖（tympanogram），一般橫軸表示壓力，縱軸表示聽覺順應力（Bennett, 1975）。

它的測驗程序如下：

1. 用耳鏡查看受測者耳道的大小，有無堵塞、耳膜破洞或其他任何異常。

2. 選用大小合適的耳塞塞住耳道並塞緊，在塞進之前需先將耳塞和機械連結好，以防漏氣。

3. 將敏感器受調在「T」或「L」的位置上。

4. 加壓至＋200 dapa。

中耳鼓室圖（audiogram）

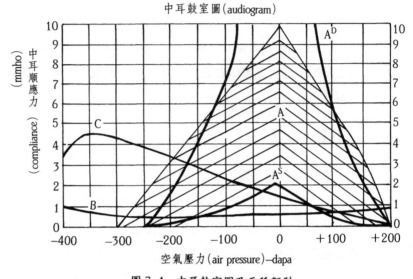

圖 7–4　中耳鼓室圖及五種類型

5. 自＋200 dapa 處慢慢減壓。

6. 觀察聽能順應力指示表上指針移動的情形，直到它達到最大的聽能順應力值。並記下此時之壓力。

7. 記下最大聽能順應力值及其相對應的壓力值，那表示中耳壓力在此時是耳膜聽能轉換最大量的一點。

上述程序亦可用加壓法，即剛開始時將壓力調到最低壓，然後逐漸加壓，其餘步驟相同（ASHA, 1978; Creten, 1978; Dempsey, 1975; Feldman, 1975 & 1976）。

根據壓力及最高聽能順應力畫出之圖形，基本上可分成五大類：A、A^S、A^D、B 及 C 型，見圖 7–4。但也有其他數種分法，就如 Feldman（1978）將之分成達十一種之多。但上述的五型是最基本的型態。在圖 7–4 中，斜線區內表示是正常範圍內（Feldman, 1976; Paradise et al., 1976; Liden–Jerger, 1976; Feldman, 1978）。

1. **A 型圖** 是指最高聽能順應力是在 5 到 10mmho 之間，並且發生在 0±50 dapa 之間。這是正常人的鼓室圖形，但在任何狀況下，若疾病造成中耳的聲波能量變化不太大時，則也可能是 A 型圖出現。例如，非常早期的中耳炎。A 型圖的形狀就像一個大的倒 V 字型（de Jonge, 1978; Margolis et al., 1985）。

2. **A^S 型圖** 型態就和 A 型圖非常類似，只是最高聽覺順應力比 A 型圖低。這是由於聽能阻力異常的高，常見於中耳鐙骨移動力差，耳膜破裂癒合後之耳膜，有外耳道炎之耳膜，中耳炎，中耳新生贅瘤（neoplasm），中耳鏈固定，或中耳硬化之情況（Ingelsted et al., 1966; Lilly & Shanks, 1981; Lindeman & Holmquist, 1982; Eliach et al., 1983）。

3. **A^D 型圖** 其圖型亦類似 A 型圖，但正負壓兩邊的頂點沒有連結在一起。和 A^S 圖相反的原因是因聽阻（緊張力較低）所造成的，常見於中耳耳膜非常的鬆弛，如耳膜破洞癒合中，或因中耳小骨斷裂，這可能是腫瘤造成、顳骨受傷造成聽小骨鏈骨折等等原因（Margolis et al., 1978）。

4. **B 型圖** 這種圖型看來像是一條直線，那是因為找到最高聽能順應力之點的緣故；這可以是因為機器所達之最高壓力沒有中耳壓力大之故，例如中耳積水（Berry et al., 1975; Cantekin et al., 1980）。也可以是因有耳屎或異物堵住了耳道，或有異物堵住了耳塞，使得聲壓無法輸出，這些亦可造成 B 型圖。

5. **C 型圖** 是指中耳壓力小於大氣壓力，其最高聽能順應力是在負壓處，-100 dapa 以左。常見於中耳炎在形成中耳積水前或積水正被吸收時、耳咽管不完全通暢時（Murphy, 1979）。

鼓室圖的變化還有很多種，同種疾病也不一定會有相同的圖型，而必須考慮到摩擦力、質量及緊張力之間的關係。另一種常見的圖型是有兩個最高聽能順應力點，而呈現像倒 W 型，見圖 7-5，這常是

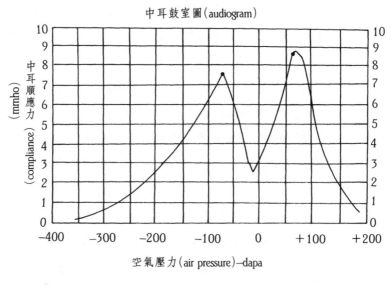

中耳鼓室圖（audiogram）

圖 7-5　雙峯型鼓室圖

因為有兩種中耳疾病，而聽能順應力最高點發生的高度及位置，就視疾病引起聽覺阻力的三個分力：摩擦力、質量，及系統緊張力的影響有多少。這種圖型，我們稱之為雙峯型鼓室圖，或 E 型圖（Feldman, 1978）。

㈡中耳鼓室壓力或中耳衡壓測驗（static compliance）

是測耳膜及中耳在鬆弛（resting）狀態下之聽能順應力，但它只包括中耳的壓力，而不包括耳道那一段的聲壓，所以需先求出整個的聽能順應力值（C_2 值）。這是自耳塞尖端至耳膜再到中耳腔整個的聽能順應力值，再減掉耳塞尖端至耳膜那段耳道的聽能順應力值（C_1 值），即為中耳腔的聽能順應力，也就是中耳衡壓。其測驗程序如下：

1. 選擇一合適的耳塞，和聽阻儀銜接好，然後塞入受測者耳道內，塞好，勿漏氣。

2.打氣加壓至＋200 mmH$_2$O。

3.調整強度鈕（intensity knob），直到聽能順應力指示表上的指針指向 90° 方向，即垂直。

4.將此時的聽能順應力記下（單位是 c.c.），這即是 C$_1$ 值。

5.降壓至聽能順應力最高點處（maximum compliance）。

6.再調整強度鈕，直至聽能順應力指示表上的指針指向 90° 方向，即垂直。

7.記下這時的聽能順應力值，此爲 C$_2$ 值。

8.計算 C$_2$－C$_1$，此即爲中耳衡壓，若儀表上之單位不是 c.c. 而是 ohm，則計算公式爲：$Z_x = \dfrac{Z_1 \times Z_2}{Z_1 - Z_2}$，其中 Z_x 是指中耳衡壓，Z_1 就等於是 C_1，Z_2 等於是 C_2。

正常的中耳衡壓是 0.4 到 1.0 c.c. 之間，這是大約的平均值。在每本書及每篇文章中的中耳衡壓值，多少都有些出入（Jerger, 1970），本書則不贅述，上述的正常值指在 220 赫茲的探測刺激音下測得的，若是用 660 赫茲測得的，則其值會偏高些（Margolis et al., 1978）。

中耳衡壓值可做爲判斷病灶的指標之一，如果中耳衡壓高於正常（即聽阻較小），常是因聽小骨鏈中斷、骨折。如果是中耳衡壓低於正常值（表示聽阻大），常是因中耳裝置的質量、緊張力及聽能摩擦力之間的關係有改變而造成的，常見的病因如中耳積水（middle ear effusion）、耳硬化症（otosclerosis）。

□ 聽覺反射

聽覺反射路徑（acoustic reflex pathway）說明如下：中耳兩肌肉之一，鐙骨肌的收縮也會造成中耳聽能換移的改變，利用這個原理以協助聽力診斷的測驗就叫做聽覺反射測驗。在正常生理上，足夠的音量

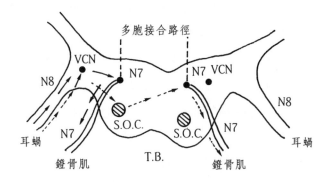

多胞接合路徑

VCN：腹面耳蝸神經核　　　　T.B.：腦幹稜形骨
N7：面神經　　　　　　　　　S.O.C：橄欖體
N8：聽神經
綠色箭頭路徑是指同側聽覺反射 〈———→
紅色箭頭路徑是指對側聽覺反射 〈----→

圖 7-6　聽覺反射路徑圖

及時間，就可引起鐙骨肌的收縮，使鐙骨向下向外拉，改變鐙骨原本
運動的方向軸，目的在於使傳入內耳之能量減少，保護內耳耳蝸不因
過大的聲能量而受損害；這種鐙骨肌的收縮，就稱之爲鐙骨肌反射
（stapedial reflex）或聽覺反射（acoustic reflex）。控制鐙骨肌收縮的是面
神經（第七對腦神經）（facial nerve）的分枝。鼓室張肌，則是因三叉
神經（trigeminal nerve）（第五對腦神經）所支配。聽覺反射是發生在
腦幹（brain stem）底部。在正常人而言，這種反射是雙側的，就是當
一邊耳朵聽到夠大聲的噪音時，兩邊的耳朵都有聽覺反射反應發生
（Thompson, 1983），圖 7-6 顯示聽覺反射的同側及異側反射路徑。
同側反應是指聽到聲音及引起聽覺反射是同一耳，對側反射路徑，則
是指接收聲音和發生聽覺反射是不同一隻耳朵，所以聽覺反射測驗可
利用此神經路線而分成同側反應（ipsilateral acoustic reflex）及對側反應

（contralateral acoustic reflex）。同側反應所要偵測的耳朵即是接收聲音的那隻耳朵，對側反應所要偵測的是接收聲音的異側耳。所以聽覺反射是要仰仗正常的中耳，完整的傳入神經系統及傳出神經系統（afferent and efferent neuronal system），及健全的鐙骨反射弓（stapedius reflex arc）。因此可利用同側及對側聽覺反射及其交互作用的反應結果，判斷病灶所在（Wiley & Block, 1984），下面則一一說明各個檢查。

(一)聽覺反射閾值測驗

1. **聽覺反射閾值的操作**　在操作上聽覺反射閾值（acoustic reflex threshold）的測得步驟如下：

(1)將選好的耳塞和機器連接好，塞進受測者耳中，勿漏氣。

(2)調空氣壓力至最高順應力處。

(3)將強度鈕做適度的調整，直至聽能順應力儀表指針指向 90° 方向（垂直）。

(4)將耳塞刺激音呈現出來。

(5)觀察聽能順應力儀表指針是否有突然地移動（當給予刺激音的同時）。

(6)如果指針沒有移動，則增加刺激音強度，每次 10 分貝，直到指針有突然移動上。

(7)降低 5 分貝再測，如果仍有，則再降 5 分貝，直至指針沒有反應為止，此時則增加 10 分貝再測，如果有反應，則降 5 分貝，如仍有，則這就是聽覺反射閾值。

2. **聽覺反射閾值測驗的臨床運用**　正常人的聽覺反射閾值是 65 到 90 個體感覺分貝（dBSL）。測驗結果可為正常、無反應，或是聽覺反射閾值低於 65 個體感覺分貝，如 55 dBSL、45 dBSL 等。聽覺反射閾值測驗結果產生四種聽覺反射閾值：兩個是同側聽覺反射閾值，

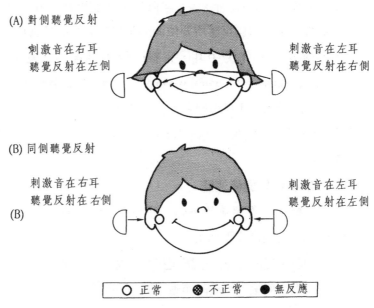

(A) 對側聽覺反射

刺激音在右耳　　　　　　　　　　　　　刺激音在左耳
聽覺反射在左側　　　　　　　　　　　　　聽覺反射在右側

(B) 同側聽覺反射

刺激音在右耳　　　　　　　　　　　　　刺激音在左耳
聽覺反射在右側　　　　　　　　　　　　　聽覺反射在左側
(B)

○ 正常　　◉ 不正常　　● 無反應

圖 7-7　正常聽力，及無任何耳系統病變的聽覺反射

　　如左耳接收聲音，引發左耳的聽覺反射閾值，及同情況的右耳聽覺反射閾值。另外兩個是對側反射閾值，如右耳接收到聲音以誘發出左耳的聽覺反射，並測其閾值；及同情況的給聲音於左耳，測右耳的聽覺反射閾值，見圖 7-7 的說明。圖7-7 (A) 表示對側聽覺反射，圖7-7 (B) 表示同側耳之聽覺反射。

　　下面說明不同的病因會造成何種型態的聽覺反射。

　　(1)傳導性重聽：聽覺反射測驗對診斷中耳疾病有很高的準確度，這是由於中耳疾病的典型特徵之一，是當鐙骨肌發生反射時，聽能順應力並不會有改變或明顯地改變，因此由於中耳疾病引起的傳導性重聽有多輕微，同側及對側聽覺反射反應都會消失。同理推測，如果一個個案有聽覺反射反應，則此個案有傳導性重聽的可能性就非常地小。常見的中耳疾病如中耳炎、耳硬化症等，都是同側及對側聽覺反

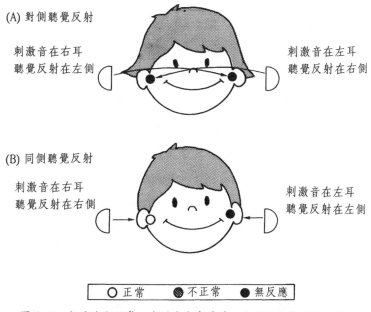

(A) 對側聽覺反射

刺激音在右耳
聽覺反射在左側

刺激音在左耳
聽覺反射在右側

(B) 同側聽覺反射

刺激音在右耳
聽覺反射在右側

刺激音在左耳
聽覺反射在左側

○ 正常　◉ 不正常　● 無反應

圖 7-8　右耳聽力正常，左耳有中度傳導性重聽的聽覺反射結果圖

射反應都消失的，圖 7-8 是一個單側耳有傳導性重聽的例子，另一耳則是正常聽力耳。至於傳導性重聽失聽的程度至何處，才造成完全沒有聽覺反射呢？根據 Jerger 及其同事於一九七四年提出的研究報告中指出，即使輕微至只有 10 分貝的氣骨導閾值間距，亦造成 80% 聽覺反射消失的機率；即使氣骨導閾值間距小到只有 5 分貝，亦有 50% 的機會發生聽覺反射消失。根據他們總共一百五十四個研究個案的經驗來說，以最保守的總結為當傳導性重聽的氣骨導閾值間距相差 30 分貝或以上時，則一定會造成聽覺反射消失的結果。

　　(2)感覺神經性重聽：病灶是在耳蝸或是在聽神經上都會造成感覺神經性重聽，但是用純音聽力檢查、語音聽力檢查，或是鼓室圖及中耳衡壓等方法並無法區別是因耳蝸病變，或是耳蝸後聽神經的病變（cochlear lesion or retrocochlear lesion）造成的感覺神經性重聽。也許到目

前爲止，你並不能體會到區別病灶是在耳蝸或是聽神經上有什麼重要性，我舉一例說明，如：有一個個案，他有感覺神經性重聽，不知是因爲老年性重聽引起的（耳蝸性病變），或是因聽神經瘤（acoustic tumor），這是耳蝸後聽神經的病變。這時就會很希望能有方法來區別出是何種病灶造成這感覺神經性重聽了，也只有在了解了病變的原因後，才能做適當的醫療處理。

聽覺反射測驗可以用來區別病灶位置是在耳蝸，或是耳蝸後聽神經。其運用的原理有三：一是利用純音聽力平均閾值和聽覺反射閾值的關係；二是利用那兩種病灶對聽覺反射能忍受的時間長度作區別；三是利用同側及對側聽覺反射測驗的結果的交互作用來判別；因爲根據其神經傳導路徑來判斷是何處被阻斷了。下面則分成兩部份，分別說明如何區別耳蝸病灶及聽神經病灶引起的感覺神經性重聽。

(a)耳蝸性病灶引起的感覺神經性重聽：這種病人，除了有感覺神經性重聽的現象外，另外在聽覺生理上有「響音重振」（loudness recruitment）的現象發生。所謂響音重振是指個體的彈性聽力範圍非常地狹，在生活上發生的問題，是當聽到比他聽覺閾值稍高的音量，就感覺到非常地不舒服，不能忍受，煩躁不安，而且聽不清楚；而這裡所謂稍高的音量，常常對正常人而言是可以忍受。在聽覺反射閾值上，這類病人的閾值大多低於 60 dBSL。這個現象是由 Metz（1952）最先發現的，所以用聽覺反射閾值來判斷病灶是否在耳蝸的測驗就稱之爲梅茲響音重振測驗（Metz test for loudness recruitment）。

根據 Jerger 及其同事（1972），及 Silman 和 Gelfand（1982）的研究指出，若病灶在耳蝸，則感覺神經性重聽程度愈大，其造成的響音重振現象愈嚴重，聽覺反射閾值和純音聽力平均閾值之間的差距就愈小。例如 Jerger 指出，有 20 到 25 分貝感覺神經性重聽病人的聽覺反射閾值約是 70 dBSL，但是在失聽達 70 分貝的病人，其聽覺反射閾值

迅速地掉到只有 25 dBSL。

(b)耳蝸後病灶引起的感覺神經性重聽：如同所有感覺神經性重聽病人一樣，聽神經病灶病人的聽覺反射常是沒有反應。這是因刺激音強度不夠的緣故，例如一個個案失聽為 65 分貝，那麼此人的聽覺反射閾值應是在 130 到 155 分貝處，但機器音強的極限沒有那麼大，但是聽神經病灶的病人之無反應，常不是這個原因，而是聽覺反射的傳導路徑被阻斷所造成的，所以耳蝸後病變的個案，常在有輕微的感覺神經性重聽時即有聽覺反射消失的情形發生（Hirsch, 1983）。但是除此測驗外，最好配合聽覺衰退測驗，因為在 500 及 1K 頻率處，耳蝸後聽神經病灶病人的聽覺衰退測驗反應是「正反應」的機率高達 86～98% 之間（Sanders, 1984）。聽覺衰退測驗在下一部份會詳細說明，圖 7-9 是一個重度感覺神經性重聽的聽覺反射圖。

(3)腦幹病變（brain stem pathology）：主要運用同側及對側聽覺反射閾值的比較來判斷。當病灶在腦幹上時，常造成對側聽覺反射無反應。但同側聽覺反射閾值正常，即使在聽力正常情況下也常發生這種情形。這是由於腦幹病變阻斷了對側聽覺反射的神經傳導路徑，但是同側聽覺反射的傳導路徑仍然完整之故（Jerger, 1983）。當病變的部位是剛好在腦神經交叉處（area of crossed brain stem pathways），或稱軸內病變（intra–axial lesion），則兩邊的對側聽覺反射都會消失。若是病灶位置不是在交叉部位，稱軸外病變（extra–axial lesion），則只有病灶的對側耳的對側聽覺反射會消失，如圖 7-10 所示，病灶位置偏在右邊，則左耳的對側聽覺反射會消失。

(4)面神經受損者的聽覺反射反應：聽覺反射閾值測驗，對面神經受損或病灶在面神經的疾病是個很好的指標。因病灶在面神經，造成面神經的傳出神經路徑受到阻礙，使得鐙骨肌反射消失，所以在受損那一側的同側聽覺反射會消失，對側聽覺反射會正常；但病灶對側耳

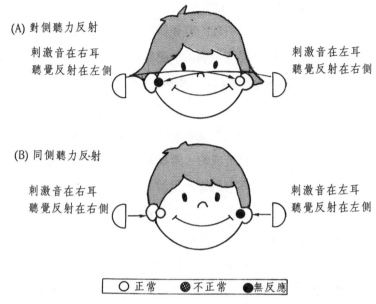

(A) 對側聽力反射

刺激音在右耳　　　　　　　　　　　　刺激音在左耳
聽覺反射在左側　　　　　　　　　　　　聽覺反射在右側

(B) 同側聽力反射

刺激音在右耳　　　　　　　　　　　　刺激音在左耳
聽覺反射在右側　　　　　　　　　　　　聽覺反射在左側

○ 正常　　●不正常　　●無反應

圖 7-9　左耳有感覺神經性重聽，右耳聽力正常的聽力反射圖

的對側聽覺反射則會消失，例如一個個案有右側的貝爾氏麻痺（Bell's palsy），這是一種侵犯到面神經的濾過性病毒傳染病，則此個案右耳的同側聽覺反射會消失，左耳的對側聽覺反射亦會消失，見圖 7-11。同時聽覺反射閾值測驗，亦可當成疾病恢復的指標。就以圖 7-11 個案為例，當情況如圖 7-11 時，表示疾病正在進行中，若是個案的聽覺反射出現了，但是閾值提高了，則表示疾病已在恢復期了，若是過一陣子再測時，發現聽覺反射閾值已在正常範圍內，則表示此個案的貝爾氏麻痺已經痊癒了。所以當個案有貝爾氏麻痺或是面神經受損，則需每隔一陣子（數天至數週）再複檢，以了解疾病進行的情況（Citron and Adour, 1978）。

(5)以聽覺反射閾值預測失聽的程度：這是 Niemeyer 及 Sesterhenn 在一九七四年提出來的方法。他們運用公式來推算氣導失聽的程度，此

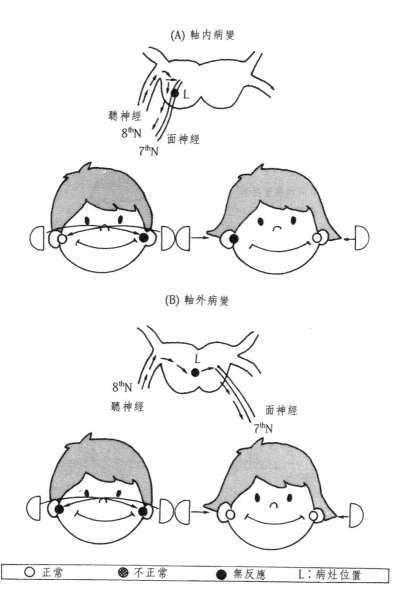

(A) 軸內病變

聽神經
8thN
面神經
7thN

(B) 軸外病變

8thN
聽神經
面神經
7thN

○ 正常   ⊕ 不正常   ● 無反應   L：病灶位置

圖 7-10　腦幹病灶病人聽覺反射的反應

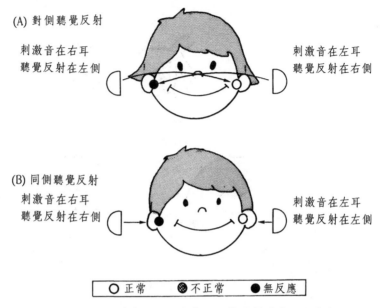

圖 7–11　右邊有貝爾氏麻痺的聽覺反射閾值測驗反應

法稱為斯巴失聽推測法，簡稱為 SPAR（sensitivity prediction with the acoustic reflex）。其公式如下：

$$分貝(dBHTL) = \frac{|[(ART_{500}+ART_{1000}+ART_{2000}) \div 3]-ART_{BBN}| + (ART_{500}-ART_{BBN}) + (ART_{best}-ART_{BBN})}{3}$$

　　其中 ART_{500} 是指 500 赫茲頻率的同側聽覺反射閾值。依此類推，ART_{1000} 則是指 1K 赫茲的；ART_{2000} 則是指 2K 赫茲的。ART_{BNN} 是指用廣頻音測得的同側聽覺反射閾值。ART_{best} 是指選擇 ART_{500}、ART_{1000} 及 ART_{2000} 中，數字最小者（即聽力最好者）。結果即為所預測的純音氣導閾值的平均值。其中要注意的是，如果 ART_{BBN} 是小於 80 分貝，則不論結果是否大於 25 分貝，都算是聽力在正常範圍內。

在此公式內，並沒有 4K 赫茲的閾值，那是因爲 4K 赫茲處的聽覺反射消失即使在正常人的比率也非常地高，因此不用。

(二)聽覺衰退測驗

　　古言道：「入芝蘭之室久而不聞其香」。這是人類嗅覺適應（adaptation）的例子之一。人的聽力也有適應的現象。例如去聽一個室內搖滾樂團的表演，剛開始會覺得，似乎聲音太大了，好刺耳，但待了一陣子後，似乎就不覺得那麼大聲了，這就是聽覺適應。當因大的音量使鐙骨肌發生收縮，經過一陣子，鐙骨肌會逐漸有點鬆弛下來，這叫做聽覺衰退（tone decay）。在正常人聽覺衰退時間（time to decay）是有一定時間的，不正常者，則此時間會縮短。運用此原理在聽覺反射上，發展了聽覺衰退測驗。其作法爲將聽覺反射閾值再加 10 分貝的音量，當成刺激音的音量，傳送到受測者耳朵，持續此音量 10 秒鐘。其結果有正反應（＋）及負反應（－）。正反應表示，刺激音造成聽能順應力儀表上指針上移動的最初幅度在 10 秒鐘內下降了 50% 或以上，這表示是不正常的反應，常見於耳蝸病灶的病人的測驗結果上。負反應則表示，持續接受 10 秒的刺激音，都沒有聽覺衰退現象，或是指針下降的幅度很少，沒有超過 50%，這是正常反應結果。

　　聽覺衰退測驗一般只測 500 及 1K 赫茲頻率，因爲在 2K 及 4K 頻率處，即便是正常人，發生正反應的機率也非常地大（Anderson et al., 1969）。爲了避免做正向反應，臨床上只用 500 及 1K 頻率爲測驗頻率。

　　單一的聽阻聽力檢查項目，甚至多項的聽阻聽力檢查在聽力診斷上，有時亦感到其說服力不夠。常需和其他的檢查，如純音聽力檢查、誘發聽力檢查，或其他非聽力檢查的檢驗法合用，以成強有力的診斷工具，因此在這裡要強調功能測驗族羣（test battery）在判斷病灶

位置上的重要性（所謂功能測驗族羣是指運用多項測驗結果來作診斷，以提高診斷結果的可信度及準確度）。檢查結果的記錄，每個地方有點不同，但大致雷同，圖 7–12 是一個範例，將所有檢查記錄於同一張單子上，可以一目了然。

4. 總 結

聽阻聽力檢查主要是運用中耳能量換移的原理而發展的一套利用聲音刺激的測驗方式。這套檢查方法目前在臨床及研究上都極具價值，所使用的儀器不論是用聽暢或聽阻原理製成，目前都可稱得上使用方便容易，而且還在不斷地發展改善中。常用的臨床檢查有四種：鼓室圖、中耳衡壓測驗、聽覺反射閾值測驗，及聽覺衰退測驗，他們在判斷疾病病灶上有很大的貢獻，但若使用功能測驗族羣，則會使診斷結果的準確度更高。

── ××聽力語言中心 ──

中耳聽阻聽力檢查記錄表

病人姓名：　　　　　性　別：　　　　　年　齡：

檢查者：　　　　　使用儀器：　　　　　測驗日期：

中 耳 鼓 室 圖

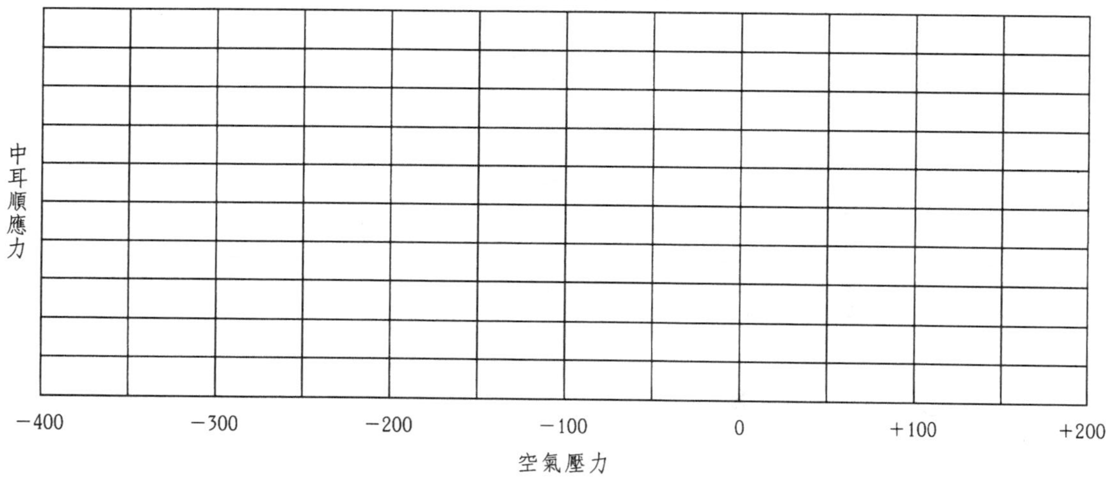

中耳順應力

+200　+100　0　−100　−200　−300　−400

空氣壓力

中耳壓力記錄

	400	-350	-300	-250	-200	-150	-100	-50	0	50	100	150	200	
右耳														CCx=
左耳														CCx=

中耳聽覺反射閾值及衰退時間

頻率	右耳（探測耳）				左耳（探測耳）			
	500	1000	2000	4000	500	1000	2000	4000
A								
B								
C								
D								

圖 7-12　聽阻聽力檢查記錄表範例

A：聽覺反射閾值，B：平均純音聽閾值，C：聽覺反射閾值（由dBSL來計），D：衰退時間

中英名詞對照

- 聽阻聽力學　immittance audiometry
- 機械性聽阻儀器　mechanical acoustic impedance bridge
- 電子聽阻儀器　electroacoustic impedance
- 聽力語言中心　speech and audiology center
- 中耳阻力　resting state acoustic impedance
- 聽能換移　acoustic immittance
- 機械能　mechanical energy
- 水波能　hydraulic energy
- 轉換器　transducer
- 聽能阻力或聽阻　acoustic impedance, Z_A
- 聽能暢通或聽暢　acoustic admittance, Y_A
- 質量　mass
- 緊張力　stiffness
- 摩擦力　frictions
- 同步因素　in–phase components
- 非同步因素　out–of–phase components
- 電阻　resistance
- 聲能摩擦阻力　acoustic resistance, R
- 電抗　reactance
- 電容　capacitance
- 福特數　voltage
- 聲能拖滯力　acoustic reactance
- 電感或電壓係數　inductance

- 電感抗力　inductance reactance
- 聲能質量　acoustic mass
- 聲能質量阻力　mass acoustic reactance, MAR
- 聲能順應阻力　compliant acoustic reactance, CAR
- 聽覺歐姆　acoustic ohm
- 聽能傳導　acoustic conductance, AC
- 正向聽能感受力　posititve acoustic susceptance, PAS
- 負向聽能感受力　negative acoustic susceptance, NAS
- 中耳裝置　middle ear apparatus
- 聽能順應力　acoustic compliance
- 電子聽阻橋　electroacoustic bridge
- 電子聽暢儀　electroacoustic admittance meter
- 音壓　sound pressure level, SPL
- 擴音器　loudspeaker
- 耳塞系統　probe system
- 麥克風　microphone
- 聽覺順應力指示表　acoustic immittance meter
- 壓力指示儀　manometer
- 鼓室聽力　tympanometry
- 聽覺反射　acoustic reflex
- 中耳鼓室圖測驗　tympanogram
- 單體萎縮疤痕組織　monomeres, atrophic–scars
- 新生贅瘤（疣）　neoplasm
- 中耳聽小骨鏈斷裂　ossicular discontinutiy
- 中耳積水　middle ear effusion
- 耳硬化症　otosclerosis

- 聽覺反射　acoustic reflex
- 聽覺反射路徑　acoustic reflex pathway
- 鐙骨肌反射　stapedial reflex
- 面神經（第七對腦神經）　facial nerve
- 三叉神經（第五對腦神經）　trigeminal nerve
- 腦幹　brain stem
- 同側反應　ipsilateral acoustic reflex
- 對側反應　contralateral acoustic reflex
- 傳入神經系統　afferent neuronal system
- 傳出神經系統　efferent neuronal system
- 聽神經（第八對腦神經）　acoustic nerve
- 腦幹稜形骨　trapezoid body
- 橄欖體　superior olivary complex
- 腹面耳蝸神經核　ventrae Cochlear nucleus
- 鐙骨反射弓　stapedius reflex arc
- 聽覺反射閾值測驗　acoustic reflex threshold text
- 聽覺反射閾值　acoustic reflex threshold, ART
- 耳蝸病變　cochlear lesion
- 耳蝸後聽神經病變　retrocochlear lesion
- 聽神經瘤　acoustic tumor
- 響音重振　loudness recruitment
- 梅茲響音重振測驗　Metz test for loudness recruitment
- 腦幹病變　brain stem pathology
- 腦神經交叉處　area of crossed brain stem pathways
- 軸內病變　intra—axial lesion
- 軸外病變　extra—axial lesion

- 貝爾氏麻痺　Bell's palsy
- 斯巴失聽推測法　sensitivity prediction with the acoustic reflex, SPAR
- 聽覺衰退測驗　tone decay test
- 適應　adaptation
- 聽覺衰退　tone decay
- 聽覺衰退時間　time to decay
- 功能測驗族羣　test battery
- 中耳衡（常）壓　static impedance 或 resting state acoustic impedance 或 static compliance

參考書目

Brooks, D. Acoustic impedance testing for screening auditory functional in school children. Maico Audiology Library. Series 15: 8–9, 1978.

Feldman, H. A. History of audiology. Translate beltone institute. Hearing Research No.22. 1970.

Grob, B. Basic Electronics (4th Ed.) McGraw–Hill, New York, 1977.

Lilly, D. J. Acoustic impedance at the tympanic membrane. In: Katz (ed.) Handbook of Clinical Audiology. pp.434–469. Williams & Wilkins, Baltimore, 1972.

Lilly, D. J. Measurement of acoustic impedance at the typanic membrane. In: J. Jerger (Ed.) Modern Developments in Audiology (Ed.2). Academic Press, New York. 1973.

Margolis, R. H. Fundamentals of acoustic immittance. In: G. R. Popelka (Ed.). Hearing Assessment with the Acoustic Reflex, pp.117–143. Grune & Straton, New York, 1981.

Wiley, T. L., and Block, M. G. Static acoustic–immittance measurements. Journal of Speech and Hearing Research, 22: 667–696, 1979

Wiley, T. L. and Block, M. G. Acoustic and nonacoustic reflex patterns in audiologic diagnosis. In: S. Silman (Ed.). The Acoustic Reflex: Basic Principle and Clinical Applications, pp. 387–411, Academic Pressure, New York, 1984.

Alberti, P. W. and Jerger J. F. Probe–tone frequency and the diagnostic value of tympanometry. Archive of Otolaryngol, 99:206–210, 1974.

Alberti, P. W. and Kristensen, R. The clinical application of Impedance audiometry. Laryngoscope, 80: 735–746, 1970.

ASHA Subcommittance on Impedance Measurement, Guidelines for acoustic immittance screening of middle–ear function. Asha. 20: 550–558, 1978.

Bennett, M. J. Acoustic impedance bridge measurements with the neonate. British Journal of Audiology, 9: 117–124, 1975.

Bennett, M. J. and Weatherby, L. A. New born acoustic reflex to noise and pure tone signals. Journal of Speech and Hearing Research, 10: 265–281

Berry, Q. C., Bluestone, C. D., Andrus, W. S. and Cantekin, E. I. Tympanometric pattern classification in relation to middle ear effusions. Annual Otology Rhinology–Laryngology, 84: 56–64. 1975.

Brooks, D. N. The role of acoustic impedance bridge in paediatric screening. Scandinavian Audiology, 3: 99–104, 1974.

Cantekin, E. C., Bluestone, C., Fria, T., Stool, S., Berry, Q. and Sabo, D. Identification of otitis media with effusion in children. Annual Otology–Rhinology–Laryngology (Supplement 68), 89: 190–195, 1980.

Chalmers, P. and Knight, J. Diagnostic acoustic impedance measurements in the united kingdom. In: R. Penna and P. Pizarro (Eds.) Impedance Measurements. Universidade Nove de Lisboa, Portugal, 1981.

Creten, W. L., Vanperstracte, P. M. and VanCamp, K. J. Impedance and admittance tympanometry I. experimental approach. Audiology, 17: 97–107, 1978.

de Jonge, R. R. Normal Tympanogram Slope Paper Presented at American Speech–Language–Hearing Association Convention, Cincinnati, 1983.

Dempsey, C. Static compliance. In: J. Jerger (Ed.) Hand Book of Clinical Impedance Audiometry. American Electromedics, New York, 1975.

Dieroff, H. Differential diagnostic value of tympanometry in adhesive processes and otosclerosis. Audiology, 17: 77–86, 1978.

Eliach, I., Dianino, Y., Braun, S. Meged, D., Hachims, H. and Frank, A. verification of impedance measurements by a volumetric and electromechanical model. Scandinavian Audiology (Supplement), 17: 21–26, 1983.

Elner, A., Ingelstedt, S. and Ivarsson, A. The elastic properties of the tympanic membrane. Acta Otolaryngology, 72: 397–403.

Feldman, A. S. Acoustic impedance admittance measurements. In: Bradford, L. J. (Ed.) Physiological Measure of the Audio–Vestibular System. Academic Press, New York. 1976.

Feldman, A. S. Tympanometry–procedures, interpretation and variables. In: A. S. Feldman, and L. A. Wilber (Eds.). Acoustic Impedance and Admitttance–The Measurement of Middle Ear Function, pp. 103–155. Williams & Wilkins, Baltimore.

Liden, G., Harford, E. and Hallen, O. Tympanometry for the diagnosis of ossicular disruption. Archive Otolaryngology, 99: 23–29, 1974.

Lilly, D. J. and Shanks, J. E. Acoustic immittance of an enclosed volume of air. In: G. Popelka (ed.) Hearing Assessment with the Acoustic Reflex. Grune & Stratton, New York, 1981.

Lindeman, P. and Holmquist, J. Volume measurements of middle ear and mastoid air cell system with impedance audiometry on patients with eardrum perforations. Acta Otolarynogology (Supplement) 386: 70–73, 1982.

Margolis, R. H. Fundamentals of acoustic immittance. Appendix A. In: G. Popelka (ed.) Hearing Assessment with the Acoustic Reflex. Grune and Stratton, New York, 1981.

Margolis, R. H., Osguthorpe, J. D., and Popelka, G. R. The effects of experimentally –produced middle–ear lesions on tympanometry in cats. Acta Otolaryngology, 86: 428–436, 1978.

Margolis, R. H., Van Camp, K. J., Wilson, R. H., and Creten, W. L. Multifrequency tympanometry in normal ears. Audiology, 24: 44–53.

Murphy, D. Negative pressure in the middle ear by ciliary populsion of mucus through the eustachian tube. Laryngoscope, 89: 954–961, 1979.

Paradise, J., Smith, C., and Bluestone, C. Tympanometric detection of middle ear effusion in infants and young children. Pediatrics, 58: 198–210, 1976.

Poulsen, G. and Tos, M. Screening tympanometry in newborn infants and during the first six months of life. Scandinavian Audiology, 7: 159–166, 1978.

Jerger, J. F. Clinical experience with impedance audiometry. Archives of Otolaryngology, 92: 311–324, 1970.

Margolis, R. H. and Shanks, J. E. Tympanometry. In: J. Katz (Ed.). Handbook of Clinical Audiology (3rd ed.) pp.438–474, 1985.

Thompson, G. Structure and function of the tentral auditory system. Seminar in Hearing, 4: 1–13, 1983.

Jerger, J. F., Anthony, L., Jerger, S., and Crump, B. Studies in impedance audiometry III middle ear disorders. Archive Otolaryngology, 99: 165–171, 1974.

Metz, O. Threshold of reflex contractions of muscles of middle ear and recruitment of loudness. Archive of Otolaryngoloyg, 55: 536–543, 1952.

Jerger, J. F., Jerger, S., and Mauldin, L. Studies in impedance audiometry I. normal and sensori–neural ears. Archive of Otolaryngology, 96: 513–523, 1972.

Silman, S. and Gelfand, S. The acoustic reflex in diagnostic audiology, Part 2. Audiology, 7: 111–124, 1982.

Sanders, J. W. Diagnostic audiology. In: J. L. Northern (Ed.). Hearing Disorders (ed. 2). Little Brown, and Co., Boston, 1984.

Citron, D. and Adour, K. Acoustic reflex and loudness discomfort in ocute facial paralysis. Archive of Otolaryngology, 104: 303–308, 1978.

Niemeyer, W. and Sesterhenn, G. Calculating the hearing threshold from the stapedius reflex threshold for different sound stimuli. Audiology, 13: 421–427, 1974.

Anderson, H., Barr, B., and Wedenberg, E. Intra—aural reflexes in retro—cochlear lesion. In: C. Hambarger and J. Wasall (Eds.) Disorders of the Skull Base Region, pp.49–55. Almquist and Wikesell Stockholm, 1969.

Wiley, T. L., and Block, M. G. Overview and basic principle of acoustic immittance measurement. In: Katz, J. (ed.) Handbook of Clinical Audiology (3rd ed.) pp. 423–438, 1985.

第8章

學童的聽力

及

中耳功能篩檢

聽能障礙（hearing impairment）包括了聽覺系統結構上及聽覺功能上的異常。這些異常對學童而言，會造成學習上的干擾，影響學習成效。所以教育聽力學家（educational audiologist）就有責任去找出那些有聽力障礙、中耳疾病，及任何潛在能造成聽障，或因聽力問題、中耳疾病問題，造成學習障礙的兒童。這就是聽力及中耳功能篩檢（hearing and immittance screening）。然後給予聽力評估、中耳狀況評估，及適當的轉介及處理。在本章中分成四大部份：篩檢的必要性、篩檢的目的、純音聽力篩檢，及中耳功能評估。

1. 篩檢的必要性

這可以由兩個觀點來看，即學童重聽的發生率、學習障礙（educational handicaps）。

□ 重聽的發生率

根據 Leske（1981）的調查發現有 1‰ 的新生兒有先天性的重聽（congenital hearing impairment）。在一九八〇年時 Authur 及 Sherwood 也發表說在五到十九歲的孩童中，發生極重度重聽的比率是四千分之三，約有兩百分之一的孩童有聽重程度不一的重聽。在一九八一年時美國全國聽力及語言普查中，由 38,568 個學童（普查對象）中發現，在一至十二年級（相當於至國中三年級）學生中，有兩耳性聽力障礙者為 7%，有單側性重聽者則有 1.9%。兩者合計則表示有 2.6% 的學童有聽力障礙。另一個調查（Eagles et al., 1973）則有更高的比率，那是 5% 的學童有重聽。上述是在美國的情況。在臺灣的情形並不更樂觀。在民國六十年王老得博士做了臺北市一所中學的聽力抽查中發現，有聽障的學生比率是 8.4%，這包括了各種的失聽狀況。另外在

民國五十年到五十四年間臺灣省教育廳辦了一個聽障普查，發現聽障學生的比率是 1.8%。這兩筆數據相差很多，可見有再調查的必要。

以上為重聽比率的調查，至於中耳功能呢？即指有多少學童有中耳疾病或中耳功能異常者。Leske 在一九八一年發表了一份由一九六三年至一九七〇年的健康檢查調查報告中發現，20% 的六到十一歲學童，及 15% 的十二至十七歲學童有中耳耳膜異常。而 14% 的前者及 10% 的後者有耳道堵塞的現象。另外 Sake（1974）及 Brooks（1976）都發表說 5% 的學童有中耳積水的現象。McCandless 及 Thomas（1974）曾提出 50～80% 聽力障礙的學童之所以會有聽力喪失，是因為沒有及早發現中耳疾病，加以治療而造成的。在我們臺灣，常聽見左鄰右舍的小孩有中耳炎，但沒有正式的全面性普查，相信此比例亦不低。

有鑑於上述的統計資料，可知道適時定期地給學童聽力及中耳功能篩檢的重要性了。再加上下面要說明的因聽覺障礙造成的學習障礙的因果關係，就更顯出此篩檢的迫切需要性了。

☐聽障造成的學習障礙

在兒童發展上，兒童學習語言的最初動機是因為他們有聽到語言，及了解到那是表達需求的溝通方式（Fry, 1978）。同時 Fry 提出語言學習的關鍵時期是六個月到六歲之間，及語言學習成功與否，在於能否接收聽覺訊息（sensory input）及能否經過聽覺中樞整合（integrate）而下達命令產生合適的反應（motor practice），二者需同時具備才能夠學習到語言，其中有任何的缺失或發展遲緩都會造成語言學習的障礙。造成學習障礙的最大因素就是語言，沒有語言（language），任何的學習都會發生困難，而導致情緒不平衡、社交能力差，及至智力遲緩等等情形。語言學習的自然順序是聽、說，然後才是讀及寫。聽障兒童因接收聽覺訊息上的缺失，使得他們語言學習

上不能先有聽及說的自然過程，而由符號系統來學習。使得他們語言的學習不能得利於自然法則。則不論環境多好，個體多聰明，他們的學習都會受到影響。

　　聽障兒童的語言接收程度、語言產生品質，及課業成績的好壞，常和他們的聽障程度及發生聽障之時期有關（Northern & Downs, 1974; Goetzinger, 1978; Liben, 1978; Ross & Giolas, 1978）。一般而言，重度或以上重聽的學習在五歲之前就會被發現出來，至於輕中度或單側耳失聽者就較不易被發現。學校的聽力及中耳功能篩檢就是要找出這些不易被發覺有重聽的人。

　　傳導性重聽，常是因中耳疾病而造成。在兒童常見之中耳疾病，如中耳積水、中耳炎、乳突炎、耳咽管閉塞等。Holm 及 Kunze（1969）認為，學童如果有反覆再發性中耳疾病造成聽力程度之起伏，在學習上會發生字彙不足、發音不正確、語言接收及表達上的障礙、語言使用上文法及語音之缺乏，及聽覺記憶（auditory memory）差。Katz（1978）更發現了還有成就上的缺失、視聽整合（auditory-visual integration）差、閱讀困難（reading disorders）及拼字技巧（spelling skills）很差等。Lewis（1976）亦發表說常有中耳炎的學童其語言社會化的能力較同儕為差。Brooks（1976）發表的文章中亦提到，中耳炎常發生在社經地位較差家庭的小孩身上，這使得聽覺知覺剝削和差的學習環境形成惡性循環，而使得他們的學習更形困難。尤其是當這些中耳疾病是發生在兒童語言學習的關鍵期時，則會發生明顯的語言發展遲緩（delayed in speech and language）。一般而言，重聽程度愈大，時間拖延愈長，則造成的影響愈大。

　　Sak 及 Ruben（1981）研究得出，在五歲以前即有重複再發性中耳炎（recurrence otitis media），因其聽力受中耳炎之影響而時好時壞，而造成他們口語能力低落、聽能釋碼（auditory decoding）能力差，及

學業成績因學習間斷而差。尤其是對資質平庸的小孩而言,影響更是明顯。Brandes 及 Ehinger(1981)提出在嬰幼兒時期即有重複再發性中耳炎者,即使後來沒有重聽現象,但由於在此疾病過程中造成之學習間斷,亦使得他們後來在學習上有需要特別協助之傾向。

由另一觀點來看,一九八一年的 Glass,以及 Masters 和 Marsh(1978)提出,在有聽能學習障礙(auditory learning disabled, ALD)的學童中,有 70% 在小時候曾有過中耳炎病史,並且大部份都是有重複性中耳炎。反之,沒有聽能學習障礙的小孩,只有 17% 者,在小時候曾發生過中耳炎。Hoffman-Lawless(1981)及其同僚發現,若在四歲以前發生過中耳炎,但經過良好的治療,則不會造成日後學習上的障礙,但若發生的時間是在九個月前,或是剛好在中樞聽覺系統發展時期,則會影響兒童語言中樞統合(central auditory processing)的發展。

感覺神經性重聽(sensory-neural hearing loss)也會造成教育學習上的障礙。其造成障礙的嚴重程度和感覺神經性重聽的程度及發生時期有關。若失聽程度在輕中度,則大致仍可在社會中表現正常,但如果是重度或以上時,則其社會適應有相當嚴重的困難存在(Liben, 1978)。

感覺神經性重聽造成的學習障礙有:語言接收及產生困難、學業成績不佳。在語言程度上,字彙成長慢、口語的了解及使用程度差、語言社會化緩慢(Northern & Downs, 1974; Goetzinger, 1978; Liben, 1978; Ross & Giolas, 1978)。而上述的缺陷都會造成感覺神經性重聽學童和正常聽力學童間之成就差異。在聽障心理學上(psychology of deafness)上,Goetzinger(1978)指出,重聽學童比正常聽力學童在智力測驗上呈現的結果為差,這是由於學習成就(educational achievement)上造成的差異,而非由於智商本身的差別。同時他也發現在 25 到 40 分貝

失聰學童的學業表現，常是在及格的邊緣。失聰在 35 到 50 分貝間，則有明顯的落後跡象。同時如果重聽發生在十二個月到十八個月大，這是語言發展最關鍵之時期；比發生在三歲以後，所造成的影響更大，造成日後和正常聽力學童之間的差異更大。還有就是重聽學童由於學習遲緩，所以隨著年齡增長，在學習成就上及智力發展上，和正常聽力學童間的差異就愈來愈大。

2. 篩檢的目的

　　由上一部份所說明的重聽發生率及對個體學習成長上的影響，成本低的定期篩檢，可以及時矯正及減低問題的嚴重性，減少因聽障造成這些人的障礙，同時也減少社會問題及社會福利成本。相對地更提高了社會生活的品質，所以篩檢的目的在於找出有重聽的學童，尤其是平時不易為人所察覺的那些聽障學童。同時還有下列的好處：

　　1.在預防上，早期發現有中耳疾病即可給予早期治療，防止聽力障礙的產生。對已有聽障者，不論多輕微，都可以趕快給予適當的處置及補救。

　　2.在保持良好聽覺功能上，及早發現輕微及不易發覺之聽障者，使之發揮最大的聽覺潛能，使之不發生任何學習及生活上之障礙。

　　3.在聽能復健上，若發現有重度及永久性重聽者，可及早給予聽能復健、語言矯正，及教育上的特殊諮商輔導。

　　4.促使學校教育人員警覺到聽力對學習上的重要性。當評估學障時，同時也考慮到重聽這是個相當大的因素，提高學校教育人員對聽障的警覺性，及在發現學童有聽障後該有的適當轉介及諮詢管道，及可利用之資料。

3. 純音聽力篩檢

篩檢是有別於檢查，檢查是要做仔細系統的評估及給予聽力診斷，但篩檢則只需要辨別正常及不正常。在學校因學童多，常常需要篩檢的人數衆多，所以要講求的是迅速及準確。聽力篩檢（hearing screening）的方式可分爲團體及個別的。

☐ 團體聽力篩檢

它的好處是節省時間，節省人力，壞處則是會有較多的錯誤產生，尤其是沒有聽到卻表示有聽到的假正向反應（false positive），則常使有失聽者未被篩檢出而流失掉了。一般常用的團體聽力篩檢有下列數種方法：

㈠數字語言遞減測驗

數字語言遞減測驗（fading number screening test）所使用的刺激音是數字。由 33 分貝開始，每次給予兩個個位數的數字，例如 3 和 9。受測者把聽到的數字寫在紙上。每次遞減 3 分貝，直到音量只剩 9 分貝。所以總共給予九次刺激音。若受測者都能有正確的回答，或在只有一或兩個錯誤下，而 9 分貝音量的數字能聽得正確，則表示聽力正常。這個測驗同時可測 40 個人。由一位篩檢人員用一個篩檢用聽力檢查儀及四十副耳機，所以很省時省力。但此測驗的缺點是：⑴無法確認出高頻失聽者。⑵在 1K 及 2K 赫茲處，即使失聽達 50 分貝之多，仍有高比率的人能通過此測驗。⑶由於需把聽到的數字寫下來，對三或四歲以前的小孩及智障者，不適合用這個方法。

㈡雙節雙重音字聽力篩檢法

雙節雙重音字聽力篩檢法（spondaic words screening）是在一九七二

年由 Newby 提出來的方法。他是用雙節雙重音字做刺激音。當受測者聽到刺激音時，則指出正確的圖形，這是適合用於幼兒，如學前或幼稚園學生的團體聽力檢查法。一次可同時測十個人，這個測驗的錄音帶或壓縮唱盤（condense disc, C.D.）上的聲音，因為經過高通濾過器的處理，使得這個測驗可偵測出有高頻音失聽者。

㈢學前兒童口語聽力篩檢

　　學前兒童口語聽力篩檢（verbal auditory screening for pre-school children, VASC）是在一九六七年由 Griffing 及其同事所提出的方法。測驗刺激音亦是雙節雙重音字。共有四組雙節雙重音字的字單，每組字單上共有十二個雙節雙重音字。測驗開始由 51 分貝的音量，每次遞減4 分貝音量，每次給予一個雙節雙重音字，直到 15 分貝音量；但在15 分貝時需連續測三個刺激音，即最後三個雙節雙重音字都在 15 分貝時出現。這個測驗每次可測兩個小孩。受測者應有的反應為指出正確的圖片。Mencher 及 McCulloch（1970）指出 VASC 這個篩檢對失聽70 分貝左右或以上的幼兒篩檢的信度非常地高。但是它的缺點是無法指認出在 4K 到 6K 赫茲間有 50 分貝以下（20 到 50 分貝間）重聽者，及在語言頻率範圍內，40 分貝以下之重聽者。

㈣間歇純音聽力篩檢法

　　間歇純音聽力篩檢法（pulsed tone screening procedure）是用間歇性純音來做刺激音。測驗的頻率是 256、1024、2048，及 4096 赫茲。音量由 65 分貝，每次遞減 5 分貝直至 30 分貝。受測者的反應是聽到刺激音即按按鈕。所以這是用一個篩檢人員、一部團體純音篩檢儀、四十副耳機，及四十副按鈕，一次可同時測四十個人，若所有的頻率在 30 分貝時都有聽到，則是正常。

㈤麻塞諸塞州純音聽力篩檢

　　麻塞諸塞州純音聽力篩檢（the Massachusetts test）這個篩檢方式原

是由 Johnson 在一九四八年所提出來，但在一九七八年時 Anderson 才正式地將之發表出來。刺激音是純音，頻率是用 500、4000，及 8000 赫茲頻率，音量則依上述頻率順序用 20、25，及 30 分貝。每次同時可測四十人。受測者的反應是記在紙上聽到或沒聽到，例如，第一次：聽到；第二次：聽到；第三次：聽到。所謂第一次即指 500 赫茲音，依此類推。所以是在篩檢前先將紙、筆，及含有刺激順序號數的表準備好。兩耳需分開測。結果若有六分之二，即任何兩個刺激音沒聽到，則表示沒有通過篩檢。

㈥績效團體篩檢

績效團體篩檢（an efficient group screening test）是由 Johnson 在一九五二年所提出的。刺激音是純音，測驗頻率是 125、250、500、1K、2K、4K，及 6K 赫茲，音量為 15 分貝（對每個頻率都一樣）。測驗方式是將測驗頻率由低至高，連續掃描（sweep）過去。在這之前先將音量固定在 15 分貝處。受測者的反應是聽到聲音即舉起手來，直到沒有聽到聲音。若從頭到尾受測者的手都舉著，直到篩檢結束，則表示通過篩檢。每次同時可測十個人。若要測是否有人有假正向反應，則在測驗中間，可停止一或兩個人的刺激音，看此一或兩人是否有放下手來，同時也讓受測者認為每個人會都有同樣的反應，而減少假正向反應的機率。

□ 個別聽力篩檢

這個方式比團體篩檢準確度高。現在一般學校都用這個方式。在個別聽力篩檢上，所有的檢查法都是用純音當刺激音，並且受測者的反應也都一律以舉手來表示有聽到，測驗頻率亦有選擇。因此事實上並非十分費時。以篩檢的準確度來看，個別聽力篩檢是值得採用的，尤其是在學齡較小的小孩，例如小學三年級前的小孩。

　　1. House 及 Glorig 在一九五七年提出，用 15 分貝音量只測 4K 赫茲頻率音，若有反應即表示通過篩檢。他們認為大部份失聽者的 4K 赫茲失聽程度都比其他頻率來得嚴重，因此只要測此頻率就可以看出是否有失聽。

　　2. Darley 在一九六一年提出用 10 分貝的音量分別測 500、1K、2K 及 4K 赫茲的聽力。但在 4K 赫茲處用 20 分貝音量來測。在 4K 赫茲頻率處用較高音量的原因是和 House 及 Gloring 同樣的理由。後因經驗而發現，很多正常聽力者通不過 6K 赫茲篩檢者為數不少，而認為 6K 赫茲處用 10 分貝的音量篩檢的效度不高，因此將 6K 赫茲也改用 20 分貝來做為檢測音的音量（ Melnich et al., 1964 ）。

　　3. 在一九七五年，美國聽語協會（ American Speech–Language Pathology and Hearing Association, ASHA ）提出來，聽力篩檢應包括 500 赫茲，如果篩檢的環境是安靜的。但如果環境太吵，則不一定需要包括在內。ASHA 提出要測的是 1K 及 2K 赫茲處用 20 分貝來測，4K 赫茲則先用 20 分貝測，如果沒通過，則用 25 分貝，如果 25 分貝音量能被聽到，則仍然算是通過篩檢。6K 赫茲則並不需要包括在內，那是基於前兩種方式之經驗。但若必要，則可用 3K 赫茲 20 分貝來替代。

　　4. 是由 Downs 在一九七八年提出，對學童的篩檢是用 15 分貝音量，檢測 1K、2K、4K，及 6K 或 8K 赫茲做篩檢。

　　5. 是由 Katt 及 Sprague 在一九八一年提出。他們認為 4K 赫茲是檢測是否有失聽的最有效的頻率，及 1K、2K、3K，及 6K 仍是必要包括的。因此他們的檢測是 1K 及 2K 赫茲用 20 分貝，3K 及 4K 赫茲用 25 分貝音量測，6K 赫茲則用 40 分貝音來測。若時間不允許，則至少要包括 1K、2K，及 4K 赫茲，音量用 20 分貝。

表 8–1　ASHA 建議的篩檢室內允許最高許可噪音量

頻率	音壓分貝(dBSPL)
4000赫茲	76
2000赫茲	58
1000赫茲	50
500赫茲	46

□ 聽力篩檢的人員及儀器

在篩檢的地點選擇上，當然最好是在有隔音設備之處進行，但是沒有幾個學校有隔音設備，而且這是篩檢，而非檢查，因此選擇一個安靜房間內進行即可。ASHA 在一九八一年中在聽力篩檢的指導條例中表示，只要房間內的環境噪音不超過下列範圍即可。

篩檢室內的環境噪音因仍會隨時改變，只要不要改變太大即可。地點最好是選擇在遠離操場、學生活動中心、會議室、馬路旁、學生餐廳等吵雜處。所使用的房間最好有舖地毯，因地毯亦可有些吸音的作用。

在篩檢人員上，則可以不一定是聽力學家（audiologist），只要是經過一短期聽力檢查訓練課程的人，就可以執行此篩檢的工作。當然若是在聽力學家的督導下執行，那是最好的狀況。至於非聽力學家的篩檢人員需經過什麼訓練才算是合格的篩檢人員，在各地的規定不同。在我們臺灣，相信已在臨床上實際執行聽力檢查的人員都足以勝任這工作。現在下面舉美國北卡羅萊納聽力保健公共衛生所開的短期訓練班之課程爲例，說明篩檢人員參加的短期訓練應包括那些基本內容（hearing conservation guide by the North Carolina Department of public instruction, 1983）。

　　1.基本物理聲學。

　　2.耳朵或聽覺系統的基本解剖生理學。

　　3.基本聽覺障礙疾病及其簡單病理。

　　4.了解聽能保健（hearing conservation）的重要性。

　　5.聽力篩檢程序的了解及正確判別是否通過篩檢。

　　6.聽力篩檢儀器的基本了解及使用，及基本保養與校正（calibration）。

　　7.聽力篩檢結果的正確記錄。

　　8.對幼兒篩檢的特殊技巧及應注意點的了解。

　　最後，經過短期課程的學習後，需要有篩檢十個或以上的人的經驗後，才算合格。一般所使用的聽力檢查儀器多爲手提式純音聽力檢查儀。它的構造較簡單，只要合乎篩檢的需求即可。重量亦較輕，以便於攜帶。其功能需合乎在一九六九年美國國家標準局所規定的尺度即可（ANSI. S3.6–1969）。在儀器校正上，最好是一年交由儀器商校正一次，這其中在每次使用前做一次自我校正（biologic check），自己聽聽此儀器的音量及頻率是否大約正常。

□ 聽力篩檢的記錄

　　聽力篩檢記錄表是學生在校健康檢查的一部份。一般正常來說，學生自幼稚園至小學六年級，每年做一次聽力篩檢，所以可以在健康檢查表上的一欄，或者是用另一份表格記錄歷年的聽力篩檢結果。表8–2是一種聽力篩檢結果的範例。這是將歷年來的篩檢結果放在一起的記錄法。好處是對個體歷年來聽力情形一目了然。在篩檢前需先將學生名單造冊及準備好記錄表格。

　　當第一次篩檢沒有通過，則篩檢人員需再造冊一份需第二次篩檢

表 8-2 聽力及中耳功能篩檢記錄表

× × 學 校

姓名：_____

連絡住址及電話：_____

生日：_____

家長姓名：_____

日期	年級	純音聽力檢查							中耳功能								備註
		500	1K	2K	3K	4K	6K	8K	鼓室圖類型		聽覺反射閾值						
									通過	不通過	1K	2K	3K	4K			
															右耳		
															左耳		
															右耳		
															左耳		

者，及第一次篩檢時缺席者的名單給學校或導師。對第二次篩檢沒有
通過者則需要給予適當的轉介，並且亦需造名冊，以利追蹤。篩檢結
束後，需給每班導師一份篩檢結果報告，其中需包括：有多少人通
過、多少人缺席、多少人兩次的篩檢都未通過、需做何種轉介等。

　　在篩檢前需發一份通知書給學生家長，說明聽力對學習的重要
性、篩檢的目的、日期。篩檢後亦需有另一封信告知學生家長是否有
通過篩檢，若個案是沒有通過篩檢者，不要在信中說此學童有聽力障
礙，應說明因未通過篩檢，而需要有更詳細的聽力評估，該到何處去
做何種評估等。這種篩檢前的通知單，都可交由導師，在需篩檢的前
一天才發給學生，以免事先發了，學生弄丟此通知單。篩檢後給家長
的通知書亦是在篩檢後儘快發出，下面是一篩檢通知書的範例。

《聽力及中耳功能篩檢計畫篩檢通知書》

　　學生姓名：_____

　　篩檢日期：_____

　　　　親愛的學生家長，聽力是對小孩學習非常重要的因素之
一。同時中耳疾病亦可造成聽力程度之起伏而影響到學生之學
習。因此學校準備辦一個聽力及中耳功能篩檢的活動，舉辦日
期已記在此通知書的左上端。屆時如無重大事故，請貴子弟勿
缺席。若有問題請與我們連絡。連絡電話為××××××。

（篩檢人員）敬上

　　對於篩檢後，通過篩檢者，對其家長的通知書，則和上面的篩檢
前通知書類似，只是內容稍有不同。例如：

　　　　貴子弟已接受了篩檢，結果顯示聽力及中耳功能都在正常

範圍內，但這並不說明貴子弟的聽力及中耳功能永遠保持此狀況，仍需要你們多予關懷。如果發現有任何異常，請馬上與我們連絡。連絡電話為×××××。

（篩檢人員）敬上

至於對兩次都沒有通過篩檢的學童，給予其家長的結果通知書就必須予以適當的措辭及告知做些什麼，下面是一個例子。

《聽力及中耳狀況篩檢結果家長通知書》

學生姓名：_____

日　　期：_____

親愛的家長，好的聽力及健康是學業進步的泉源。本校一年一度舉辦聽力及中耳功能篩檢，目的在找出有聽力損失及（或）有中耳疾病的學童，防止因而造成語言發展障礙及學業成績落後。貴子弟已接受了此一篩檢，結果顯示他（她）在聽力或／及中耳功能上並未通過篩檢標準，但這並不意味著貴子弟已確實有聽力障礙或／及有中耳疾病。但建議您們帶貴子弟至聽力檢查師或／及耳科醫師處做詳細的檢查評估，以確定是否真的有聽力損失或／及中耳疾病，及其嚴重程度。下面所記載的是貴子弟的篩檢結果，請拿給聽力檢查師或／及耳科醫師參考用。如果有任何問題請與我們連絡。當您帶貴子弟去做過詳細的檢查後，亦請與我們連絡，以便我們的追蹤歸檔。謝謝您們的合作。下面是篩檢結果。

純音聽力篩檢結果(過或不過)

	頻 率 (赫茲)					
	500	1K	2K	3K	4K	6K
右耳						
左耳						

※不過的頻率上打∨，並註明使用的音量（分貝）。

中耳功能篩檢結果

	中耳鼓室圖		聽覺反射			
	類型	中耳壓力(mmH$_2$O)	1K	2K	3K	4K
右耳						
左耳						

※聽覺反射是有反射者才打∨表示。

（篩檢人員）敬上

在信中，有畫曲線的地方表示是可以選擇一方的，或兩者皆選，視結果而定。

第一次篩檢未通過者，需在篩檢後七到十天內做第二次的篩檢，若第二次篩檢仍未通過，則馬上發結果通知書給家長，要求家長帶學生去做詳細檢查。如果發信後二到四週內，家長沒有任何行動，則需再發第二封信去催促家長行動。若第二封信發出後四週內未得回音，則發第三封信去告知家長，若他們沒有行動，則授權給學校處理此個案。如果家長書面通知願授權給學校處理，則學校可出面帶學生至適當處（聽力檢查師處或耳科醫師處）做詳細的評估。

□ 需受篩檢者的準則及所費時間

一般而言由幼稚園至小學六年級的學生，需一年做一次篩檢。除此外有那些人需做額外的篩檢呢？Darley（1961）建議下列的人員除了常規篩檢時間外，需有額外次數的篩檢：

1. 所有剛入學的新生。

2. 所有新轉來的學生。

3. 因生重病請長假後，返校的學生。

4. 所有有特殊問題的學生。

5. 由班級導師懷疑有聽障而轉介過來的學生。

至於六年級以上的學生，則每二年至三年篩檢一次即可（Darley, 1961）。另外美國聽語協會（ASHA）在一九七五年提出的篩檢準則中建議，學前班至小學三年級學生及高危險羣（high risk group）學童是每年做一次篩檢，另有需要時則隨時可給予篩檢。三年級以後學生則至少每三年一次即可。北卡羅萊納州（1983）則規定，幼稚園、國小一、二、三及五年級、國中二年級，及高中二年級學生需要做聽力及中耳功能篩檢，至於高危險羣學童則視需要而隨時予以篩檢。

篩檢時該對孩童如何解釋呢？則視用何種方式來篩檢。例如用間歇純音聽力篩檢法，則對於已上了小學的學童，可告訴他們說：「當你聽到『嗶』『嗶』聲時，或是類似的聲音時，就按按鈕。」對於幼稚園學生而言，光是解釋常常是不夠的，所以最好是在測驗前幾天即開始跟幼稚園班學生及有智障的學生解釋做聽力篩檢的程序、會使用何種儀器，及應該有的反應。使之對此事有相當的熟悉度後，才有利於檢測進行。在篩檢開始時，可由自願者先開始做，這可減少膽小學生對檢查的害怕疑惑，並且在檢查中用些出其不意的方式，以吸引及集中學生的注意力。例如問學生，你的左耳是那一隻？你聽到什麼樣的聲

音？

　　篩檢所需要的時間，一般而言大小孩所需的時間比小小孩少。下列所列之數據是一九七五年美國聽語協會所發表的數據。對於一班二十五至三十人大的班級，若同時有五至六位篩檢人員，則所需的時間如下：

　　　幼稚園：十五到二十分鐘可篩檢一班。

　　　一至二年級：十到十五分鐘可篩檢一班。

　　　三年級以上：八到十分鐘可篩檢一班。

了解需花多少時間的目的，在於好安排篩檢的時間表。

4. 中耳功能評估

　　純音聽力篩檢常常無法偵測出有中耳炎的學童，所以篩檢項目中需再包括一個中耳功能評估。是用聽阻聽力檢查來做中耳功能的評估，進而了解是否有正在進行中的中耳疾病，或是有患中耳疾病的可能性。純音及聽阻聽力篩檢合起來行使的好處，不僅可偵測出是否聽力正常，是否有中耳疾病存在的可能性，並且可以預防慢性中耳炎的發生（Harker & Van Wagoner, 1974; Renvall & Londen, 1980）。

□ 中耳功能篩檢的重要性

　　中耳炎對學童而言，就如同聽力喪失所造成的「聽覺剝削」（auditory deprivation）是一樣的結果，只是是暫時性的。但是重複再發性中耳炎有可能造成兒童間歇性的聽覺剝削。一樣會造成語言發展遲緩、不良及學業成績落後等結果。有很多研究報告指出（Brooks,

1973; Liden & Renvall, 1980），聽阻及純音聽力篩檢配合使用在測聽力損失及中耳炎的信度非常的高。除此之外，美國聽語協會於一九七九年亦指出聽阻聽力篩檢的好處，爲它不受環境噪音而影響結果、省時間、它不需要受測者行爲反應的配合以得到結果、不因年幼或智障而無法行使。但是若只單獨使用聽阻聽力爲篩檢工具並不合適（Bess, 1980）。因爲對聽力損失的情況無法得到如同聽力檢查所要達到的準確。如果要只用聽阻聽力爲篩檢工具，則下列的事項仍需有相當的研究了解後才可施行：⑴只用聽阻聽力檢查法爲篩檢工具的效度。⑵中耳疾病在疾病自然進行中，在聽阻聽力上的反應是什麼；即不同的病理階段，應有何種不同測驗結果。⑶中耳對敎育上及語文上的確切影響是什麼？需有更深一步地了解。

□ 聽阻聽力篩檢

要測那些做爲篩檢的項目，各家說法不同，在一九七九年 ASHA 及一九七八年 Bess 及其同事提出的建議，所要測的項目應包括中耳鼓室圖及聽覺反射兩項。在中耳鼓室圖上所使用的探測刺激音用 220 到 300 赫茲之間的頻率。壓力範圍則用－400 到 ＋100 dapa 之間。聽覺反射測驗 Bess（1978）建議，用 1K 及 3K 赫茲的純音音頻；音强用 105 分貝於同側及對側耳兩種。美國聽語協會對聽覺反射測驗則建議用 1K 赫茲，100 分貝於同側耳聽覺反射；1K 赫茲，105 分貝於對側耳聽覺反射。

□ 通過測驗的標準

這個標準也是有好幾種不同的說法，下面列舉幾家的說法：

1. McCandless 及 Thomas（1974）提出，若聽覺反射是沒有反應，中耳鼓室圖爲負壓，則在 －100 dapa 之外，則表示沒有通過篩檢，

需要轉介至醫療機構，如耳科醫師處。

2. 美國聽語協會在一九七九年所定的督導條例如下：

(1)第一類：通過篩檢，中耳鼓室圖為 A 類型，中耳順應力頂點在－200 到＋100 dapa 之間，聽覺反射反應都出現。

(2)第二類：是屬高危險羣。鼓室圖非屬於 A 類型，中耳壓力異常，常是負壓，但聽覺反射正常。或者是鼓室圖的中耳壓力在－200 到 ＋100 dapa 之間（壓力正常），但聽覺反射沒有出現。這兩種情況都屬於高危險羣。在第一次篩檢三到五週後，再重新篩檢一次。

(3)第三類：沒有通過篩檢。鼓室圖顯示非 A 類型，中耳壓力異常，並且聽覺反射沒有出現，需轉介至耳科醫師。

3. Lucker（1980）認為美國聽語協會的標準過嚴，造成過度轉介。即常轉介出去的個案，經過詳細評估後，結果是正常。造成家長過多的困擾，因此他將美國聽語協會的標準修改如下：對第二類的個案，需在第一次篩檢後四到六週再做第二次的篩檢。對第三類的個案，需在第一次篩檢後一至兩週，再做一次篩檢。第二次的篩檢如果屬於第二及第三類，則都屬於沒有通過篩檢，需要做醫療轉介。

4. Liden 及 Renvell（1980）建議只用純音聽檢及中耳鼓室圖來做篩檢即可。去掉聽覺反射這項篩檢項目，是因為它造成太多的過度篩檢，因為它產生太多的假正向反應。所以他們的不通過篩檢標準是：(1)中耳鼓室圖為 B 類型，或是有中耳負壓，即 C 類型，負壓在－150 dapa 之外即算是。(2) 500 及 1K 赫茲的聽覺閾值超過 20 分貝。

5. Bess 及其同事（1980）提出的標準：(1) 1K 赫茲，105 分貝之同側耳聽覺反射消失。(2)所有非 A 類型之鼓室圖，或中耳壓力在－200 dapa 之外。上述是沒有通過的標準。若沒通過，則在四到六週後再重新篩檢一次，若第二次篩檢仍未通過，才轉介至醫療機構。

根據經驗，不論用何種標準，都有過度轉介的現象存在。所以中

耳功能篩檢通不通過的標準仍有待商榷，以達到高效率及低轉介率。但在沒有一個這種完美的標準之前，仍需用上述的標準，寧可有過度轉介，而不要漏失任何一個有問題者，仍為主要的原則。

□ 需受篩檢者的準則

這和需聽力篩檢的族羣是類似的。如學前班至小學五年級的學生需每年做一次（ASHA, 1979）。五年級以上則至少每三年做一次。對有特殊問題學生，如：導師轉介來的學生、有聽障者、智障、多重障礙，及有重複中耳炎歷史者，則視需要，而隨時可以給予篩檢。

□ 做中耳功能篩檢的人員、儀器及記錄

就如同做聽力篩檢的人員一樣，做中耳功能篩檢的人員也不需要是聽力學的專業人員。只要經過專業人員的訓練，熟悉儀器的操作及簡略結果的判讀，即可參與篩檢工作。至於這種短期訓練的內容可比照前述的北卡羅萊納州聽力保健篩檢人員訓練課程的內容。事實上，篩檢人員大多數都是接受過聽力篩檢短期訓練的志願工作者、學生家長，或是教會中的社工人員等。

用來做中耳功能篩檢的聽阻儀，只要能做中耳鼓室圖及聽覺反射即可，所以這聽阻儀應包括有的基本部份是一打氣系統（constant rate pump system），以控制壓力；一個自動記錄系統，以便在篩檢的同時即有中耳鼓室圖畫出及聽覺反射閾值的自動文字記錄下來。至於篩檢儀器的校正上，美國聽語協會在一九七九年時建議，在每次篩檢前先做一次自我校正，在篩檢了一半人數時，再做一次自我檢查。耳塞則需每一個人換一個，並且隨時注意是否有被阻塞。聽覺反射刺激音需要每個月校正一次。

篩檢結果的記錄，就如同聽力篩檢一樣有兩種方式：一是登記在

健康檢查表中，成為一欄；二是放在和純音聽力篩檢同一張記錄表上，以便逐年累積，見表 8-2，成為學生的永久健康記錄的一部份。

　　篩檢的過與不過，及其轉介等程序，可用表 8-3 表示出來其流程。

5. 總 結

　　由學齡兒童聽力損失及中耳疾病的發生率來看，就能感受到聽力及中耳功能篩檢的重要性。篩檢的主要功能在於找出不易為人知，而有聽障的學童。同時也提醒學校工作人員對學童失聽有警覺性。篩檢的方式有多種，目前普遍使用的是純音聽力篩檢法。在施行篩檢計劃時，除了篩檢方式外，還需要考慮到的因素，包括了篩檢地點的選擇、篩檢人員的訓練、使用的儀器及校正、使用表格及通知書的準備、篩檢對象名册事先準備，及篩檢時間的安排等。純音聽力篩檢，至少要包括 1K、2K，及 4K 赫茲；所使用的音強為 20 分貝於 1K 及 2K 赫茲，25 分貝於 4K 赫茲。

　　中耳功能評估則對中耳疾病的偵測有很大的幫助。它的好處還包括了不為環境噪音所限制、所花時間不多、不需要受測者的行為反應等。對幼兒亦可使用，對難測對象亦可使用。中耳功能篩檢，應包括的檢查項目有中耳鼓室圖及聽覺反射兩項，但由於過度轉介，使得有些人認為聽覺反射不應包括在篩檢內。這似乎也不無道理，在做聽阻聽力篩檢時還需要考慮的是篩檢對象、人員訓練、使用的儀器及校正，及結果記錄等事宜。

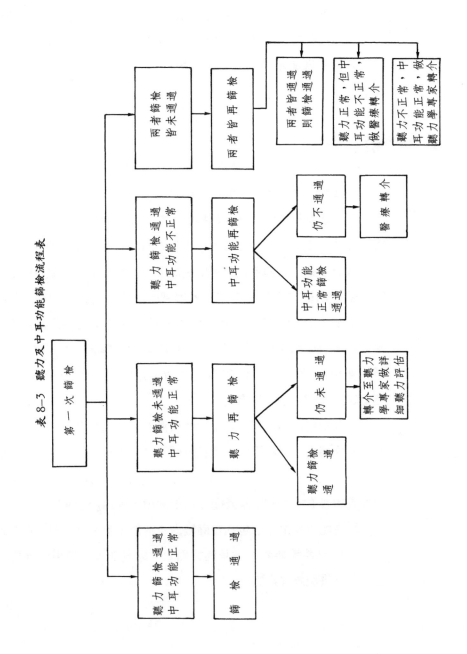

表 8-3 聽力及中耳功能篩檢流程表

中英名詞對照

- 聽力障礙　hearing impairment
- 教育聽力學家　educational audiologist
- 聽力及中耳功能篩檢　hearing and immittance screening
- 學習障礙　educational handicaps
- 先天性重聽　congenital hearing impairment
- 聽覺訊息　sensory input
- 整合　integrate
- 合適的反應　motor practice
- 語言　language
- 聽覺記憶　auditory memory
- 視聽整合　auditory–visual integration
- 閱讀困難　reading disorders
- 拼字技巧　spelling skills
- 語言發展遲緩　delayed in speech and language
- 重複再發性中耳炎　recurrence otitis media
- 聽能釋碼　auditory decoding
- 聽能學習障礙　auditory learning disabled, ALD
- 語言中樞統合　central auditory processing
- 感覺神經性重聽　sensory–neural hearing loss
- 聽障心理學　psychology of deafness
- 學習成就　educational achievement
- 聽力篩檢　hearing screening
- 假正向反應　false positive

- 數字語言遞減測驗　fading number screening test
- 雙節雙重音字聽力篩檢法　spondaic words screening
- 壓縮唱盤　condense disc, C.D.
- 學前兒童口語聽力篩檢　verbal auditory screening for pre–school children, VASC
- 間歇純音聽力篩檢法　pulsed tone screening procedure
- 麻塞諸塞州純音聽力篩檢　the Massachusetts test
- 績效團體篩檢　an efficient group screening test
- 美國聽語協會　American Speech–Language Pathology and Hearing Association, ASHA
- 聽力學家　audiologist
- 聽能保健　hearing conservation
- 校正　calibration
- 自我校正　biologic check
- 高危險羣　high risk group
- 聽覺剝削　auditory deprivation
- 打氣系統　constant rate pump system
- 過度轉介　over referrals

參考書目

American Speech and Hearing Association (ASHA) Executive board. On the definition of hearing handicap. Asha, 23: 293–297, 1981.

Eagles, E. L., Wishik, S. M., Doerfler, L. G., Melnick, W. and Levine, H. S. Hearing sensitivity and related factors in children. Laryngoscope (Monogr Supplement) 73, 1973.

Brooks, D. School screening for middle ear effusion. Annual Otology – Rhinology – Laryngology (Supplement 2), 85: 223–228, 1976.

Fry, D. B. The Role and Primacy of the Auditory Channel in Speech and Language Development. In: M. Ross and T. G. Giolas (Eds.) Auditory Management of Hearing Impaired Children, pp. 15 – 43. University Park Press, Baltimore, 1978.

Goetzinger, C. P. The psychology of hearing impairment. In: J. Katz (Ed.) Handbook of Clinical Audiology (2nd Ed.), pp. 447 – 468. Williams & Wilkins, Baltimore, 1978.

Brandes, P. J., and Ehinger, D. M. The effects of early middle ear pathology on auditory perception and academic achievement. Journal of Speech and Hearing Disorders, 46: 301–307, 1981.

Leske, M. C. Prevalence estimates of communicative disorders in the U. S.: Language, hearing, and vestibular disorders. Asha, 23: 239–237, 1981.

Authur, D., and Sherwood, S. Effectiveness of a teacher referal system in hearing screening programs. Hearing Aid Journal, 33: 40–41, 1980.

Sadé, J. The biopathology of secretory otitis media. Annual Otology – Rhinology – Laryngology, 83: 59–70, 1974.

McCandless, G. A. and Thomas, G. K. Impedance audiometry as a screening procedure for middle ear disease. Trans. American Academic Ophthalmolog Otolaryngology, 78: 98–102, 1974.

Northern, J. L., and Downs, M. P. Identification audiometry. In: Hearing in Children. pp. 93–133. Williams and Wilkins, Baltimore, 1974.

Liben, L. S. The development of deaf children: an overiew of issues. In: L. S. Liben (Ed.). Deaf Children: Development Perspectives, pp. 3–20. Academic Press, New York, 1978.

Ross, M. and Giolas, T. G. Introduction. In: M. Ross and T. G. Giolas (Eds). Auditory Management of Hearing Impaired Children, pp. 1–13. University Park Press, Baltimore, 1978.

Holm, V. A., and Kunze. Effect of chronic otitis media on language and speech development. Pediatrics, 43: 833–839, 1969.

Lewis, N. Otitis media and linguistic incompetence. Archive Otolaryngology, 102:387–390, 1976.

Sak, R. J. and Ruben, R. J. Recurrent middle ear effusion in childhood: implications of temporary auditory deprivation for language and learning. Annual Otology–Rhinology–Laryngology, 90: 546–551, 1981.

Glass, R. The association of middle ear effusion and auditory learning disabilities in children. Rehabilitation Literature, 42: 81–85, 1981.

Masters, L. and Marsh, G. E. Middle ear pathology as a factor in learning disabilities. Journal of Learning Disabled, 11: 103–106, 1978.

Hoffman–Lawless, K., Keith, R. W., and Cotton, R. T. Auditory processing abilities in children with previous middle ear effusion. Annual Otology – Rhinology – Laryngology, 90: 543–545, 1981.

Newby, H. A. Public school hearing conservation programs. In: Audiology. (Ed.3) pp. 220–247. Appleton–Century–Crofts, New York.

Griffing, T. S., Simonton, K. M., & Hedgecock, L. D. Verbal auditory screening for pre–school children. Transplantation of American Academic Ophthalmology and Otoloaryngology, 71: 105–110, 1967.

Mencher, G. T., and McCulloch, B. F. Auditory screening of children using the VASC. Journal of Speech and Hearing Disorders, 35: 241–247, 1970.

Anderson, C. V. Hearing screening for children. In: J. Katz (Ed.) Handbook of Clinical Audiology (Ed.2) pp. 48–60. Williams & Wilkins, Baltimore, 1978.

House, H. P. and Glorig, A. A new concept of auditory screening. Laryngoscope, 67: 661–668, 1957.

Melnick, W., Eagles, E. L., and Levine, H. S. Evaluation of a recommended program of identification audiometry with school age children. Journal of Speech and Hearing Disorders, 29: 3–13, 1964.

Downs, M. P. Auditory screening. Otolaryngological in Northern American, 11: 611–629, 1978.

Katt, D. and Sprague, H. Determining the pure tone frequencies to be used in identification audiometry. Journal of Speech and Hearing Disorders, 46:433–436, 1981.

North Carolina Department of Public Instruction. Division for exceptional children. 1983 Hearing Conservation Guide. Raleigh, 1983.

American National Standard Institute. Specific Ations for Audiometers. ANSI S3.6–1969, New York, 1970.

Darley, F. L. Identification audiometry. Journal of Speech and Hearing Disorders. Monogr. Supplement 9, 1961.

Harker, L., and Van Wagoner, R. Application of impedance audiometry as a screening instrument. Acta Otolaryngology (Stock h.), 77: 198–201, 1974.

Renvall, U. and Londen, G. Screening procedure for detection of middle ear and cochlear disease. Annual Otology−Rhinology−Laryngology (Supplement. 68) 89: 214–216, 1980.

Brooks, D. N. Hearing screening—a comparative study of an impedance method and puretone screening. Scandinavian Audiology, 2: 67–72, 1973.

Liden, G. and Renvall, U. Impedance and puretone screening of school children. Scandinvian Audiology, 9: 121–126, 1980.

Bess, F. H. Impedance screening for children—a need for more research. Annual Otology–Rhinology–Laryngology (Supplement. 68) 89: 228–232.

American Speech and Hearing Association (ASHA) Committee or audiometeric evaluation. Guidelines for acoustic immittance screening of middle ear function. Asha, 21: 283–288, 1979.

Lucker, J. R. Application of pass−fail criteria to middle ear screening results. Asha, 22: 839–840, 1980.

第9章

語音閾值

之

語音聽力檢查

人類是生活在一個充滿語言的世界上。純音聽力檢查是個基本而重要的聽力檢查，但語言或語音是人類日常生活及活動中不可或缺的要素之一，同時也是判斷社會生活能力的準則之一，所以用語音來測聽力，是比用純音來測更合理。二次世界大戰後，在美國由於有大量傷殘軍人自軍中退休，為了評估這些人因戰爭而產生的重聽程度，而給予適當的補償，因而促使了語音聽力檢查（speech audiometry）的發展。因為有些重聽者能聽得到聲音及語音，但卻不一定聽得懂其意義，使得聽力學界及醫學界了解到聽得到聲音及聽得懂語言是兩回事。純音聽力檢查不能全然地代表個體的聽力狀況，更不能用以評估個體在社會適應能力的好壞，但語音聽力檢查和純音聽力檢查的合併使用，則可克服上述之缺點。除此之外，語音聽力檢查的結果，亦可用來測定聽覺障礙的性質，即協助病灶位置的確定。

歸納言之，語音聽力檢查的優點有三：第一，直接用語音檢查來測定語音辨別能力，而不必用純音聽力平均值間接地來臆測語音辨別能力（Kaplan et al., 1984）。第二，可以用語音聽覺閾值來檢定純音聽力檢查的結果（Carhart, 1971; Hodgson, 1980; Katz, 1985）。第三，將純音聽力檢查及語音聽力檢查一起行使，使其成為基本的聽力檢查功能羣（Olsen & Martin, 1979）。語音聽力檢查約分成五大類：語音閾值的檢查及語音辨別力的測定。在本章中會討論到語音聽力檢查的要素及尋求語音閾值的語音聽力檢查，下一章中則會介紹語音辨別力的聽力檢查。

1. 語音聽力檢查的要素

□語音聽力檢查儀

語音聽力檢查儀的使用約有半個世紀的歷史，在電晶體的普遍使用前，語音聽力檢查儀的體積是較龐大的。現在由於電晶體之使用，且發展成相當小的體積，就由原本的無法攜帶型，變成現在的可攜帶型，並且由原始的純音聽力檢查儀和語音聽力檢查儀的分開使用，發展到現在的兩者合併爲一個機器，也就是純音聽力檢查儀的所有結構都可用於語音聽力檢查。例如耳機可輸出純音刺激訊息，也可以送出語音刺激訊息，但是需多幾樣結構才能施行語音聽力檢查。第一，麥克風。可將檢查者的口語直接輸送至受測者所戴之耳機內，再傳入受測者耳內。第二，錄音機或是雷射唱機。語音聽力檢查的材料可錄在錄音帶或是雷射唱盤上，在檢查中可以直接施放給受測者聽。第三，音量儀表（volume unit meter, VU meter）。這是用來顯示輸入音的強度，使檢查者了解輸入刺激音是否太強或太弱，或是否需要加以調整，尤其是受測者使用口語時需要了解自己的語音是否太強或不足，而根據儀表指針的顯示，就可以加以調整。

其他的結構及使用，則和純音聽力檢查是相同的。例如，呈音鈕，在語音聽力檢查中需一直設定在「打開」的狀況下。音量調節鈕上，可有連續及間隔控制，連續控制可爲由－10 到 110 分貝間，音量的控制是連續的；間隔控制則可分爲每 5 分貝、3 分貝或 1 分貝爲一間隔，輸出控制上可輸送訊息語音至左耳、右耳，或是雙耳。在遮蔽程序中，可一耳施放訊息音，一耳施放遮蔽音等等，參閱「純音聽力檢查儀」中的說明。

□ 測試環境

在「純音聽力檢查」一章中已介紹過聽力檢查之隔音室。在語音聽力檢查上，大都是用兩個分隔式房間之隔音室，因為若檢查者和受測者在同一隔音室內，則受測者聽到之語音（訊息音）有可能是由空氣中傳入受測者耳內，而非由聽力檢查儀中輸送而至的，這樣檢查結果之準確度就不高。

□ 受測者的責任及角色

受測者需對所使用之語音很熟悉，最好檢查用之語音是受測者的母語，否則測驗結果很難做為受測者語音閾值或是辨別力的判斷依據。

對檢查的反應，可為口語的直接對話、書面寫下，或是指認圖片或物體的方式。用口語的反應，其好處是節省檢查時間，檢查者知道受測者反應的速度及行為表現，並且檢查者和受測者可以維持一個及時互動的關係，但缺點是因檢查者的個別差異，而常有不同的檢查結果，或是常常有誤判之情形發生。因重聽者之語音常令人聽不清楚，而檢查者卻常有輕易讓受測者過關的傾向。用書寫方式反應檢查結果之優缺點就剛好和口語反應相反。書寫方式的優點是不容易有誤判的情形發生，但缺點是費時，檢查後檢查者需要花時間來檢查受測者的回答及記錄，而且不能在檢查時有及時互動的情形產生。用指認圖片或物體的方式，常用於受測者是兒童或是殘障者。反應方式是要受測者指認出與刺激音相同的圖片或物體，以表示對語音的了解及聽到。

□ 檢查者之責任及角色

檢查者在檢查前需向受測者解釋清楚，在檢查中受測者的責任是

什麼，對刺激音若聽到時應有的反應是什麼，此檢查的目的及過程等
事項。就如同純音聽力檢查一樣，此解釋可分為口頭說明或是書面的
解釋。若受測個體是年幼兒童或有特殊問題、障礙等時，可請家屬協
助，或是其他溝通方式。若受測者有重聽，可使用助聽器，或檢查儀
之麥克風及擴音裝置，協助受測者聽到及了解所做的解釋。下面是個
在語音聽力檢查前，給予受測者的說明範例。

> 這個檢查的目的在於偵測出你能聽到並且正確重複說出的
> 最低音閾值。我們所用的語音為兩音節之語音，而且兩個字都
> 有相等的重音，例如湖畔、檯燈等。當你聽到這些兩個字的詞
> 時，則重複它並說出來。檢查時的音量會有大聲、小聲的變
> 化，不論聲音大或小都請你重複把那些字詞說出來。當聲音很
> 小聲時，請你仍然試著重複它，即使用猜的也可以。有沒有任
> 何問題？

上面這個例子是在做使用兩個字的詞做訊息音，做語音認知閾值
檢查（speech reception threshold, SRT）前對受測者做的解釋說明。

在檢查進行前還需檢查儀器，這是在每天開始為第一位受測者檢
查前所做的自我校正。每日只需做一次即可。在檢查進行中，要確定
受測者的反應是可信的，若受測者仍不甚清楚檢查的進行，則需再予
以解釋說明。檢查後需向受測者說明檢查結果，這是受測者有「知」
的權利，並將結果正確的記錄，讓每個相關專業的人員，在看到結果
報告就了解受測者的情況，再根據檢查結果，給受測者安排合適的轉
介、復健，或是更進一步的探查等，讓受測者有所遵行，知道下一步
該如何處理。

2. 尋求語音閾值的語音聽力檢查 ────

這一大類的檢查，常見的有五種：

□ 語音偵測閾值

語音偵測閾值（speech detection threshold, SDT）是受測者能聽到語音的最低音量，所以它又被稱為語音知覺閾值（speech awareness threshold, SAT）。這並不表示受測者能夠重複所聽到的語音，而只是警覺到有語音的存在。檢查程序為將訊息經由耳機或音場（sound field）輸送至受測者之受測耳。聲音的強度由弱漸漸地往上提高，直到受測者反應「剛好聽到」為止。這裡的音場是指聲音由聽力檢查儀送至擴音器（loudspeaker）而傳出至隔音室的每一個角落。受測者所接收之音量和聽力檢查儀所送出之音強是相等的。

檢查所使用的語音，最好是句子，而非單字或片語，語調要儘量平直，避免抑揚頓挫，因為抑揚頓挫的語音，容易有某些瞬間的音強度很高，而使受測者感覺聽到聲音，但事實上並不是真正的語音偵測閾值。測試材料之施放可用錄音機、雷射唱機，或檢查者自己的語音。測時可一耳一耳的測，或是兩耳同時測量。

□ 最舒適語音值

最舒適語音值（most comfortable loudness level, MCL）大約是在平均純音氣導聽覺閾值之上 40 到 55 分貝之間，測驗的材料最好是用連續平淡的語音（cold running speech）。這是一種連續的語音，而且聲調平直，沒有抑揚頓挫之聲調高低變化，是非常適合「最舒適語音值」這個檢查所用。因為中斷或是抑揚頓挫的語音會影響受測者的判斷。

開始測驗前向受測者解釋當聽到令他／她感到最舒適之音量時，則馬上反應表示這是最令人感到舒適之音量。在檢查進行中要受測者不斷地表示所聽到之音量是太低或太高。開始測試之音量可由受測者之純音氣導聽覺閾值平均值處開始，然後逐漸提高音量，在得到受測者的「最舒適語音值」時，需要再在此最舒適語音值上下重複幾次，以更確定此數值。同樣地，這個檢查可以一耳一耳的測，或是兩耳一起測，結果記錄在聽力檢查表中之語音聽力檢查一欄中。

當在做此測驗時，若兩耳聽力差距很大，或是懷疑有跨傳情形產生時，則要使用遮蔽程序以求得真正的最舒適語音值。判斷是否有音響跨傳的現象，可用下列公式做為判斷的準則（Katz, 1985）：

$$TE_{MCL} - IA \geq Best\ NTE_{BC}$$

也就是，測試耳的最舒適語音值減掉氣導跨傳音量遞減值（40分貝），若大於或等於非測試耳的最佳骨導聽覺閾值，則表示有音響跨傳的現象發生，需要用遮蔽程序以求得真正的最舒適語音值。遮蔽音量是用有效遮蔽音量（EML），其計算方式是，有效遮蔽音量等於非測試耳最佳骨導聽覺閾值加上40分貝。其公式如下：

$$EML = Best\ NTE_{BC} + 40$$

所使用之遮蔽音量也要記錄在聽力檢查表中，見圖5-6。下例中說明在「最舒適語音值」測試中使用遮蔽程序的評量及有效遮蔽音量的計算，見圖9-1。

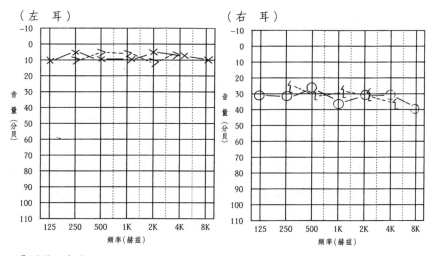

受測耳：右耳

非受測耳：左耳

右耳之最舒適語音值：65分貝

非受測耳之最佳骨導聽覺閾值：5分貝

右耳之經遮蔽程序而得之閾值：75分貝

有效遮蔽音量：45分貝

圖 9-1 最舒適語音值檢查中遮蔽程序的使用範例

$$65-40 \geq 5 \Rightarrow 25 \geq 5$$

　　根據遮蔽的判斷標準，此個案右耳的「最舒適語音值」，在檢查過程中有受到左耳的參與，因此要用遮蔽程序，以求得眞正的閾值。所用之有效遮蔽音量應爲：

$$EML=40+5=45 分貝$$

　　經過遮蔽程序使用後所得右耳之最舒適語音值是 75 分貝，此乃眞正之閾值。右耳之平均氣導聽力是 30 分貝〔(25+35+30)/3〕。30 分貝和 75 分貝相差 45 分貝，合於平均氣導聽覺閾值和最舒適語

音值之差距範圍（40 到 55 分貝間）（Katz, 1985）。

□ 不舒適語音值

不舒適語音值（uncomfortable loudness level, UCL）是指令人感到不舒服或微有痛感之音量。對正常人而言，不舒適語音值是約在機器之極限──110 分貝左右。但有些人因重聽或特殊病灶位置而使不舒適語音值發生在較低之音閾範圍內。不舒適語音值又叫做不舒適音量閾值（threshold of discomfort, TD），或是最高忍受閾值（tolerance level）。這個檢查通常都是在給受測者做助聽器選配評估時所做的檢查之一。

檢查所使用的材料及方法，都和「最舒適語音值」檢查相同。只是受測者只在音量提升至令他／她感到不舒服、不能忍受時才反應給檢查者。通常在做此檢查時是不需用遮蔽程序的，但如有必要使用，則用和「最舒適語音值」相同的遮蔽方式，結果可記在聽力檢查表中之語音聽力檢查一欄中，或是記錄在助聽器選配評估記錄單上。因這並非屬聽力常規檢查之項目之一，卻是選配助聽器必測之檢查之一。

「最舒適語音值」和「不舒適語音值」之差距稱為「舒適音閾範圍」（range of comfortable loudness, RCL）或「彈性聽力間距」（dynamic range, DR）。正常聽力者，此彈性聽力間距通常是在 100 分貝或更大些，在選配助聽器時，要注意不讓受測者之助聽器的最高輸出音量大於其彈性聽力間距。

□ 語音認知閾值

語音認知閾值（speech reception threshold, SRT）是用和純音聽覺閾值檢查相類似的原理來做檢查，但刺激音改用語言音，而非純音，所得之語音閾值和正常人的平均語音閾值相比較，則可得知受測者是否

有失聽情形。語音認知閾值是指受測者能了解語音的最低音量。在臨床上此值比語音偵測閾值更具有意義，是聽力常規檢查項目之一，因此對此項檢查的討論會比較詳細些。

(一)測試材料

　　測試之語言可以用連續平淡語音（cold running speech）或是雙節雙重音字（spondaic words 或 spondees）。當用連續平淡語音測試時，受測者被指示重複他／她所聽到之語音，當音量低到受測者剛好聽得到又可重複時，則是受測者之語音認知閾值。音量控制上可以增加或減少 2 分貝或 5 分貝爲一步驟。

　　目前臨床上最常用的材料是雙節雙重音字。所謂雙節雙重音字是指一個字有兩個音節，而且兩個音節之重音相等，例如，cowboy、grandchild、stairway、airplane 等字，這是在英文中的情形。在中文，因每個字都有一個重音，因此我們選用兩個字的詞來做爲測試材料，例如窗子、燈光、冷氣、汽車等。在美國常用的語言認知閾值測試材料有 PAL No. 9（psycho–acoustic laboratories test No. 9）、PAL No. 14、CID W–1（central institute for the deaf auditory test W–1），及 CID W–2。

　　訊息音的輸出方式可分爲檢查者自己的口語（live voice）或使用錄音帶或雷射唱盤。有些錄音帶在測試語言之前，喜歡用一個帶頭語（carrier phrase）。例如，「說這個字」……。一般這個帶頭語之音量要比訊息音強約 10 分貝，才能使此帶頭語聽起來清晰，並和訊息音之間有分野。如果是檢查者自己唸訊息音，則不用使用帶頭語，以避免含糊不清。因無法控制得當，使帶頭語剛好比訊息音高 10 分貝之音量，用不用帶頭語只是個主觀的選擇，並沒有已證實的優缺點。

　　當使用雙節雙重音字爲測驗材料時，語音聽覺閾值被定義爲有一半的雙節雙重音字可以被正確地重複說出的最低音量。此時語音聽覺閾值又被稱爲雙節雙重音字聽覺閾值（spondee threshold）（ASHA,

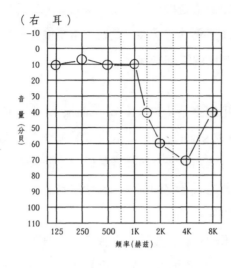

（右 耳）

$$PTA = \frac{10+10+60}{3}$$

$$= 26.7(分貝)$$

（500、1K、2K 的平均值）

$$PTA = \frac{10+10}{2} = 10$$

SRT＝12 分貝

圖 9-2　SRT 及 PTA 之比較

1979）。語音認知閾值和純音聽力平均閾值之差應不超過 8 分貝，如果兩者之差異超過 12 分貝，則應懷疑兩種檢查之一的可信度（Hodgson, 1980）。語音認知閾值應比語音偵測閾值高約 8 或 9 分貝（Chaiklin, 1959）。所以語音認知閾值也可用來檢查純音聽力檢查之正確性，但要注意的是，語音認知閾值和純音聽力平均閾值之差距，可因受測者之聽力圖型態之不同而改變，例如高頻音從陡峭降落型失聽，見圖 9-2 所示，則三個頻率之平均聽覺閾值無法做為預測語音認知閾值的預測值。如圖 9-2 中所示，500、1K、2K 的平均值為 27 分貝，而語音認知閾值為 12 分貝，在這種情況可用較好的兩個閾值，如 10 及 10 分貝的平均值 10 分貝來和語音認知閾值比較，則合乎 Hodgson 的理論。

另一例，見圖 9-3。說明語音認知閾值可被 500、1K 及 2K 赫茲之平均氣導聽覺閾值預測，因為前者和後者相差應在 5 至 6 分貝之間。

由圖 9-3 中可知左右兩耳的語音認知閾值和中間三個頻率

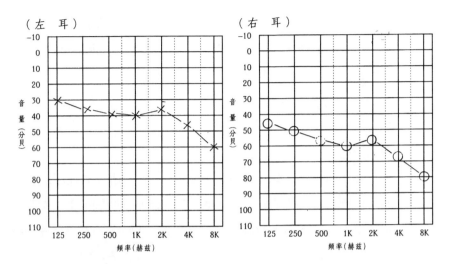

左耳 SRT：35分貝

右耳 SRT：55分貝

左耳三個頻率(500、1K、2K)之平均值：38分貝

右耳三個頻率之平均值：57分貝

圖 9-3　以三個中間頻率之 PTA 來預測 SRT

（500、1K 及 2K 赫茲）的氣導聽力平均值，都沒有超過 6 分貝，可以用語音認知閾值來預測聽力平均值，以了解聽力情形。尤其是在兒童或是有障礙之受測者，若純音聽覺閾值不易測得時，可用語音接受閾值來探知其失聽情形，或是用以檢查純音聽力檢查之準確性。

　　Tillman 及 Jerger 在一九五九年時曾提出一個研究結果，指出受測者對雙節雙重音字之熟悉程度，可造成結果相差有 4 到 5 分貝之多，所以他們建議在測試前讓受測者先熟悉一下測驗的材料，是有助於檢查結果之準確度。

(二)測驗程序

　　測驗程序可分成兩大類：上行法及下行法。上行法是由受測者聽覺閾值以下的音量開始，音帶呈有系統的上升，直到語音認知閾值被

找到。下行法則和上行法剛好相反，開始的音量是由受測者聽覺閾值之上的音量開始，然後有系統的下降，直到語音認知閾值處。不管是上行法或是下行法，都是用 2 分貝、4 分貝，或是 5 分貝做為每次增加或減少音量的量。但根據 Wilson 等人（1973）的文獻中指出，不論每次增減之量是 2 分貝、4 分貝，或是 5 分貝，對測量結果沒有顯著的影響。

在下行法中，以 Tillman 及 Olsen（1973）所提的程序最為人所知曉。他們所提方法的好處有兩個：第一個是省時間，第二個是減少檢查的變數，增加結果的信度。在一九七九年時美國聽語學會的聽力評估委員會提出了一個上行法的檢查程序，其檢查步驟如下：

1. 開始的音量設定在機器的最低限音量，然後以每次增加 10 分貝之速度往上升。在每一音量處給予一個測驗字，直到受測者能正確地說出所聽到的雙節雙重音字。

2. 將音量減低 15 分貝，然後給予四個雙節雙重音字，如果沒有正確的重複四分之三的字，則增加 5 分貝音量，再給予四個雙節雙重音字。重複此步驟。

3. 直到有四分之三的雙節雙重音字能被正確地重複為止。

4. 減少 10 分貝音量，然後再重複步驟 2 中的上升法。

5. 直到有四分之三的雙節雙重音字能被正確地重複為止。

6. 減少 10 分貝音量，然後再開始第三次的上行法測試，如同步驟 2 中所敘述的。

7. 把一半的雙節雙重音字可以被正確地重複說出來的最低音量定為語音認知閾值。

此上行法程序的好處有幾個：第一，檢查者不需要先知道受測者的聽覺閾值即可施行此檢查（Martin, 1981）。第二，有具體之程序步驟可遵行，可去掉很多主觀的判斷。第三，上行法及下行法所測的結

果並沒有顯著的差別（Huff & Nerbonne, 1982）。但上行法的缺點則是花費較多的時間。

㈢遮　蔽

如同純音聽力檢查一樣，當懷疑有音響跨傳的現象時，則要用遮蔽程序，以求得真正的語音認知閾值。判斷是否需要遮蔽的標準有兩項：

1. 測試耳的語音認知閾值和非測試耳的語音認知閾值，或是純音聽力平均閾值之差距在 45 分貝或以上，則需要使用遮蔽程序，以求得真正閾值。

$$TE_{ST} - NTE_{ST} (\text{ or } NTE_{PTA}) \geq 45 \text{ 分貝}$$

2. 測試耳之語音認知閾值和非測試耳骨導聽覺閾值之平均值（500、1K，及 2K 赫茲之平均值）之差距在 45 分貝或以上，則需要使用遮蔽。

$$TE_{ST} - NTE_{bcPTA} \geq 45 \text{ 分貝}$$

遮蔽音量是運用有效遮蔽的概念來行使，並且在檢查過程中所要求的是快速而準確。所使用之有效遮蔽音量應大於兩耳跨傳音量遞減值（40 分貝），加上非測試耳之最佳骨導聽覺閾值。

$$EML \geq IA (40) + Best \ TE_{bc}$$

最常用於語音認知閾值的遮蔽方法是平臺法（the plateau method）。就如同氣導純音聽力檢查遮蔽之程序，其步驟可用於此。

當氣骨導間距愈大時，愈有造成過度遮蔽的可能性，要注意避免，結果記錄在聽力檢查表中的語音聽力檢查一欄中。不僅要記上語音認知閾值，亦要記上所使用之最高有效遮蔽音量於檢查表上。

□ 骨導語音認知閾值

骨導語音認知閾值（bone conduction speech reception threshold）這個檢查對兒童的使用上很合適。這個檢查比純音骨導聽力檢查更能引起兒童的興趣，比較氣導及骨導的語音認知閾值能用以判斷是否有傳導性重聽。骨導語音認知閾值的另一個好處，是它可避免因骨導振動器引起的振動觸覺反應（Hahlbrock, 1962）。Goetzinger 及 Proud（1955）亦發表文獻表示，骨導語音認知閾值和純音骨導平均聽覺閾值是差不多相等的。

表 9-1 是各種語音閾值測驗的歸納。列出各個檢查的目的、測驗結果的單位、刺激音的材料，以及何時該使用遮蔽程序。

3. 總 結

語音聽覺閾值是比純音聽覺閾值更能代表受測者的適應能力。這一章中共介紹了四種尋求語音聽覺閾值的檢查：語音認知閾值、語音偵測閾值、最舒適語音值，及不舒適語音值。在檢查過程中，除了要注意測驗本身的變數，例如檢查所使用的程序、選取閾值的方法、是否需要遮蔽、該用多少的遮蔽音音量等，還要注意「測驗」外的基本要素，例如測試環境、受測者是否了解該在何時有正確的反應、使用何種檢查儀器等等，才能得到最準確的結果。

表 9-1　各種語音閾值測驗

檢查名稱	檢查目的	單位	材　料	遮蔽的契機
語音認知閾值	1. 得知認知語音的最低音量。 2. 可以檢查純音聽力檢查	分貝	雙節雙重音字或連續平淡語音	$TE_{SRT} - NTE_{SRT}$ （或 $NTE_{PTA} \geq 45$ 分貝）
語音偵測閾值	偵測剛好警覺到語音的聽覺閾值	分貝	連續平淡語音	$TE_{SDT} - 40 \geq Best$ NTE_{bc}
最舒適語音值	測得聽起來感覺最舒適的聽覺閾值	分貝	連續平淡語音	$TE_{MCL} - IA \geq Best$ NTE_{bc}
不舒適語音值	聽起來令人感覺不舒適的聽覺閾值	分貝	連續平淡語音	$TE_{UCL} - IA \geq Best$ NTE_{bc}

TE：測試耳，NTE：非測試耳　　　　　MCL：最舒適語音值
SRT：語音認知閾值　　　　　　　　　UCL：不舒適語音值
PTA：氣導純音聽覺閾值之平均值　　　bc：骨導純音閾值
SDT：語音偵測閾值　　　　　　　　　IA：兩耳跨傳音量遞減值(40分貝)

中英名詞對照

- 語音聽力檢查　speech audiometry
- 語音閾值之檢查　threshold for speech
- 音量儀表　volume unit meter, VU meter
- 語音認知閾值　speech reception threshold, SRT
- 語音偵測閾值　speech detection threshold, SDT
- 語音知覺閾值　speech awareness threshold, SAT
- 音場　sound field
- 擴音器　loudspeaker
- 最舒適語音值　most comfortable loudness level, MCL
- 不舒適語音值　uncomfortable loudness level, UCL
- 不舒適音量閾值　threshold of discomfort, TD
- 最高忍受閾值　tolerance level
- 舒適音閾範圍　range of comfortable loudness, RCL
- 彈性聽力間距　dynamic range, DR
- 連續平淡語音　cold running speech
- 雙節雙重音字　spondaic words, spondees
- 口語　live voice
- 帶頭語　carrier phrase
- 雙節雙重音字聽覺閾值　spondee threshold
- 平臺法　the plateau method
- 骨導語音認知閾值　bone conduction speech reception threshold

參考書目

H. Kaplan, V. S. Gladstone, and J. Katz. Site of Lesion Testing. University Park Press, Baltimore, 1984.

Carhart, R. Observations on relations between thresholds for pure tones and for speech. Journal of Speech and Hearing Disorders, 36: 476–483, 1971.

W. R. Hodgson Basic Audiologic Evaluation. Williams & Wilkins, Baltimore, 1980.

Olsen, W. and Martin, N. Speech audiometry. In: W. Rintelman (Ed.) Hearing Assessment University Park Press, Baltimore, 1979.

American Speech–Language and Hearing Association, Committee on Audiometric Evaluation. Guildlines for determing the threshold level for speech. Asha, 21: 353–356, 1979.

Chaiklin, J. The relation among three selected auditory speech thresholds. Journal of Speech and Hearing Research, 2: 237–243, 1959.

Tillman, T. W. and Jerger, J. Some factors affecting the spondee threshold in normal hearing subjects. Journal of Speech and Hearing Research, 2: 141 – 146, 1959.

Tillman, T. W. and Olsen, W. O. Speech audiometry. In: J. Jerger (Ed.) Modern Developments in Audiology (2nd ed.) pp. 37–74. Academic Press, New York, 1973.

Wilson, R. H., Morgan, D. E., and Dirks, D. D. A proposed SRT procedure and its statistical precedent. Journal of Speech and Hearing Disorders, 38: 184–191, 1973.

N. Martin Introduction to Audiology (2nd ed.) Prentice–Hall, Englewood Cliffs, NJ, 1981.

Huff, S. J. and Nerbonne, M. A. Comparison of the American Speech–Language–Hearing Association and revised Tillman–Olsen methods for speech threshold measurement. Ear and Hearing, 3: 335–339, 1982.

Hahlbrock, K. H. Bone conduction speech audiometry. International Audiology, 1: 186–188, 1962.

Goetzinger, C. P. and Proud, G. O. Speech audiometry by bone conduction. Archives of Otolaryngology, 62: 632–635, 1955.

第 10 章

語音辨別力

的

語音聽力檢查

很多重聽的人常抱怨他們聽得到聲音，但聽不懂其語義；不知道對方說些什麼。他們常常為這「聽不懂」而苦惱，他們認為「聽不懂」比「聽不到」更令人困擾。音量的增強並不一定能使語音辨別能力（speech discrimination ability）能夠同等度之增強。在傳導性重聽者，音量增強，即能夠同時增強語音辨別能力，但對很多感覺神經性重聽的人，尤其是耳蝸病變者，則增強音量，不一定能夠增加其語音辨別的能力。

用於偵測個體對語音的辨別能力的聽力檢查，稱之為語音辨別力測驗（words discrimination test）。語音辨別力測驗的功用有四個：(1)確認受測者是否有語音辨別困難的情形。(2)幫助病灶位置的確定。(3)幫助受測者助聽器的選擇及配戴。及(4)語音辨別力可做為復健進展的指標（Katz, 1985; Martin, 1975）。語音辨別力測驗的材料有數種，可分成三大類：可用無意義的音節來做測試、可用單音節字來做測試，及可用句子來測試。在一般情況下，很少用無意義音節做為試驗的材料，因為它太抽象化，使受測者很難去辨認它，而且它離日常生活中的「語音」太遠了，似乎又不太實際。

1. 語音辨別力測驗材料

不論用何種材料於語音辨別力測驗，這測驗材料需合乎下列幾個條件：第一，需為受測者所熟悉常用的語言文字，即有高熟悉度（familiarity）（Owens, 1961）。第二，承於第一點，測試用語音最好是受測者的母語。第三，所用的測驗字或句子，最好彼此是在語音學上不相同的；也就是所包括的音素（phonemes）是不相同的。在整套測驗材料上，最好包括語言（受測者之母語）的所有音素，也就是每個測驗字或句間之語音不相似（phonetic dissimilarity）。第四，每個測

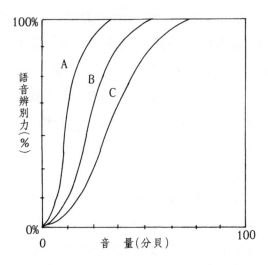

圖 10–1　音強表現功能圖的範例，圖中 A 的同質性程度最高

驗音節、字或句之間要有相當的同質性（homogeneity）。當測驗材料
的同質性愈高，則受測者的語音辨別力也愈容易在聲音強度增加很小
的狀況下快速地增加。臨床上同質性的標準定在：每增加 1 分貝音
量，則增加 10% 的語音辨別力，直到語音辨別力達到 100%。在一個
座標上，若橫軸代表音量強度，縱軸代表語音辨別力，則畫出之圖形
稱之爲「音強表現功能」（performance–intensity function 或 articulation
function）。語音辨別力測驗的材料之同質性愈高，則此音強表現功能
曲線的斜度就愈大，圖 10–1 中的 A、B，及 C 代表三種語音辨別力測
驗的測驗材料，其中 A 材料的同質性程度最高。

　　在測驗方法上，可分爲開放式反應（open response）及封閉式反應
（closed response）。所謂開放式反應，是指當受測者聽到測驗語音
時，則可馬上由口語來重復所聽到的語音，測驗者沒有給受測者任何
線索做爲依據，以對測驗做反應。受測者的反應，也由測試者主觀地
判斷是否是正向的反應。封閉式反應，則表示受測者可根據一字或句

的單子，或是一系列的圖案中去尋找所聽到的刺激語音，而加以圈選或指認出來。

　　對於測試材料的研究上，在一九四八年時 Egan 曾發表一文獻，說當一個字或音節所包含之音素愈多時，這個字就愈容易被辨認出來。同理，在一句子中有愈多重複的字，就愈容易被辨別出來。在語音頻率上，若語音中的高頻音被過濾掉愈多，則愈不易被辨別；即使音量不變，仍然不易被辨別。相對地，若被濾掉的是低頻音，則其影響不若高頻音被濾掉那麼大（French & Steinberg, 1947）。雖然語音的基音是在低頻音，但是對人類而言，重要的語音頻率是在 2000 至 5000 赫茲之間。由實驗中發現，在 1900 赫茲以下的語音對語音辨別能力的高低影響不大。

　　臨床上常用的測試材料有幾大類：語音平衡字、子音－母音－子音字、封閉式單音節字，及句子。下面就依序予以較詳細的討論。

□語音平衡字

　　所謂「語音平衡」（phonetically balanced），在英文中是指一個字中每個音素因音標的適當組合而使之唸起來順暢，一字可以一氣呵成。Egan（1948）在哈佛大學的心理語音實驗室中，發展出一套二十組，每組五十個字的語音平衡字字單，做為語音辨別力測驗的測試材料。由於每組有五十個字，因此每個字佔 2% 的比重，受測者能夠重複或答對的次數乘以 2%，即為受測者之語音辨別力了。

　　在一九五二年時，Hirsh 及其他人共同合作，刪減及修改 Egan 的一千個字成兩百個字，其中的一百八十個字仍然是 Egan 原來字單上的字。Hirsh 及其研究同伴把兩百個字分成四組，每組五十個字，同一組字又可依字的順序不同，而排列組合成六組，則總共有二十四組字單。這些字單也是用做為語音辨別力測驗的測試材料。目前這些字

單在臨床上普遍地被使用著，這組材料稱之爲 CID Auditory Test W-22。Ross 及 Huntington（1962）針對 CID Auditory Test W-22 的各組字單做研究，發現各組字單所得之結果並沒有顯著的差別；所以不論選用 CID Auditory Test W-22 中的任一組字來做語音辨別力測驗，所得結果都應相似，不會因不同組之字而造成結果之相異差別大。

上述的所有測試材料，因爲都是根據「語音平衡」的原則發展出來的，所以統稱爲「語音平衡字」。由於前述的語音平衡字的字彙，對兒童而言太難了，所以在一九四九年時 Haskins 特別用合於兒童年齡的字彙，發展了一套語音平衡字的材料，這套材料包括有四組字單，每組字單包括有五十個字，這組材料是專爲幼稚園兒童所設計的，故又稱爲「幼稚園兒童語音平衡字」（phonetic balanced words for kindergarten, PBK words list）。

由於語音平衡字的普遍使用於臨床上，所以音強表現功能曲線圖又稱爲「平衡語音表現曲線圖」（articulation-gain curves of phonetic balanced words），或稱爲「平衡語音構音功能」（articulation-gain function of phonetic balanced words）。所謂構音（articulation）是指正確辨認語音之意。所以音強表現功能即代表著，在每個音量上標示所能正確辨認語音的百分比。在音強表現功能曲線上，所能達到之最高辨認百分比處，稱爲「最高平衡語音辨認點」（phonetic balanced maximum, PB max.）。音強表現功能曲線的型態及最高語音辨認點的位置，可用爲判斷病灶位置之資料。

☐ 子音–母音–子音字

要完全以語音平衡字組成測試材料，事實上是有困難的。尤其是在字很短的情況下（英文字）。所以在一九五九年時，Lehiste 及 Peterson 運用語音平衡的原則，列出一份字單，共有五百個字。這組材料

共分成十組，每組有五十個字，但是每個字都是由子音開頭，接下來
為母音或是雙母音，最後再以子音做結束，例如 kite、knife、fork 等
字，這些字就稱為子音─母音─子音字（consonant─nucleus─consonant word
lists, CNC word list）。在測驗時的記分方法和以語音平衡字為測驗材料
之記分方法相同。在一九六三年時，Tillman 及 Carhart 將這套子音─母
音─子音字的字單加以修改，選用其中九十五個字，加上另外他們自
己選的五個字，編製成兩份，每份五十個字的字單。在一九六六年
時，他們兩人又將此字單，排列組合成四份，每份五十個字的字單，
由於這套材料是 Tillman 及 Carhart 在西北大學所發展出來的，所以叫
做 NU 6（Northwestern University No. 6），這套材料在臨床上廣泛使
用。

□ 封閉式單音節字

前面所敍述的測驗材料是可為開放式亦可為封閉式之測驗方式。
一九五八年 Fairbanks 利用音韻（rhyme）為測試材料，發展了一套封閉
式的語音辨別測驗。在同年，House 及其同伴又將此音韻語音辨別測
驗加以修改，在測驗時給受測者一張音韻字單，針對每一個刺激訊息
音，受測者有六個音韻字可做選擇，受測者選一個他／她認為聽到的
音韻。刺激訊息音共有五十個單音節音韻字，當在給受測者訊息音
時，連同噪音一起給予，也就是音韻字及噪音都同在測試耳。

基於單音節字封閉式測驗方法的原理，Ross 及 Lerman（1960）發
展了一套專為小孩及無法為一般大人使用之語音辨別力測驗者的測驗
材料。這套測驗材料中包括了二十五張圖卡，每張卡片上有六個圖
案，其中四個圖案的字和訊息音的音素有部份相同（這四個圖案之一
是正確答案），另兩個圖案的字則和訊息音無關，只是增加選擇的機
會，以減少受測者猜對之機率。這些圖案的字彙是屬於幼稚園程度的

字彙，這個測驗材料對小孩及無法使用成人測驗法的人非常有用，它叫做字圖選配測驗（the word identification picture index test, WIPI），這套測驗材料已製成成套的商品，可直接在市面上購買得到。

□ 用句子做為語音辨別能力測驗的材料

句子型式的語音辨別力測驗是很早就有了，但並不被普遍使用（Davis & Silverman, 1970）。原因是句子讓受測者猜對之機率比單字大很多。Jerger、Speaks，及 Trammell（1968）表示，用單字做為測驗材料時，並不能將語調表現出來，語調只有在整句話中才能表現出來，而語調在語義傳遞上佔有重要的角色，因此他們認為唯有用句子做測試材料才實際。他們發展了一套用句子形成的測試材料，這組材料共包括有十個句子，這是十個合成句（synthetic sentence）。每個句子包括有七個字，每個字都選自 Thorndike 的「最普遍使用的一千個字」字列中。

根據經驗，這個以句子為材料之語音辨別力測驗的難度不夠，所以在施放測驗句的同時，亦施放連續話語（continuous speech）之噪音於受測耳，當做干擾音（competing message）。目的在降低「訊息音對噪音」的比例，測試過程中，可分別在數個不同的「訊息音對噪音比」之情況下測受測者的語音辨別力。將所得之結果畫在音量表現功能圖上，繪成曲線，可做為病灶位置判讀資料之一。

在使用語音平衡字做為語音辨別力測驗的測驗材料時，由於每份字單包括有五十個字，還是蠻耗時的，因此有很多人研究，用五十個字及二十五個字（一半的字單）做測驗是否在結果上有顯著的差別。有些研究（Elpern, 1961; Lynn, 1962; Resnick, 1962; Penrod, 1980）指出，當測驗時可只用一半的字，即二十五個字，每字以 4% 的比重來計算，這樣可以省下一半的時間。有關於這個提案，有兩派剛好相反

的意見。Grubb 於一九六三年時指出，若用半量的字來測，則並沒有測到 100% 之音素。若剛好受測者無法辨認之音素沒有被使用於測驗時，則得不到正確的語音辨別力之評估了。但是 Tobias（1964）則指出測驗是否包括了所有的音素，並不對聽力診斷上造成顯著的差別。半量的字一樣可以測得受測者正確的語音辨別力。其實由另一個角度來看，五十個字加上帶頭語（carrier phrase）的使用，總共不會超過十分鐘，所以若就時間之觀點來做爭議似乎是沒有多大的意義。只有當受測者的時間緊迫、體力不支，或是前半部之語音辨別力很高（表示受測者不太可能有語音辨別上的問題）時，則才使用一半之字做此測驗。

2. 遮蔽程序的使用

由於語音辨別力測驗是把訊息音音量設在語音認知閾值之上 35 到 40 分貝之間（SRT＋35 或 40 分貝），因此在測驗中產生音響跨傳的機率就非常地高了。判斷是否有需要使用遮蔽的標準有兩項：

1. 當測試耳刺激音（PL）強度和非測試耳的語音認知閾值（或是純音聽覺閾值之平均值）相差 45 分貝或以上時，則需要遮蔽。

$$TE_{PL} - NTE_{SRT}（或 NTE_{PTA}） \geq 45$$

2. 當測試耳的刺激音強度和非測試耳的骨導純音聽覺閾值之平均值（$NTE_{BC\ PTA}$）相差在 45 分貝或以上時，則需要使用遮蔽程序。

$$TE_{PL} - NTE_{BC\ PTA} \geq 45$$

　　由於測驗音量是設在以語音認知閾值為底數之三十五至四十個人感覺音強，因此當語音認知閾值測驗需要使用遮蔽程序以得到真正閾值時，語音辨別力測驗就一定會要用遮蔽程序。所使用的遮蔽音需要是對「語音」有遮蔽效用的。而遮蔽音量有多種算法。這裡介紹一種簡單而常用的公式：有效遮蔽音量等於測試耳之刺激音音量減掉 30 分貝。若測試耳有傳導性重聽，則需再加上非測試耳的氣骨導閾值差（ABG）。

$$EM = TE_{(PL)} - 30(+NTE_{ABG})$$

　　在記錄上，不僅要記錄語音辨別力的結果，而且需要記錄是否有遮蔽程序的使用、使用的遮蔽音音量，及遮蔽音的種類等。如此才能使其他看報告的人，很清楚地了解測驗時之情況及測驗結果。若是有使用遮蔽程序，則會牽涉到中央遮蔽的問題，所以結果記錄上，必須減掉 5 分貝。若是語音認知閾值測試時，有使用遮蔽程序，在記錄上已減掉 5 分貝了。所以當測語音辨別力時，在核算有效遮蔽音量時，需再多加 5 分貝，以彌補在記錄語音認知閾值時所減掉的 5 分貝。在遮蔽過程中，若測試耳的訊息音音量提高時，則非測試耳的遮蔽音音量就有需要提高的可能性，這時就需要注意，不要有過度遮蔽的情形發生。

3. 語音辨別力測驗結果的判讀

　　測驗結果是記錄在聽力檢查記錄表中之語言聽力檢查結果記錄一欄中。記錄的單位是百分比（％），百分比愈高，表示語音測驗中答對的項目愈多，也就是語音辨別力愈高。除了測驗結果要記錄外，所

表 10–1　語音辨別力的程度分類

語音辨別能力百分比	聽　辨　程　度
90–100%	正常
75–90%	輕微聽辨有困難
60–75%	中度聽辨困難
50–60%	重度，對日常對話有困難了解
50% 以下	極重度，根本對語言無法了解

使用的材料、那一種材料字單、測驗音量、是否有使用遮蔽、如果有則使用何種遮蔽音、遮蔽音量等等，都要詳細記錄下來。測驗結果，將百分比依範圍分成五等聽辨能力。見表 10–1。

　　若用語音平衡字當做測試材料，在重複測試的信度上，對正常聽力及有傳導性重聽者很高。但對感覺神經性重聽者則不高（Engelberg, 1968）。根據 Engelberg 的報告，若是兩次語音辨別力測試結果相差 10%（例如一次是 70%，一次是 80%），則表示測試結果不可信，必須檢討在測試過程中是否有任何的缺失。在向受測者解釋測驗結果時，不要將結果直接按字面意義解釋。例如測試結果是 78%，不能向受測者說「你了解 78% 的語言」。這種解釋過於單純化，因爲在實際生活中，語音辨別力除了聽覺整合外，還牽涉到語調的暗示、談話上下文之間的暗示、讀唇、肢體語言、環境噪音、語音清晰度等因素。上述之因素都會影響到語音辨別力的好壞。在向受測者解釋結果時，當然是依據測試結果，而歸類程度。同時也需要向受測者說明其他日常生活中可增進語音辨別力的要素。語音辨別力是個可以量化的社會適應指標之一，就如 Davis（1948）發表的社會適應指標中，語音認知閾值及語音辨別力是兩個最重要的變數。

4. 其他考慮的因素 ————————.

在做語音辨別力測驗時，受測者需要了解的是他／她會被期待些什麼、檢查的目的及過程，及他／她該有什麼樣的反應。聽力檢查人員則需要決定下列事項：

1. 訊息音的傳送方式。

2. 要使用何種測驗材料。

3. 受測者的反應方式。

4. 訊息音的音量設定，及要用多少種音量。

5. 是否要增加測試的困難度，是否要有干涉音的使用。

6. 是否要使用遮蔽，及該用何種音量爲有效遮蔽音量。

受測者清楚地了解測驗的過程及該有的反應，則可節省很多測驗的時間，所以在測驗前需向受測者解釋清楚。解釋的方式可用口語解釋，或是使用規則單張說明書說明清楚。如果受測者對測試材料所使用之語音的語音能力不夠，則考慮不能做此項測驗。測驗中之相關事項，例如如果受測者的反應方式是口語回答，則麥克風的使用及放置位置要注意；如果是用書寫方式回答，則紙筆及用具等，需事先準備好。

不論訊息音的輸送方式是由檢查者的口語（live voice）輸送，或是使用錄音帶或音碟，所使用的音量必須是控制得當，在音量顯示儀上指針需持續地保持在某一適當範圍內。使用錄音機或音碟之前需先校正其音量，使之輸出音音量剛好指在音量顯示儀的0處，如果是使用檢查者的口語來傳送訊息音，則使用麥克風時音量控制的技巧需要很好，這需要自己多練習幾次。使用麥克風時，口唇需正對著麥克風，使語音直接傳至麥克風，最佳距離是六至十二吋之遠。

如果測試材料是單音節字，則最好有帶頭語的使用。帶頭語最後一句字的音量最好是能使音量顯示儀的指針指在0處。在唸訊息音時，語音最好單調平直，及用差不多相等的力量。在唸完訊息音時，需給受測者足夠的時間反應。根據 Martin 及 Dennington（1971）的調查發現，在所有的測驗材料中，以 W–22 PB words 是最常被使用的字列。但這不意味著 W–22 PB words 是最好的測驗材料。測驗材料的選擇和檢查者的喜好有絕對的關係。只要在不影響檢查效度的原則下，選用何種測驗材料是沒有關係的。

若為開放式測驗，則受測者的反應可為口語回答，或寫下答案。若為後者，則要準備好紙及筆，最好在答案卷上劃好格子，標好答案順序號碼，並告訴受測者填答案的順序。若為封閉式測驗，除了可以用上述的方式外，另可在一份已寫好訊息音的字單上圈選所聽到的語音，或是指出刺激語音所對應的圖片或是物體。

至於測試訊息音的音量該設定在那，也有好幾種看法。Lezak（1963）主張用受測者的最舒適語音閾值做為測試音音量。用此音量測得的語音辨別力是和最高平衡語音辨認點相差不超過 4%。另有些人主張用各種音量測，以得到音強表現功能曲線圖。不僅可以得知語音辨別力，更可用以判斷病灶位置。第三種是用高於語音認知閾值某固定音量來測。但 Carhart（1965）指出，只用一種音量來測語音辨別力，是不可能得到最高平衡語音辨認點。目前臨床多用 35 至 40 dBSL re: SRT 的音量測語音辨別力，然後再增加或減少音量，以求得音強表現功能曲線及最高平衡語音辨認點。

5. 骨導性語音辨別測驗

在重度混合性重聽的受測者，常因氣導聽覺閾值過高而無法做語

音辨別力測驗。這時可運用骨傳導方式來測驗。骨導性語音辨別力測驗對此類受測者是有用的。但結果的運用,並不如氣導性語音辨別測驗有用。在運用骨導性語音辨別力測驗結果時,不能太拘泥於結果百分比上。因為有的人平時之語音辨別力還好,但是檢查結果很差。當然影響語音辨別力的因素很多,但骨導性之音質也是影響結果之重要因素之一。

實際給受測者做語音辨別力測驗前,需要相當的練習,達到某一熟悉程度後,才能在做測驗時得心應手。一九七一年時 Wittich、Wood,及 Mahaffey 設計了一個電腦語音聽力測驗儀器,供學生練習語音認知閾值測驗及語音辨別力測驗。所有在測試上述兩種測驗中會遇到的問題,都被程式化植入機器中。學生練習時,就有機會去接觸到這些問題,並可以得到直接立即的反應。當學生的抉擇或做法是對的,立即得到正確的反應;如果是錯的,則馬上會有指令出現,使學生了解所做的是錯誤的,並給予正確的原理及做法的說明。

6. 總結

這一章中介紹了語音辨別力測驗的沿革、測試材料、測試方法、常會遇到的變數、骨導性語音辨別力測驗,及簡單的介紹了電腦語音聽力測驗。在結果判讀上,在下一章中會有更進一步的說明。

中英名詞對照

- 語音辨別能力　speech discrimination ability
- 語音辨別力測驗　words discrimination test
- 高熟悉度　familiarity
- 音素　phonemes
- 語音不相似　phonetic dissimilarity
- 同質性　homogeneity
- 音強表現功能　performance—intensity function, articulation function
- 開放式反應　open response
- 封閉式反應　closed response
- 語音平衡字　phonetically balanced word lists
- 幼稚園兒童語音平衡字　phonetic balanced words for kindergarten, PBK words list
- 平衡語音表現曲線圖　articulation—gain curves of phonetic balanced words
- 平衡語音構音功能　articulation—gain function of phonetic balanced words
- 構音　articulation
- 最高平衡語音辨認點　phonetic balanced maximum, PB max.
- 子音—母音—子音字　consonant—nucleus—consonant word lists, CNC word list
- 封閉式單音節字　monosyllables
- 音韻　rhyme
- 字圖選配測驗　the word identification picture index test, WIPI
- 合成句　synthetic sentence
- 連續話語　continuous speech

- 干擾音　competing message
- 帶頭語　carrier phrase
- 口語　live voice

參考書目 ———·

Owens, E. Intelligibility of words varying in familiarity. Journal of Speech and Hearing Research, 4: 113–129, 1961.

French, M. R. and Steinberg, J. C. Factors governing the intelligibility of speech sounds. Journal of the Acoustical Society of America, 19: 90–119, 1947.

Egan, J. P. Articulation testing methods. Laryngoscope, 58: 955–991, 1948.

Hirsh, I. H., Davis, S. R., Silverman, S. R., Reynolds, E., Eldert, E., and Benson, R. W. Development of materials for speech audiometry. Journal of Speech and Hearing Disorders, 17: 321–337, 1952.

Ross, M. and Huntington, D. A. Concerning the reliability and equivalent of the CID W–22 auditory tests. Journal of Auditory Research, 2: 220–228, 1962.

Lehiste, I. and Peterson, G. E. Linguistic considerations in the study of speech intelligibility. Journal of the Acoustical Society of America, 31: 280–286, 1959.

Tillman, T. W., Carhart, R., and Wilber, L. "A test for speech discrimination composed of CNC monosyllabic words." Northwestern University Auditory Test No.4, Technical Report, SAM–TDR–62–135. Brooks Air Force Base, Tex: USAF School of Aerospace Medicine, Aerospace Medical Division (AFSC), 1963.

Fairbanks, G. Test of phonemic differentation: the rhyme test. Journal of the Acoustical of America, 30: 596–601, 1958.

House, A. S. and Williams, C. E., Necker, H. L. and Kryter, K. D. Articulation testing methods: consonantal differentatiation in a closed–response set. Journal of Acoustical Society Society of America, 37: 158–166, 1965.

Ross, M. and Lerman, J. A picture identification test for hearing impaired children.

Journal of Speech and Hearing Research, 13: 44–53, 1960.

Davis, H. and Silverman, S. R. (Eds.) Hearing and Deafness (3rd ed.). New York: Holt, Rinehart & Winston, 1970.

Jerger, J., Speaks, C., and Trammell, J. L. A new approach to speech audiometry. Journal of Speech and Hearing Disorders, 33: 318–328, 1968.

Elpern, B. S. The relative stability of half – list and full – list discrimination tests. Laryngoscope, 71: 30–35, 1961.

Lynn, G. Paired PB–50 discrimination test: A preliminary report. Journal of Auditory Research, 2: 34–37, 1962.

Resnick, D. Reliability of the twenty–five word phonetically balanced lists. Journal of Auditory Research, 2: 5–12, 1962.

Penrod, J. P. A comparison of half–vs–full–list speech discrimination scores in a hearing impaired geriatric population. Journal of Audiology Research, 20: 181– 186, 1980.

Grubb, P. Some consideration in the use of half–list speech discrimination tests. Journal of Speech and Hearing Research, 6: 294–297, 1963.

Tobias, J. V. On phonemic analysis of speech discrimination tests. Journal of Speech and Hearing Research, 7: 98–100, 1964.

Engelberg, M. Test–retest variability in speech discrimination testing. Laryngoscope, 78: 1582–1589, 1968.

Davis, H. The articulation area and the social adequacy index for hearing. Laryngoscope, 58: 761–768, 1948.

Lezak, R. Determination of an intensity level to obtain PB max. Laryngoscope, 73: 267–274, 1963.

Wittich, W. W., Wood, J. J. and Mahaffey, R. B. Computerized speech audiometric procedures. Journal of Auditory Research, 11: 335–344, 1971.

判斷病灶位置

的

聽力檢查

在純音聽力檢查及語音聽力檢查的章節中，我們得知那兩大類的聽力檢查主要是提供失聽型態分類的質化及量化的資料。有少部份的資料可提供協助病灶位置確定的資料，但不多也不深入。在本章中要介紹三個爲協助診斷用的檢查。有的檢查是在於比較疾病耳及正常耳的音量增長的速度，有的在於比較音響衰退的速度。本章會介紹的檢查是音量平衡測驗（loudness balance testing）、微量敏感測驗（short increment sensitivity index test, SISI），及音響衰退測驗（tone decay test）。這三個測驗，主要都是在於分辨病灶位置（site of lesion）是在耳蝸（cochlear）或是在耳蝸之後（retrocochlear）。

1. 音量平衡測驗

貝克西自動聽力檢查及音量平衡測驗是最早有的兩種區分病灶位置的聽力檢查。其中貝克西自動聽力檢查已在純音聽力檢查一章中討論過了。音量平衡測驗是由 Edmund Fowler 在一九三六年所發展出來的，在於比較有疾病之一耳和正常耳朵之間音量增長速度的差異（Katz, 1985）。直到一九三六年時，才由 Scott Reger 改良成在同一耳比較不同頻率的音量增長速度的差異（Brunt, 1985），這樣對兩耳皆失聽的人也可做此檢查。

☐ 測驗的原理

音量平衡測驗主要是在測量受測者是否有響音重振（loudness recruitment）的現象，及其量的大小。響音重振是指聽覺系統對音量的感受有不正常地快速增長的現象。這多半是耳蝸有病變的受測者所有的生理現象。和響音重振相反的是響音不振（loudness decruitment）。這是指聽覺系統對音量的增長速度，比正常耳還要慢，這常是發生在

第八對腦神經，即聽神經有病變的人身上。

有些研究指出（Salvi, Henderson, Hamernik, and Ahroon, 1983; Tonndorf, 1980, 1981; Jerger & Jerger, 1974），耳蝸的病變常是由於毛細胞的脫落或是毛細胞纖維和頂膜無法接觸或接觸不良。後者常是因爲毛細胞纖維的堅挺度改變，而無法和頂膜接觸，則無法產生將聲波向神經中樞內傳的運動。這些病變產生使人感受到的症狀是響音重振的現象，聽力損失，對語音的辨別能力降低，有時甚至有擾人的耳鳴發生。根據病變的嚴重程度不同，表現出來的響音重振程度亦不同，可分爲完全響音重振（complete recruitment）及部份響音重振（partial recruitment）。響音不振則是因爲聽神經對音量產生不正常的適應（adaptation）現象（Tonndorf, 1980; Bekesy, 1966）。

□ 測驗程序

音量平衡測驗的測驗程序，基本上有兩種：一是雙耳音量平衡測驗（alternate binaural loudness balance testing, ABLB），另一種是單耳音量平衡測驗（monaural loudness balance testing, MLB）。雙耳音量平衡測驗是在於比較兩耳音量增長的速度，此兩耳一耳是正常耳，一耳是有病變的耳朵，所以只適用於單側耳有失聽或有病變的受測者。兩邊耳朵所使用的訊息音頻率是相同的，其中一耳給予一固定的音量，另一耳則給予不同的音量，一直調整至受測者認爲兩邊的音量是相等的時候。其中，施予固定音量之一耳稱爲參考耳（reference ear），另一耳則稱爲變數耳（variable ear）。測驗結束後再核算兩耳感覺聽到等音量時的個體感覺分貝（dBSL）是否相等，才將結果分類爲完全響音重振、部份響音重振、響音不振，或是沒有響音重振之正常耳。單側耳音量平衡測驗是在比較同一耳但不同頻率間的音量增長的速度，所以這種檢查可用於兩側耳皆有聽力損失或有病變的受測者。在受測耳同時給予兩

種頻率的聲音，其中一個頻率的音量是固定的，此頻率稱為參考頻率，另一頻率的音量則是有變化的，稱之為變數頻率，直到受測者認為兩種頻率音之音量是相等時為止，然後計算兩種頻率音的個體感覺音量是否相等，再決定結果分類。

　　在這兩個測驗程序中，受測者的工作是告訴檢查者所聽到的兩邊的音量，或是兩種音頻的音量是否相等，並且告訴檢查者變數耳（或是變數頻率）之音量是「太大」、「太小」，還是「剛好相等」。在測試時，為確定受測者的反應一致，可以在「大約相等」之音量處，上行或下行地重複多測幾次，以提高測驗結果之準確性。例 1 是說明檢查結果之核算，見圖 11–1。

　　例 1　某受測者，其左耳在 1000 赫茲的氣導純音聽覺閾值是 0 分貝，左耳則是 30 分貝。在雙耳音量平衡測驗中，以右耳當成參考耳，左耳當變數耳。當參考耳之固定音量設在 10 分貝，左耳在 40 分貝時，受測者感覺兩耳所感受之音量是相等的。在右耳之個體感覺分貝是 10 dBSL，在左耳也是 10 dBSL，所以沒有響音重振或響音不振的現象。當參考耳之音量設在 30、60，及 70 分貝時，左耳感覺到和右耳相等音量之分貝數分別是 60、90，及 100 分貝，而且參考耳和變數耳之個體感覺分貝在三次測試中都是一樣的，分別是 30、60，及 70 dBSL，見圖 11–1 (A)。若將兩耳感覺相等之音量分別以（x, y）之形式畫在座標上，見圖 11–1 (B) 中的藍線（以細線表示），可見到藍線和紅線（以粗線表示）是平行的。紅線是代表沒有響音重振之參考曲線，可知此受測者的左耳，即失聽耳，沒有響音重振的現象。

　　參考耳應該設在那一耳，是好耳？是壞耳？是引起爭議的主題之一。Jerger（1962）及 Priede 和 Coles（1974）主張用失聽耳當成參考耳，以好耳當成變數耳。Hood（1969）則剛好主張和上述相反的方式，用好耳當成參考耳，有重聽之一耳當成變數耳。要使用那種主

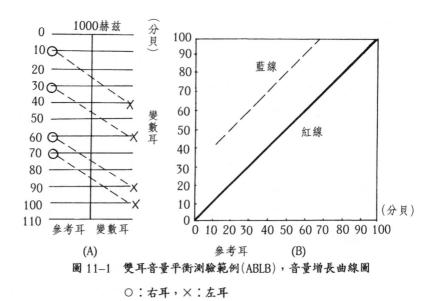

圖 11–1　雙耳音量平衡測驗範例（ABLB），音量增長曲線圖

○：右耳，×：左耳

張，則見仁見智，但有兩項原則可當成考慮的依據，一是是否要畫出音量增長曲線功能圖，二是是否要決定有沒有響音重振的現象。如果兩者都要，則使用 Hood 的方式較合宜。若是只對是否有響音重振現象，則使用 Jerger 的方式較省時間，並且受測者感覺 Jerger 的方式較容易，而 Hood 的方式的困難度較高（Coles & Priede, 1976），但 Fritze（1978）則提出，應該選擇測驗結果準確度較高者使用。根據他的研究結果，認為 Hood 的方式對判斷受測者是否有響音重振現象的準確度較高，所以應該使用 Hood 的方法。

　　如果是用 Jerger 的主張，以失聽耳為參考耳，則測試時，只用兩個音量，即用壞耳的 20 及 40 個體感覺分貝（20 或 40 dBSL re：失聽耳）（Jerger, 1962）。如果是用 Hood 的主張，運用好耳為參考耳，則使用音量之數目則較多，一般是每隔 10 或 20 分貝為一間隔。例如好耳之聽覺閾值是 20 分貝，則使用 30、40、50、60、70、80、

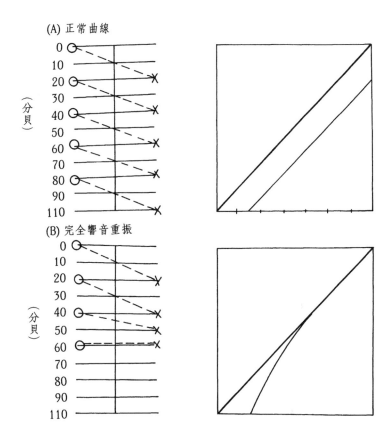

圖 11-2 (1) 音量增長曲線圖，紅線（粗線）代表正常聽力之正常曲線

90，及 100 分貝為參考耳之固定音量（Hood, 1969 & 1977），然後找出聽起來和固定音量同等大的分貝數。

□ 結果判讀

結果可分成四大類：正常、完全響音重振、部份響音重振，及響音不振，見圖 11-2 之音量增長曲線圖（loudness growth function curve）。

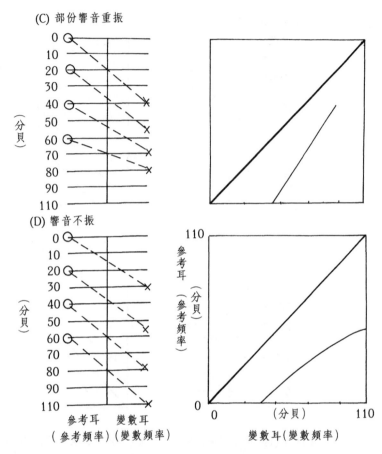

圖 11-2(2)　音量增長曲線圖，紅線（粗線）代表正常聽力之正常曲線

(一)正常曲線

　　當參考耳或參考頻率的個體感覺分貝和變數耳或變數頻率之個體感覺分貝相差不超過 10 分貝（SLs±10 分貝），則表示此受測耳沒有響音重振或響音不振的現象，見圖 11-2 (A)。

(二)完全響音重振

　　當參考耳或參考頻率的聽覺分貝數和變數耳或變數頻率的聽覺分貝數，相差在 10 分貝之內的話（HLs±10 分貝），則表示受測耳有

完全響音重振的現象,見圖 11–2 (B),這表示受測耳有非常高的可能性有耳蝸性病變。Hood(1969)曾調查過四百二十四個梅尼爾氏病者的音量平衡測驗,結果 100% 的受測者都顯示有完全響音重振的現象。另外還有 Hall Pike(1965),Tillman(1969),Palva、Jauhiainen、Sjoblom,及 Ylikoski(1978);Sanders、Josey,及 Glasscock(1974),以及 Thomsen、Nyboe、Borum、Toe,及 Barfoed(1981)等人的文獻也都印證 Hood 的結果是正確的。

㈢部份響音重振

參考耳或參考頻率的音量增長速度和變數耳或變數頻率的音量增長速度之差別,介於正常和完全響音重振之間,見圖 11–2 (C)。這多半也是因為耳蝸病變而造成的現象。

㈣響音不振

這是指參考耳或參考頻率的音量增長速度比變數耳或變數頻率的音量增長速度快,這個差別是在 15 分貝左右,即前者之個體感覺分貝或聽覺分貝比後者多 15 分貝(15 dBSL 或 dBHTL)。這常是因為耳蝸後病變造成的現象,見圖 11–2 (D)。耳蝸後病變常指的是第八對腦神經瘤,也就是聽神經瘤(acoustic neurinoma),而且當腫瘤愈大,則顯示有響音不振現象的百分比率就愈高(Priede & Coles, 1974; Tonndorf, 1981; Hirsch, Noren and Anderson, 1979)。

音量平衡測驗對耳蝸性病變診斷的準確性比對耳蝸後病變位置診斷的準確性高。對耳蝸性的病變早期診斷之準確性並不高,因為只有在腫瘤較大時,才有響音不振的情形出現。雖然有很高比率的受測者顯示沒有響音重振現象(即正常),但是有耳蝸後病變存在,並不意味著所有沒有響音重振現象的受測者都有耳蝸後病變。Fritze(1978)提出可用電腦輔助式音量平衡測驗(computer–assisted loudness balance testing)來改進音量平衡測驗的缺點,以增進其診斷病灶的準確性。

另外 Thomsen 等人（1981）提出，他們認為診斷聽神經瘤最好是雙耳音量平衡測驗、局部 X 光攝影術（tomography）對內耳道（internal auditory meatus）、前庭功能測驗（vestibular test）中的卡洛里試驗（caloric test）三者合用，才能做出最準確的診斷。因此音量平衡測驗在做耳蝸及耳蝸後病變的區別診斷上，仍然具有相當的份量，仍應善加利用。

2. 微量敏感測驗

聽覺系統能夠辨認音量改變的最小量改變之音量，稱為變異閾值（difference limen for intensity, DLI）。正常聽力的人，當兩個相同聲音的音量差別很小時，是很難會被辨認出來的，尤其是當音量愈接近聽覺閾值時，愈難辨認得出來。但在耳蝸性病變的個體，他們卻能很輕易地辨認出來是兩個聲音，即使這兩個聲音音量之差別只有 1 分貝或更小，有耳蝸性病變的人仍能快速地辨認出來。因此變異閾值的大小就被拿來做為判斷是否有耳蝸性病變的間接證據。運用上述原理發展成的測驗，開始時是變異閾值測驗（difference limen for intensity test, DLI test），後來才研究發展成微量敏感測驗。

□ 變異閾值測驗

依照時間順序，大致上有三種變異閾值測驗，分別敘述如下：

1. 一九四九年由 Luscher 及 Zwislocki 所提出來的一種變異閾值測驗。他們用 40 個體感覺分貝（40 dBSL）之連續純音給受測者聽，在其中偶而改一下音量，若是受測者能察覺到音量的改變，則表示此受測者有耳蝸性之病變。這個方法用了很長一段時間。

2. 一九五〇年由 Denes 及 Naunton 所提出來的方法。做法是連續

地給受測者兩個不同音量的聲音，然後要求受測者說明這兩個聲音音量的區別。這兩個聲音的音量是閾值之上 4 感覺分貝（4 dBSL）及 44 感覺分貝（44 dBSL）。對正常聽力者或沒有耳蝸性病變者，這兩個聲音的音量差別是很大的，但是對有耳蝸性病變者而言，這兩個音量相差並不遠。這個測驗的缺點之一是，它不完全是在測驗變異閾值的差異，它的反應也需靠聽覺響度記憶（loudness memory）的協助。

3. 一九五二年 Jerger 改良了 Luscher 及 Zwislocki 的變異閾值測驗，而提出用 15 個體感覺分貝（15 dBSL）代替 40 dBSL 做測驗。他發現這樣的改變，對確認是否有響音重振現象的準確度非常高。Jerger 在一九五三年又提出另一測驗方式，這是改良 Denes 與 Naunton 的方法而來，他用 10 及 40 dBSL 代替原本的 4 及 44 dBSL 的音量，並且一直改變這兩個音量，直到找到受測者的最小變異閾值。

☐ 微量敏感測驗

在一九五九年，Jerger、Shedd 及 Harford 等人正式地提出微量敏感測驗，用以測量受測者偵測最小變異閾值的能力。在此測驗中，用一連續純音給受測者聽，此訊息音的音量是 20 個體感覺分貝（20 dBSL）。在此連續純音中，週期性地加入稍大音量的純音。這稍大音量是指比訊息音大 1 到 5 分貝之音量，我們稱此週期性出現之聲音為「增加音」（increment）。若為比訊息音大 1 分貝之增加音則稱為 1 分貝增加音，其餘以此類推。5 到 2 分貝增加音，都只是測驗前讓受測者練習用的，真正的測驗開始於 1 分貝增加音的輸入開始。在整個測驗過程中，總共輸入 20 個 1 分貝增加音，所以每個增加音的比重是 5%。測驗結束後，再依受測者的反應核算其微量敏感測驗的結果分數。例如，受測者在測驗過程中，總共聽到 10 個 1 分貝增加音，則 10 乘以 5%，結果是 50%。所以此受測者的微量敏感測驗結果

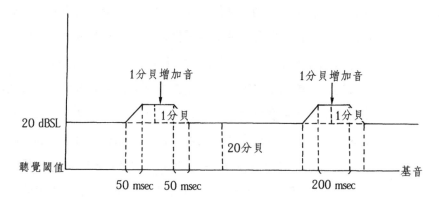

圖 11-3 微量敏感測驗中訊息音的圖解

是 50%。

　　測驗訊息音的音量是比聽覺閾值高 20 分貝，增加音之間相隔是五秒鐘，每個增加音呈現兩百微秒（msec），此增加音的起落時間各是五十微秒，見圖 11-3 中所圖示的微量敏感測驗訊息音的圖解。在測驗剛開始時，向受測者解釋清楚此測驗的目的、過程，及該有的合適反應是什麼。受測者的反應可為每聽到一次增加音就按一下按鈕，或舉一下手，或讓受測者自己記錄下來總共聽到多少次的增加音，等測驗結束時再告訴檢查者所聽到的次數總數。

　　測驗開始時，不要馬上就給受測者 1 分貝增加音，需由 5 分貝增加音開始，等受測者有正確反應後，再給予 4 分貝增加音，依序降低至 1 分貝增加音，然後才開始整個的測驗過程。在測驗過程中，當施予數個增加音後，可停止給予增加音一陣子，以免受測者感覺到增加音規律地出現，養成規律地給予反應，而造成錯誤的反應。若在給予 1 分貝增加音之開始時期，受測者都沒有正向反應，但過一陣子後，就有持續的正向反應，表示在開始時受測者是沒有注意到，而非沒有聽到，因此測驗起始點應該由受測者開始有反應之處開

始算。

Jerger 的微量敏感測驗步驟如下：

1. 給予 20 個體感覺分貝的持續純音當做基音。

2. 給予 5 分貝增加音，若受測者有正向反應，則繼續給予 4 分貝增加音；若沒有，則再向受測者解釋測驗程序及反應方式，並確定受測者完全了解。

3. 繼續依序給予 3 分貝增加音、2 分貝增加音，及 1 分貝增加音。

4. 若受測者的反應良好，則繼續給予 1 分貝增加音，總共 20 個。在每給 5 個 1 分貝增加音，則停止給予 1 分貝增加音一陣子，以避免假正向反應，再繼續給予間歇性的 1 分貝增加音。

5. 測驗的同時，計算受測者共聽到幾次 1 分貝增加音。

6. 將受測者聽到 1 分貝增加音的總次數乘以 5%，即為其微量敏感測驗的分數。

Jerger 等人（1959）將結果分類為兩部份：若結果是 0 到 70%，表示檢查結果是負向的，即為正常聽力，或是沒有耳蝸病變；若結果是在 70% 到 100% 的範圍時，表示受測者有耳蝸性病變。Pennington 及 Martin（1972）亦同意用類似的範圍來判別結果。一九七三年 Jerger 發表文獻表示，用 2000、3000，及 4000 赫茲頻率所做的微量敏感測驗對確定耳蝸性病變的準確度達到 80% 以上，但是 2000 赫茲以下的頻率，則沒有如此高的準確度。因此他建議使用 2000 或 2000 赫茲以上之頻率做為測試訊息音的頻率。

微量敏感測驗曾經引起很大的注意，也有很多種改良式的程序（Thompson, 1963; Koch, Bartels and Rupp, 1969; Cooper and Owen, 1976; Sanders, Josey and Glasscock, 1975; Sanders, 1982; Martin and Fobis, 1978），這些改善所改變的是基音音量、增加音音量、次數，或給予順序。這

些改良式的微量敏感試驗可分成下列五種：

1.基音設在 20 個體感覺分貝（20 dBSL）音量上，增加音是 2 到 5 分貝，測驗程序和 Jerger 的微量敏感測驗測試程序相同，若結果是在 0～20% 之間，則表示受測者有耳蝸後病變存在。

2.基音設在 75 個體感覺分貝的音量上，增加音是 20 個 1 分貝增加音，若結果是在低百分比範圍（0～30%），則表示有耳蝸後病變。

3.基音設在 20 個體感覺分貝音量上，增加音是 1 至 5 分貝，比較兩耳的結果分數，分數較差的受測耳有聽覺中樞病灶。

4.增加音是 1 分貝增加音，但基音是由 20 個體感覺分貝音量開始（20 dBSL），每步驟增加 10 分貝，直到 75 分貝上。正常耳應是隨著基音音量的增加，其測驗結果之分數隨之增加；若是基音音量增加，而測驗結果百分比沒有增加，則表示受測耳有耳蝸後病變。

5.由於很多正常人對 1 分貝增加音的敏感度亦很高，故而造成很多假正向結果，因此有人建議將增加音之音量用 0.75 分貝代替 1 分貝增加音，若結果是在 70～100%，表示有耳蝸後病變。

就如同其他的聽力檢查一樣，單一的微量敏感測驗結果對區別性診斷的幫助不大，此項檢查最好和音量平衡測驗、貝克西聽力測驗、語言聽力檢查之音量表現功能測驗、聽阻聽力檢查及腦幹誘發聽力檢查合用。

3. 音響衰退測驗

音響衰退的經驗，人類早在十九世紀就已注意到了，很多人即使是正常聽力也會有這樣的經驗，「聽到某一音量的聲音，尤其是很大的聲音，但不久後也就不覺得它像剛開始聽到時那麼大聲」，這可用

「聽覺疲乏」（auditory fatigue）來解釋這種現象。在十九世紀時有很多人，如 Rayleigh、Corradi，及 Gradenigo 等人都發現到，有些有聽覺系統疾病者的音響衰退情形比正常人更嚴重，若是聲音之音量在這些人的聽覺閾值附近，則他們常常在非常短的時間內就聽不到聲音了。若將音量提高一些，他們又能聽到，但不久又聽不到了（Katz, 1985）。這使耳科醫學界的人警覺到，這是種不正常的音響衰退情形。

在沒有聽力學及其檢查之前，第一個將音響衰退發展成測驗的人是 Lord Rayleigh（Katz, 1985）。在一八九〇年時，Corradi 發現到音響衰退情形亦可發生在骨傳導路徑上之音叉試驗中。在一八九三年時，Gradenigo 更發現到這種音響衰退之情形在有聽神經瘤的病人身上尤其顯著（Katz, 1985）。由於期望能利用音響衰退原理來做臨床上之區別診斷，因此開始有很多人致力於音響衰退測驗的發展，期望能將此現象量化。Dunlap 於一九〇四年時，第一次使用電磁場性質的儀器於音響衰退測驗上（Katz, 1985）。直到有了聽力檢查儀後，才由 Bekesy 及 Schubert 等人為首，開始了運用純音聽力檢查的方式來做音響衰退測驗，在下一部份中會有多種音響測驗程序的介紹。音響衰退測驗在一九五〇至一九七〇年期間曾經風靡一時，後因多種生理電位檢查、聽阻聽力檢查及各種醫學攝影術的研發精進，使得音響衰退檢查在區別診斷上的價值似乎大不如前，但是這個檢查在耳蝸或是耳蝸後病變的區別診斷上仍有相當準確度，檢查方式簡單又不具攻擊性，並且耗費低廉，因此音響衰退測驗仍然是個值得使用的檢查方法。

□ 檢查方法

這可分成兩大類，一種是閾值音響衰退測驗（threshold tone decay test）。這是指測驗訊息音的音量是在受測者的聽覺閾值附近，另一

種是超閾值音響衰退測驗（supra—threshold tone decay test），這類測驗中，刺激訊息音的音量是在個體聽覺閾值之上某個程度。下面則依這兩種類別一一介紹數種音響衰退測驗。

(一)閾值音響衰退測驗

1. **Schubert 音響衰退測驗**　Schubert 音響衰退測驗（Schubert tone decay test）是最早有的一種音響衰退測驗，在一九四四年由 Schubert 提出來的（Martin, 1978），其測驗步驟如下：

(1)測得受測者的聽覺閾值。

(2)用 5 感覺分貝（5 dBSL）做為測驗音量，施放予受測者，受測者則向檢查者反應是否有聽到測試音。

(3)直到受測者聽不到聲音時，則增加 5 分貝音量，中間不停頓。

(4)重複步驟(3)，直到受測者能一直聽到訊息音為止，或是音量已到達機器之極限為止，則測驗結束。

(5)用最後的測驗音量減掉最開始之測驗音量，等於音響衰退量。

2. **Hood 音響衰退測驗**　Hood 音響衰退測驗（Hood tone decay test）是在一九五六年由 Hood 提出來的測驗方法，其測驗流程圖見圖 11–4。

(1)用斷續音測定受測者的聽覺閾值。

(2)向受測者解釋在音響衰退測驗中正確的反應方式，當聽到時可舉起手來直到沒有聽到訊息音時再放下手，或是用按按鈕方式，或是其他任何受測者能做的反應皆可，只要測驗前，檢查者及受測者有共同之認可即可。

(3)最開始之測驗音量設在 5 個體感覺分貝（5 dBSL）。

(4)受測者若是沒有聽到聲音，則

(5)停止測驗一分鐘，讓受測者休息。

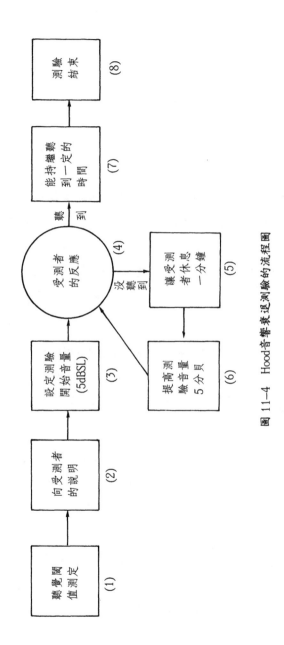

圖 11-4 Hood音響衰退測驗的流程圖

(6)然後將音響提高 5 分貝再測,再回到步驟(4),直到

(7)若在步驟(4)時,受測者能聽到訊息音到某限制時間,

(8)則表示受測者沒有音響衰退之現象〔若第一次在步驟(4)時,即連接步驟(7)者〕,或是已到達測驗結束之音量,至此爲測驗結束時期。

測驗最後音量減掉測驗開始時之音量即爲音響衰退之音量。

3. **Carhart 音響衰退測驗**　Carhart 音響衰退測驗（Carhart tone decay test）是在一九五七年 Carhart 在西北大學所發展出來的測驗方法。在此測驗方法中,實際使用馬錶計時,並且在測驗過程中沒有任何間斷。此測驗的流程圖如圖 11–5 所示。在閾值音響衰退測驗中,這一測驗方式使用較廣泛,其原因是結果較客觀,因測驗過程中,有實際地計時量化之,另一個原因是測驗所需時間不多,並且很容易在有聽力檢查儀之檢查室中進行。

(1)用斷續音測定受測者的聽覺閾值。

(2)向受測者解釋說明檢查的過程及應有的反應模式。

(3)開始音響衰退測驗,最開始的音量設定在 5 個體感覺分貝（5 dBSL）。

(4)受測者的反應是有聽到或是沒有聽到。

(5)若受測者有聽到訊息音,則開始用馬錶計時。

(6)若是受測者沒有聽到聲音,則增加測試音音量 5 分貝,再回到步驟(4),重複上述步驟。

(7)若是受測者聽到訊息音,但未滿六十秒前音響即消失掉,則回到步驟(6)。

(8)直到受測者能持續聽到訊息音至少達六十秒之久,則此音量是最後的測試音量。

(9)試驗結束。

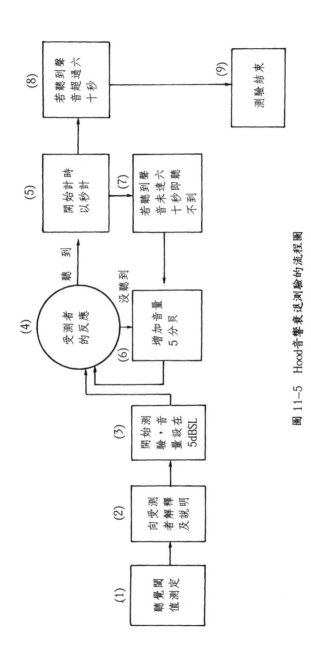

圖 11-5　Hood音響衰退測驗的流程圖

　　音響衰退音量是由開始測試音量和最後測試音量間之差距決定，有不正常的音響衰退量表示有耳蝸後的病灶存在。

　　4. **Rosenberg 一分鐘音響衰退測驗**　Rosenberg 一分鐘音響衰退測驗（Rosenberg 1-minute modification of the Carhart tone decay test）這個方法是根據 Carhart 的方法修改而來的，目的在於節省時間。所做的改變是計時不中斷，當受測者聽到之訊息音不能持續至少六十秒以上，則直接增加測試音量，但持續計時，直至測驗時間到達一分鐘，則測驗結束。測驗結束時之音量即為最後測試音量，最後測試音量及開始測試音量之差即為音響衰退音量。這是 Rosenberg 於一九五八年時提出來的方法。測驗流程圖見圖 11-6。

　　(1)用斷續音測定受測者的聽覺閾值。

　　(2)向受測者解釋說明檢查的過程及應有的反應模式。

　　(3)開始音響衰退測驗，最開始的音量設定在 5 感覺分貝（5 dBSL）。

　　(4)受測者的反應是有聽到或是沒有聽到。

　　(5)若受測者有聽到訊息音，則開始用馬錶計時。

　　(6)若是受測者沒有聽到聲音，則增加測試音音量 5 分貝，再回到步驟(4)，重複上述步驟。

　　(7)若是受測者聽到訊息音，但未滿六十秒前音響即消失掉，則回到步驟(6)。

　　(8)直到受測者能持續聽到訊息音至少達六十秒之久，則此音量是最後的測試音量。

　　(9)試驗結束。

　　5. **Green 音響衰退測驗**　Green 音響衰退測驗（Green modified tone decay test, MTDT）在一九六〇年代左右，有很多文獻指出（Johnson, 1966; Harbert and Young, 1964; Olsen and Noffsinger, 1974; Sung, Goetzinger &

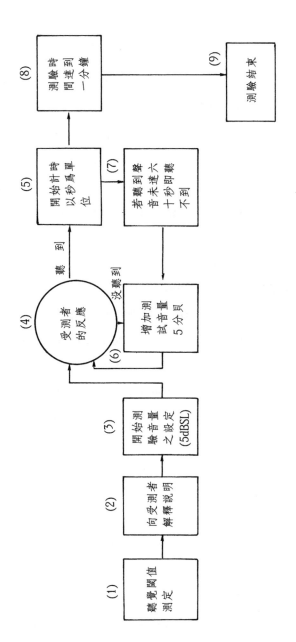

圖 11–6　Rosenberg 一分鐘音響衰退流程圖

Knox, 1969），有耳蝸性病變之患者在音響衰退測驗中，其實在音響完全消失前，測驗音之音質就已經改變了，他們認爲這種音質上的改變應該也算是音響衰退現象。Green（1963）就根據這項說法，稍爲修改了 Rosenberg 一分鐘音響衰退測驗，提出此測驗方式。Green 要受測者坐在有扶把的椅子上，當聽到聲音時，就把手肘放在扶把上，使前臂和椅子扶把呈垂直狀，若是音質改變，則將手臂向下傾四十五度角，若是訊息音消失了，則將手臂完全放下。其餘步驟和 Rosenberg 的一分鐘音響衰退測驗完全相同，但計時是由音質開始變化時即開始。在此測驗過程中，嚴禁受測者嚼口香糖、吃東西、改變耳機位置、講話等動作，因爲 Green 認爲任何輕微的干擾都會使音響衰退的過程受到阻礙，而使結果不準確。

(二)超閾值音響衰退檢查

1. **Olsen 及 Noffsinger 的超閾值音響衰退測驗** Olsen 及 Noffsinger 的超閾值音響衰退測驗（Olsen and Noffsinger's suprathreshold tone decay test）是根據 Carhart 的方法修改而來，改變的只有開始測驗的音量，用 20 個體感覺分貝代替 5 個體感覺分貝。其餘步驟完全相同。根據 Olsen 及 Noffsinger 的調查（1974），他們的方法和 Carhart 的方法在做耳蝸後病灶位置確定的敏感度上是相同的。

2. **Jerger 及 Jerger 的超閾值音響衰退測驗** Jerger 及 Jerger 的超閾值音響衰退測驗（Jerger and Jerger suprathreshold adaptation test, STAT）認爲不正常的音響衰退都是始於高音量處，因此他們提出用超閾值音量做爲測試音量，測試頻率爲 500、1000，及 2000 赫茲，其測驗步驟及注意事項如下：

(1)向受測者說明測試過程，及他／她該有的反應模式。

(2)給非受測耳遮蔽，使用白音爲遮蔽音，遮蔽音量爲 90 音壓分貝（dBSPL）。

表 11-1 音響衰退量分類

音響衰退量(dB)	衰退程度	病灶位置
0–5	正常範圍內	
10–15	輕度	耳蝸
20–25	中度	耳蝸
30以上	重度	耳蝸後

(3)在受測耳以 1000 赫茲之連續純音為測驗音，音量設定在 105 分貝上，直到受測者表示訊息音已消失了，或是受測者持續聽到訊息音達一分鐘時，測驗到此結束。

(4)若是受測者持續聽到訊息音達六十秒以上，則結果是「＋」，表示沒有不正常音響衰退之情形。

(5)若是測驗時間未達一分鐘，受測者即聽不到訊息音時，結果為「－」，表示有耳蝸後病灶存在。

(6)同上述步驟，再測 500 及 2000 赫茲，500 赫茲之音量設定在 100 分貝，2000 赫茲之音量亦設在 100 分貝。

(7)在正式開始測試前，可用斷續音供受測者練習，若受測者對持續六十秒之斷續音都有正確的反應模式，則表示受測者確實了解了正確的反應模式。

□ 檢查結果的判讀

一九六九年時 Rosenberg 對音響測驗結果，提出了一個分類表，見表 11-1。他將音響衰退量分成四個範圍，分別代表正常，或是輕度、中度，及重度之不正常音響衰退。在輕度及中度音響衰退表示有耳蝸性病灶。在重度音響衰退，則表示病灶之可能位置是在耳蝸後。Rosenberg 之分類，得到 Glasscock（1968）、Tillman（1969）及 Johnson

（1966）等人的支持。一般而言，音響衰退量愈大，波及的頻率範圍愈廣，尤其是當低頻音也有不正常音響衰退現象時，表示疾病程度愈嚴重，例如腫瘤愈大等情形。大部分的證據（Katz, 1985）都顯示，病灶是在和有音響衰退之一耳同側，但亦有少數發現是在對側耳（Stroud and Thalmann, 1969）。

造成音響衰退的生理機轉，有多種假說，這些假說是根據三種情況來解釋。第一，音質改變及音量消失是同時發生的，所以受測者感覺到的是突然完全聽不到聲音。第二種是音質改變後一陣子，才發生音響消失的情形。第三種是只有音質改變，但仍持續聽到訊息音。不論是那種假說都同意第一種情況是表示疾病最嚴重的情況，第三種情況則是最輕的疾病狀況，受到疾病影響的神經範圍最少。很多文獻指出有些疾病能引起不正常的音響衰退，故可用音響衰退測驗以協助病灶位置之確定。前述的那些疾病包括有聽神經瘤、多發性硬化症、顱內增生腫瘤、第七對腦神經腫瘤、頭部外傷引起的耳蝸後病變、腦瘤、大腦水腫等。

4. 遮 蔽

就和純音聽覺閾值測驗一樣，音量平衡測驗、微量敏感測驗，及音響衰退測驗，在測驗中也有音響跨傳現象發生之可能，尤其是在超閾值測驗中，發生的可能性更高。下面是判斷是否需要遮蔽的步驟：

1. 決定好測驗音量（PL）。

2. 比較測試耳之測驗音量和非測試耳氣導純音聽覺閾值是否相差大於40分貝，或

3. 比較測試耳之測驗音量和非測試耳骨導純音聽覺閾值是否相差40分貝以上。

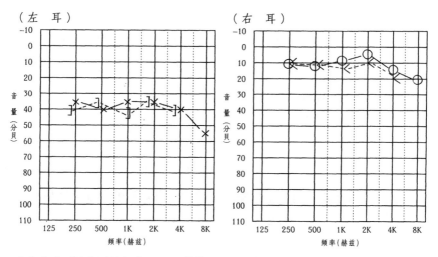

（左耳）

音量（分貝）

125　250　500　1K　2K　4K　8K

頻率（赫茲）

（右耳）

音量（分貝）

125　250　500　1K　2K　4K　8K

頻率（赫茲）

音響衰退測驗之測驗頻率：1000赫茲
　受測耳：左耳
　　氣導聽覺閾值：35分貝

非受測耳：右耳
　氣導聽覺閾值：10分貝
　受測耳音量＝35＋20＝55分貝

圖 11-7　甲君的聽力圖及音響衰退測驗中是否需要遮蔽範例

　　若步驟 2 或 3 中任一項成立，則在測驗過程中需要對非測試耳進行遮蔽。上述步驟 2 及 3 可寫成兩判斷公式（Katz, 1985）：

$$TE_{PL} - NTE_{AC} \geq 40 \quad 或$$
$$TE_{PL} - NTE_{BC} \geq 40$$

使用的有效遮蔽音量（EML）是測試耳之測驗音量減掉 40 分貝，即：

$$EML = TE_{PL} - 40$$

　　例 2　甲君的聽力圖如下，見圖 11-7。檢查欲用 Olsen 及 Noffsinger 的方法測此受測者之音響衰退情形。受測耳是左耳，非受測耳是右耳，非受測耳之純音氣導聽覺閾值是 10 分貝（在 1000 赫茲上）。若音響衰退測驗的受測頻率是 1000 赫茲，則受測耳之測驗音量是 60 分貝。根據是否需要遮蔽之判斷公式得到

$$55-10 > 40 分貝$$

所以需要使用遮蔽程序於測驗中，有效遮蔽音量應使用 15 分貝（55−40＝15）於右耳。

5. 總結

　　用於區別病灶位置是在耳蝸，或是耳蝸後的檢查，主要包括有聽阻聽力檢查中的聽覺反射閾值測定及聽覺反射衰退檢查、腦幹誘發聽力檢查、貝克西聽力檢查，及本章中介紹的音量平衡測驗、微量敏感測驗，和音響衰退測驗。每種測驗又有多種測驗方式，各種方法都各有其利及弊，選擇用那種方法，除了依情況需要外，更依檢查者之習慣或喜好而定。在這些區別診斷檢查中有兩件事需要把握住：第一，使用功能測驗（test battery）之觀念，集合多種檢查結果做為病灶判斷的依據，這樣才能提高診斷的準確性；第二，注意是否有音響跨傳的現象產生，若有則需要使用遮蔽於非測試耳，以求得正確的結果，若忽略了此點，測驗結果是明顯地不正確，不僅浪費時間、精力，也是造成錯誤診斷之根源。

中英名詞對照

- 音量平衡測驗　loudness balance testing
- 微量敏感測驗　short increment sensitivity index test, SISI
- 音響衰退測驗　tone decay test
- 病灶位置　site of lesion
- 耳蝸　cochlear
- 耳蝸後病灶位置　retrocochlear lesion
- 響音重振　loudness recruitment
- 響音不振　loudness decruitment
- 完全響音重振　complete recruitment
- 部份響音重振　partial recruitment
- 適應　adaptation
- 雙耳音量平衡測驗　alternate binaural loudness balance testing, ABLB
- 單耳音量平衡測驗　monaural loudness balance testing, MLB
- 參考耳　reference ear
- 變數耳　variable ear
- 音量增長曲線圖　loudness growth function curve
- 聽神經瘤　acoustic neurinoma
- 電腦輔助式音量平衡測驗　computer–assisted loudness balance testing
- 局部 X 光攝影術　tomography
- 內耳道　internal auditory meatus
- 前庭功能測驗　vestibular test
- 卡洛里試驗　caloric test
- 變異閾值　difference limen for intensity, DLI

- 變異閾值測驗　difference limen for intensity test, DLI test
- 聽覺響度記憶　loudness memory
- 增加音　increment
- 聽覺疲乏　auditory fatigue
- 聽覺適應　auditory adaptation
- 閾值音響衰退測驗　threshold tone decay test
- 超閾值音響衰退測驗　supra-threshold tone decay test
- Schubert 音響衰退測驗　Schubert tone decay test
- Hood 音響衰退測驗　Hood tone decay test
- Carhart 音響衰退測驗　Carhart tone decay test
- Rosenberg 一分鐘音響衰退測驗　Rosenberg 1-minute modification of the Carhart tone decay test
- Green 音響衰退測驗　Green modified tone decay test, MTDT
- Olsen 及 Noffsinger 超閾值音響衰退測驗　Olsen and Noffsinger's supra-threshold tone decay test
- Jerger 及 Jerger 超閾值音響衰退　Jerger and Jerger suprathreshold adaptation test, STAT

參考書目

Palva, T. C., Jauhiainen, C., Sjoblom, J. and Yeikoski, J. Diagnosis and surgery of acoustic tumors. Acta Otolaryngology (stockh.), 86: 233–240, 1978.

Tonndorf, J. Acute cochlear disorders: the combination of hearing loss, recruitment, poor speech discrimination and tinnitus. Annual Otology Rhinology and Laryngology, 89: 353–358, 1980.

Tonndorf, J. Stereociliary dysfunction, a cause of sensory hearing loss, recruitment, poor speech discrimination and tinnitus. Acuta Otolaryngology, 91: 469–480, 1981.

Jerger, J. and Jerger, S. Audiological comparison of cochlear and eight nerve disorders. Annual Otology, Rhinology, and Laryngology, 83: 275–285, 1974.

Bekesy, G. Loudness recruitment. Trans. American Otology, 53: 85–93, 1966.

Jerger, J. Hearing tests in otologic diagnosis, Asha, 4: 139–143, 1962.

Priede, V. M. and Coles, R. R. A. Interpretation of loudness recruitment tests–some new concepts and criteria. Journal of Laryngology and Otology, 88: 641–662, 1974.

Hood, J. D. Basic audiological requirements in measurement of recruitment. Audiology, 16: 215–228, 1969.

Coles, R. R. A. and Priede, V. M. Factors influencing choice of fixed–level ear in the ABLB test. Audiology, 15: 456–479, 1976.

Fritze, W. A computer– controlled binaural balance test. Acta Otolaryngology (stockh.), 86: 89–92, 1978.

Hood, J. D. Loudness balance procedure for the measurement of recruitment. Audiology, 16: 215–228, 1977.

Hallpike, C. S. Clinical otoneurology and its contributions to theory and practice Proc. R. Soc. Med., 58: 185–196, 1965.

Tillman, T. Special hearing tests in otoneurological diagnosis. Archive Otolaryngology, 89: 25–30, 1969.

Palva, T., Jauhiainen, C., Sjoblom, J., and Yeikoski, J. Diagnosis and surgery of acoustic tumors. Acta Otolaryngology (stockh.), 86: 233–240, 1978.

Sanders, J. W., Josey, A. F., and Glasscock, M. E. Audiologic evaluation in cochlear and eighth nerve disorders. Archive Otolaryngology, 100: 283–289, 1974.

Thomsen, J., Nyboe, J., Borum, P., Toe, M., and Barfoed, C. Acoustic-neuromas. Archive Otolaryngology, 107: 601–607, 1981.

Hirsch, A., Noren, G., and Anderson, H. Audiological findings after stereotaxic radiosurgery in 9 cases of acoustic neuromas. Acta Otolaryngology (stockh.), 88: 155–160, 1979.

Luscher, E. and Zwislocki, J. A simple method for indirect monaural determination of the recruitment phenomenon (difference limen in intensity in different types of deafness). Acta Otolaryngology, 78: 156–168, 1949.

Denes, P. and Naunton, R. F. The clinical detection of auditory recruitment. Journal of Laryngology, 65: 375–398, 1950.

Jerger, J. A difference limen recruitment test and its diagnostic significance. Laryngo-scope, 62: 1316–1332, 1952.

Jerger, J. DL difference test; improved method for clinical measurement of recruitment. Archive Otolaryngology, 57: 490–500, 1953.

Jerger, J., Shedd, J., and Harford, E. On the detection of extremely small changes in sound intensity. Archive Otolaryngology, 69: 200–211, 1959.

Pennington, C. D. and Martin, F. N. Current trends in audiometric practices. Part II. Auditory tests for site of lesion. Asha, 14: 199–203, 1972.

Jerger, J. Diagnostic audiometry. In: J. Jerger (Ed.) Modern Developments in Audiology (2nd ed.) pp. 75–115, Academic Press, New York, 1973.

Thompson, G. A modified SISI technique for selected cases with suspected acoustic neurinoma. Journal of Speech and Hearing Disorders, 28: 299–302.

Koch, L. J., Bartels, D., and Rupp. R. R. The use of a "modified" short increment sensitivity index in assessing site of auditory lesion. Paper presented at the annual convention of the American speech and hearing association, Chicago.

Cooper, J. C. Owen, J. H. In defense of SISIs. Archive Otolaryngology, 102: 396–399, 1976.

Sanders, J. W., Josey, A. F., and Glasscock, M. C. The modified SISI in patients with VIIIth nerve tumor. Paper presented at the National Convention of the American Speech and Hearing Association, Washington, D. C. 1975.

Sanders, J. W. Diagnostic audiology. In: Speech, Language and Hearing, Vol. III; Hearing Disorders, pp. 944–967. W. B. Saunders, philadelphia, 1982.

Martin, F. N. and Forbis, N. K. The present status of audiometric practice: a follow–up study. Asha, 20: 531–541, 1978.

Hood, J. D. Fatigue and adaptation of hearing. British Medical Bulltine, 12: 125–130, 1956.

Carhart, R. Clinical determination of abnormal auditory adaptation. Archive Otolaryngology, 65: 32–39, 1957.

Rosenberg, P. E. Rapid clinical measurement of tone decay. Paper presented at the American Speech and Hearing Association Convention, New York, 1958.

Green, D. S. The modified tone decay test (MTDT) as a screening procedure for eighth nerve lesions. Journal of Speech and Hearing Disorders, 28: 31–36, 1963.

Johnson, E. W. Confirmed retrocochlear lesions. Archive Otolaryngology, 84:

247–254, 1966.

Harbert, F. and Young, I. M. Sudden deafness with complete recovery. Archive Oto-laryngology, 79: 459–471, 1964.

Olsen, W. O. and Noffsinger, D. Comparison of one new and three old tests of audi-tory adaptation. Archive Otolaryngology, 99: 94–99, 1974.

Sung, S. S., Goetzinger, C. P., and Knox, A. W. A study of the sensitivity and re-liability of three tone decay tests. Paper presented at the American Speech and Hearing Association Convention, Chicago, 1969.

Jerger, J. and Jerger, S. A simplified tone decay test. Archive Otolaryngology, 101: 403–407, 1975.

Rosenberg, P. E. Tone decay. Maico Audiologic Library Series, 7: Report 6, 1969.

Glasscock, M. E. Acoustic neuroma; recent advances in the diagnosis and treatment. Rev. Laryngology, 89: 28–42, 1968.

Tillman, T. Special hearing test in otoneurological diagnosis. Acta Otolaryngology, 89: 25–30, 1969.

Stroud, M. H. and Thalmann, R. Usual audiological and vestibular problems in the diagnosis of cerebellopontine angle lesions. Laryngoscope, 79: 171 – 200, 1969.

Brunt, M. A. Bekesy audiometry and loudness balance testing; in Katz, Jack (ed.) Handbook of Clinical Audiology (3rd ed). Williams & Wilkins.Baltimore, pp. 273–291, 1985.

Fowler, E. P. A method for early detection of otosclerosis. Archires of Otolaryngolo-gy, 24: 731–741, 1936.

Reger, S. N. Differences in loudness response of normal and hard–of–hearing ears at intensity level slightly above threshold. Annals of Otology, Rhinology, and Laryngology, 45: 1029–1039, 1936.

第12章

腦幹聽力

誘發反應

中樞神經系統（the central nervous system）平時就會產生隨機自發性地生物電位活動（bioelectric activity）。這種電位活動可利用電極（electrodes）貼在頭顱骨上記錄下來。Berger 在一九二九年時（Jacob son et al., 1985），正式地將此種記錄發表出來，並稱它為腦波（electroencephalogram）。這是種電位變化的記錄，後來發現這種電位的變化可經由各種感官刺激，如聽覺、視覺、觸覺等，而誘發出來，並且這些經由感官刺激而誘發出來的生物電位波可由進行中的腦波中分離出來，這些被分離出來的波就統稱為誘發潛位能反應（evoked potential response），而由聽覺誘發出來的就稱為聽力誘發反應（Davis et al., 1939）。聽力誘發反應又可因誘發時間的長短而分成早期、中期及晚期聽力誘發反應（early, middle, and late latency auditory potentials）。在聲音刺激後十秒內即被誘發出來的波稱為早期聽力誘發反應。在聲音刺激後十秒到三百秒內被誘發出來的波稱為中期聽力誘發反應。在三百秒到一千秒間被誘發出來的則稱為晚期聽力誘發反應。在本章中所要討論的是早期聽力誘發反應中的腦幹聽力誘發反應（ABR）。

早期的聽力誘發電位波形圖並不易判讀，因為以腦波為背景的腦波原形中，這些萃取出來的波形常被腦波遮蔽住。在一九六〇年代時，經由技術上的改進，而改善這種情形。此技術就是經過刺激音的連續重複給予多次，將此連續重複給予刺激引發的波形，使之積聚重疊，使波形變大，電位差改變變強，相對地就使得腦波為背景的干擾減小，而使得萃取出來的波形較易於被判讀，這種技術就稱為電位波積疊法（summational of the electrical activity）。後又經電子儀器及電子計算器的發展，將此種電位波積疊法運用在電腦（電算盤上），則使得波形更清晰，干擾（artifact）更被除掉，使得判讀更容易，因而使聽力誘發反應運用較廣，現在則廣受研究上及臨床上的喜愛，但聽力誘發反應包括多種測驗，不同感官刺激而得的誘發潛位能反應則包括更

表 12-1　臨床上常用的誘發潛位能反應測驗

測　驗　名　稱	反應時間點 （msec）	刺激感官	解剖部位
耳蝸電位圖 （electrocochleography, ECOG）	1–5	聽覺	耳蝸
腦幹聽力誘發反應 （auditory brainstem response, ABR）	1–10	聽覺	腦幹下部
觸覺誘發反應 （somatosensory evoked potentials, SSEP）	25–80	觸覺	後脛骨神經 正中神經在腦皮質部的反應 三叉神經 頸椎正中神經 歐勃式點處正中神經
視覺誘發反應 （visual evoked potentials, VEP）	100	視覺	視神經
面神經功能測驗 （facial nerve function test, FNOG）	10	觸覺	面神經
手術中觸覺誘發反應 （intra–operative evoked potentials） 又分成四種測驗，但都用同個名稱，但測的部位不同	20–100	觸覺	①後脛骨神經及腓骨神經 ②正中神經及尺骨神經 ③腦皮質下的電位差改變 ④脊椎處，上述神經的電位潛能改變

多。目前我們的了解有限，主要運用在耳科學上，但有強力的趨向用於神經學上，所以這方面的發展潛能是相當大的，仍有待大家的努力。此章只說明聽力誘發反應中的腦幹聽力誘發反應，以下就簡稱爲ABR。因爲這個檢查在臨床上是台灣較普遍的聽力誘發反應測驗。表12-1所示爲目前臨床上較常用的誘發潛位能反應，包括了名稱、反

應時間站（time window）（刺激後至發生波形反應的時間）、經由刺激的感官，及所測的解剖部位（Keith, 1989; Gantz, 1984; Moskowitz et al., 1983）。

1. 腦幹聽力誘發反應的神經傳導路線

　　腦幹聽力誘發反應是包括了七個波，從第一波到第七波，所有的波都是在給予刺激音後十微秒（msec）內發生的。從一開始人們即對這些波是由解剖位置上何處發出來的感到好奇，及基於病灶位置診斷上的確定的需求，而想知道這些波是來自於何處，後經過動物實驗（Jewett, 1970; Buchwald & Huang, 1975; Ruben et al., 1982; Starr & Archor, 1980a & 1980b）及經過人體的試驗，及人類確定病灶位置者所發出的 ABR 波形和正常的波形比較（Hashimoto et al., 1981; Moller, 1981; Moller & Jannetta, 1982; Rossi, & Britt, 1980; Spire et al., 1980; Stockard & Rossiter, 1977; Goff et al., 1977），而發表出波形和解剖位置的關係。每篇文章發表各有一點出入，但大致如下。見圖 12-1 所描述的 ABR 的神經傳導路線圖，及各個波源自的解剖位置。

　　大致上來說，第一波源自聽神經的遠端（靠近耳蝸的部分）。第二波的電位潛能來自聽神經靠近中樞的部分，及耳蝸神經核（cochlear nucleus）。第三波，部分來自耳蝸神經核，部分來自上橄欖複合體（superior olivary complex）。第四波來自左右兩側的側蹄系神經核（nucleus of the lateral lamniscus），但是仍有少部分的訊息是來自上橄欖複合體。第五波的解剖發源地是左右兩側的疊體內丘（inferior colliculus）。第六波則源自於左右兩側的膝狀體內側（medial geniculate）。最後第七波來自左右兩側的聽放射（acoustic or auditory radiation）。

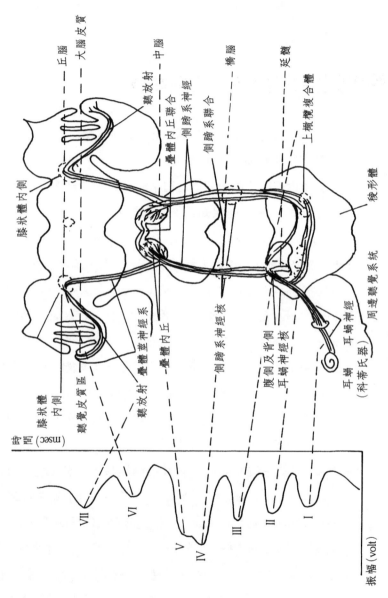

圖 12-1 ABR 的神經傳導路線圖，及和ABR波形和解剖位置相對應圖

　　圖 12-1 上可看到腦幹聽力誘發反應的各個波和解剖位置相對應的圖。當檢查刺激音經由聽覺的周邊系統，由外耳傳至中耳再至內耳的耳蝸，至此聽覺訊息經由神經衝動（nerve impulse）而傳至第八對腦神經，也就是聽神經的耳蝸部分支——耳蝸神經（nerve cochleae）。前庭神經（nerve vestibuli）是聽神經在內耳前庭部的分支。耳蝸神經、前庭神經，及顏面神經同行，一起通過內耳道（internal auditory meatus），而上行至耳蝸神經核。耳蝸神經核共分成兩股神經，分別為背側及腹側耳蝸神經核（dorsal and ventral cochlear nucleus）。當病灶部位是在聽神經上，如聽神經瘤（acoustic neuroma），或是在小腦橋腦角（cerebell opontine angle）上，例如小腦橋腦角腫瘤（cerebell opontine angle tumor），則腦幹聽力誘發反應的第一波及／或第二波之後的波，會有異常的情形出現。接著聽覺訊息再由耳蝸神經核上行至上橄欖複合體，再經由側蹄系神經傳至側蹄系神經核。左右兩側的側蹄系神經核可經由側蹄系聯合（commissure of probst）而交換訊息，所以聽覺訊息在這有交叉互換的機會，所以在聽力測驗時，才有所謂同側及對側耳之偵測。神經衝動再由側蹄系神經核經過上行的側蹄系神經（lateral lamnicus）傳至疊體內丘，如同側蹄系神經核一樣，疊體內丘亦可經由疊體內丘聯合（inferior collicular commissure）而使訊息相通，這是聽覺訊息的第三次互通。第一次是在耳蝸神經核經過稜形體神經纖維（trapezoid fibers）到對側的上橄欖複合體。由疊體內丘再經由疊體莖神經系（peduncle of inferior colliculus）上行至膝狀體內側，再經由聽放射而到達聽覺皮質區（auditory cortex），這裡是聽覺中樞。腦幹聽力反應即是測這條腦幹聽覺路徑上電位的活動，經由此條路徑上電位的改變，間接地了解到異常的部位是在那裡。

2. 腦幹聽力反應儀、測驗變數及刺激音 ──

　　腦幹聽力誘發反應儀，主要包括下列幾個部分：前增幅器（pre-amplifier）、主增幅器（amplifier）、頻率濾過器（frequency filter）、計算器（calculator）、刺激音發生器（signal generator）、刺激音衰減器（sound attenuation）、結果記錄器（recorder）、波形顯示銀幕（wave form screen）、耳機（earphone），及電極（electrode），見圖 12-2 所示。

　　刺激音發生器產生了刺激音後，和衰減器連接，再經過頻率濾過器，而將聲音經由耳機送至耳道內，電極則和兩個增幅器連接，再經過計算器對電位波的處理，而送至示波器上，並加以記錄下來，這是機器簡單的連接順序。

　　刺激音發生器是用以產生刺激音的機器，ABR 所常用的刺激音有持續純音（tone）、滴答音（click），及炸裂音（tone burst）。衰減器則可讓發出來之刺激音被調整成所要的音量。經過音量控制後的刺激音再經過頻率濾過器，使成合適於測驗用的頻率範圍，就如 ABR 是要用 300 到 3000 赫茲頻率間的音做刺激音（Keith, 1989）。濾過器的半衰遞減率最好是在 6 分貝／每個音程（dB/octave）或更大。前增幅器及主增幅器是用於增強由電極收集來的生物電位波的電位，使得波形能更清晰，並減少背景腦波的干擾。接著將收集來的訊息經過計算器做電位波積疊法的處理後，使得波形得以清晰的出現在波形顯示銀幕上。並且經由記錄器可將波形及資料記錄下來，做為檔案記錄及檢查後的結果分析等處理。

　　腦幹聽力誘發反應儀上，和人體接觸的有兩個部分：一是耳機，它將刺激音，以不變的品質送到受測者的耳道內。二是電極，做腦幹

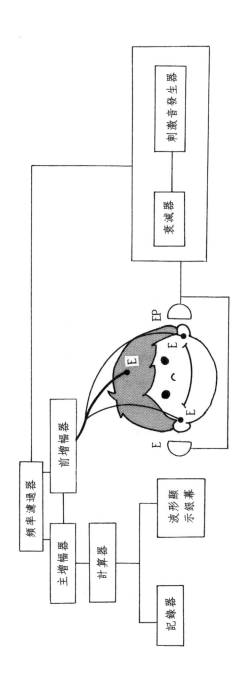

圖 12-2　聽力誘發反應儀的基本結構

EP是耳機

E是電極

聽力誘發反應測驗，需用到三種電極：地線（ground electrode）、活動電極（active electrode），及參考電極（reference electrode）。一般活動電極是放在前額或頭頂（vertex），地線及參考電極則分別放在兩個耳垂上或是耳後乳突骨上。另有其他種電極的放置位置，我們稱電極放置位置為電極聯結（electrode montage）。不同的電極聯結，會造成腦幹聽力誘發反應些許的不同。這在「影響腦幹聽力誘發反應結果的因素」中會詳細解說。

在測驗時應注意的測驗變數如下：

1. **刺激音**　可用持續純音、滴答音或炸裂音。

2. **刺激速率**（stimulus rate）　11～61 次／每秒。

3. **頻率範圍**　300 到 3000 赫茲頻率內；所以用 300 赫茲高通濾過器，及 3000 赫茲的低通濾過器或 300 到 3000 赫茲的頻率帶濾過器。

4. **刺激期間**（stimulus duration）　10（msec）微秒。

5. **刺激音重複次數**（number of stimulus）　1000 到 2000 次。

上述是在臨床測驗上常用的數據，若是為了研究或比較，或其他原因，當然可以根據需求而改變上述的數據。

3. 正常腦幹聽力誘發反應

□ 反應波形態

正常腦幹聽力誘發反應包括有七個波。這七個波中以第五波為最強，第二及第四波則較常消失。Chiappa 及其同事（1979），及其他的文章發表（Rowe, 1978; Picton & Fitzgerald, 1983; Jacobson, 1985）皆表示有五種波形是常見的正常反應：(1)每個波都彼此分開，很容易即算

出來有七個波。(2)第 IV 及 V 波，並未完全分開，但也不是合在一起的，稱為肩形波。而且第 IV 波此第 V 波的振幅大。(3)同(2)中所述也是肩形波，但第 V 波比第 IV 波的振幅大，其他各波皆各自分開。(4)第 IV 及第 V 波結合在一起，形成 IV–V 波的結合波（wave IV–V complex），有時第 IV 波較大，有時第 V 波較大。(5)有第 IV、V 波的結合波，且兩波等高，其他波則各自獨立，這個 IV、V 波的結合波，看起來很顯眼，見圖 12–3 (E)。

□ ABR 的波反應時間

所謂波反應時間（response latency）是指自給刺激音到發生電位波反應之間的時間，即波形出現的時間，例如第 I 波在時間軸上的地方是 1.5msec，則表示第 I 波的反應時間是 1.5 msec。這可分為波的絕對反應時間（absolute latency）及波間的波間距離（interwave latency）兩種，所用的單位都是微秒。基本上，每個醫院、診所，或實驗室都有他們自己調查出來的標準值（norm），但都落在一個範圍內。表 12–2 所列為每一波的絕對反應時間，及各個波間的波間距離，這是參考多篇文章的平均範圍，供讀者參考，但建議每個地方都應有自己的一套標準值（Beagley & Sheldrake, 1978; Chiappa et al., 1979; Keith, 1989）。表中所列，每項的標準差（standard deviation）是 ±0.3 msec。

音強和波的絕對反應時間也有關係，當音強愈強時，則波的絕對反應時間也愈短，大約是音強每增加 10 分貝，則波的絕對反應時間少 0.4 msec。這種波的絕對反應時間和聲音強度的關係稱為強度反應時間功能（latency–intensity function）。在不同的病灶或不同的失聽下，第 V 波的強度反應時間功能曲線也會不同。圖 12–4 所示為一正常成人平均的強度反應時間功能。斜線範圍表示正常的範圍，橫軸是音量，縱軸是代表波的絕對反應時間。

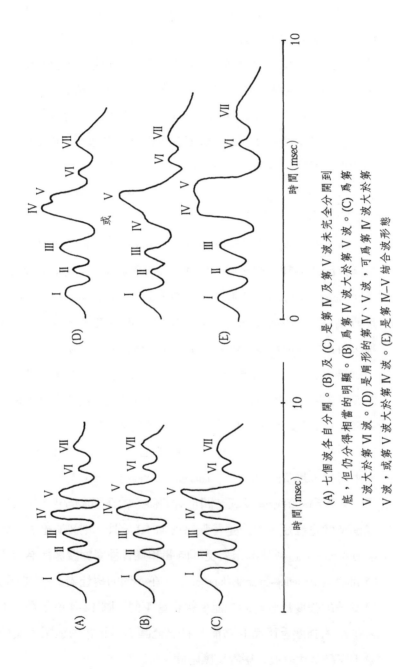

(A) 七個波各自分開。(B) 及 (C) 是第 IV 及第 V 波未完全分開到底，但仍分得相當的明顯。(B) 爲第 IV 波大於第 V 波。(C) 爲第 V 波大於第 VI 波。(D) 是肩形的第 IV、V 波，可爲第 IV 波大於第 V 波，或第 V 波大於第 IV 波。(E) 是第 IV–V 結合波形態

圖 12–3 五種正常的 ABR 波形

表 12-2　正常人的波的絕對反應時間、波間距離及兩耳波絕對反應時間差(ILD)

波名	I	II	III	IV	V	VI	VII	I-III	III-IV	I-V	ILD
時間	1.2-1.8	2.2-2.8	3.2-3.8	4.2-4.8	5.2-5.8	6.2-6.8	7.2-8.0	2.0	2.0	4.0	0.4

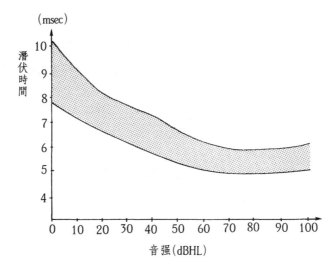

圖 12-4　第 V 波的音強反應時間功能圖（斜線區表示是正常範圍）

□ABR 的波振幅

　　波振幅（response amplitude）的單位是微福特（ μv ）。量的是尖峯振幅的 μv 值，在正常 ABR 中，第 V 波的振幅是最大的，第 II 波的振幅是最小的，第 IV 波的次小。Stockard 等人（1978）實際測量的平均值是 0.15 到 0.38 μv，同時也發表第 V 波和第 I 波波振幅的比率約是 2.53。由於波振幅的變異性大，不若波反應時間來的穩定，故臨床上較少用波振幅來判斷 ABR 的反應是正常與否，只用來做爲參考資料。

4. 影響腦幹聽力誘發反應結果的因素 ———

□ 音 強

如前所述，一般而言音量愈大，則波的絕對潛伏時間就愈短。在40 分貝以下的音量，常常只剩下第 I、Ⅲ 及 Ⅴ 波仍然呈現出來；同時音強反應時間功能曲線的斜度也會比較大，波的絕對潛伏時間的標準差（standard deviation）也會變得較大。

□ 刺激速率

刺激速率和腦幹聽力誘發反應的關係可歸納成四點：

1. 當刺激速率增加，則波與波的界限會愈來愈不清楚。當刺激速率至每秒 25 次以上時，則只剩第 Ⅴ 波仍然辨別得出來，其他波可能就看不太出來了。

2. 刺激速率和波絕對反應時間的關係，一般傾向爲刺激速率愈高，波絕對反應時間就愈長，大約是每秒增加 10 次的刺激音，則波絕對反應時間增加 0.2 msec。

3. 第 Ⅴ 波並不受刺激速度的影響，只要沒有病變，一般而言，即使刺激速率高達 55 次／秒，第 Ⅴ 波仍然會出現。

4. 但第 Ⅴ 波的波絕對潛伏時間受刺激速率的影響較其他波來得多，所以當刺激速率愈高，造成的第 I–Ⅴ 波的波間距離愈大。因爲第 Ⅴ 波的波絕對反應時間比第 I 波的增加得快。

□ 刺激音的極性

當刺激音由疏波或是密波，在正常人的腦幹聽力誘發反應波形會

有改變，如由原本的 IV–V 結合波，變成第 IV 波較強的肩形波，有時候也會使第 I 波消失（Chiappa et al., 1979），但基本上變化不大，仍可輕易地分辨出第 I 到 VII 波。如果因為極性（polarity）改變，而造成波形及潛伏時間很大的改變，則這常是病態的，例如有神經的脫髓鞘病變（demyelinating disease），這是種神經纖維外鞘脫除或破裂的病變（Keith, 1989）。

□ 不同的刺激音

持續純音及炸裂音由於它們音的起落時間（rise–fall time）比滴答音要長，所以前兩者的第 V 波的波絕對反應時間比後者的要長。換句話說，當刺激音的起落時間愈長，則其第 V 波的絕對反應時間也愈長。Hecox 等人在一九七六年發表說若刺激音的起落時間由 0.5 msec增加至 30 msec，由第 V 波的絕對潛伏時間增加 0.5 msec。

刺激音的頻率也會影響第 V 波的波絕對反應時間，當頻率愈低，則第 V 波的波絕對反應時間就愈長，即成反比關係。刺激音呈現的模式（mode of presentation）亦會影響 ABR 反應結果。如果兩耳都有刺激音，則其波振幅比單耳受刺激更強，且波形各個獨立明顯。

□ 電極聯結

如果給刺激音的耳和參考電極是在同側，則稱為同側電極聯結（ipsilateral electrode montage），如果是在不同側，則稱為對側電極聯結（contralateral electrode montage）。同側電極聯結，會使腦幹聽力誘發反應的第 I 及 III 波的振幅變小，第 II 波的振幅變大，第 IV 及 V 波會徹底分開，而不形成 IV–V 聯結波（Stockard et al., 1978; Chiappa et al., 1979）。另外如果參考電極是放在耳垂上而非耳後乳突骨上，則第 I 波的振幅會變大；如果活動電極不是放在頭部，則干擾會非常的大，

可能是因爲遠離聽覺系統的關係，可以歸納爲下列三點：(1)如果要加強第Ⅰ、Ⅱ、Ⅲ波，則用同側電極聯結。(2)如果要加強後面的波，如第Ⅲ、Ⅳ及Ⅴ波，則用對側電極聯結，且參考電極放在耳垂上。(3)如果要讓第Ⅰ、Ⅲ及Ⅴ波，都清楚地分開，及增加彼此間的距離，則用同側電極聯結法，且把參考電極放在耳垂上（Keith, 1989）。不同的聯結法，會造成 ABR 反應上的不同，這是很有趣的主題，目前有很多人對電極聯結法和病灶位置的研究很有興趣，相信這不僅有趣，而且實用。

□ 頻率濾過器的選擇

使用頻率濾過器的頻率截斷點（cut-off point）不同，則使刺激音的音頻不用，或音頻帶（frequency band）不同。如果提高低頻音的截斷點，例如由 100 赫茲提高到 300 赫茲，則會造成第Ⅳ波的振幅加大，及每個波的波絕對反應時間加長。如果減低高頻音的截斷點，例如由 3000 赫茲降至 1000 赫茲，則會使所有的反應變數（parameter）都變差，如波形不清、波絕對反應時間變長很多，甚至很多波都會消失或辨認不清。

□ 年　齡

年齡對腦幹聽力誘發反應有明顯的影響，在中樞神經功能未成熟前測的結果，是波的絕對反應時間比成熟者的長很多。嬰兒在第六至第八週時，他的第Ⅰ波絕對反應時間就可以和成人相當，但是第Ⅴ波的絕對潛伏時間則需等到十二個月大時，才會和成人的差不多。由此可見神經系統的成熟順序是由周邊到中樞。一般在新生兒的腦幹聽力反應只見到Ⅰ、Ⅲ及Ⅴ波，同時第Ⅲ波的振幅很小，到六個禮拜時，第Ⅲ波才會較明顯，到第三個月時，才能分得出第Ⅰ到第Ⅴ波；而

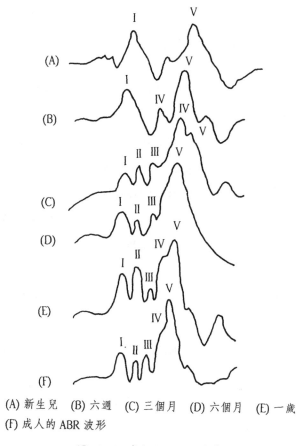

(A) 新生兒　(B) 六週　(C) 三個月　(D) 六個月　(E) 一歲
(F) 成人的 ABR 波形

圖 12–5　年齡對 ABR 的影響

且此時的第 IV 及 V 波仍是連在一起，有時不易分辨出來，見圖 12–
5，至一歲時，五個波才眞正地分清。

　　上述的因素，常常是綜合多個因素在一起，或者因素間也互相牽
扯影響，而非單一因素，所以在考慮是何種因素影響到反應結果時，
需多方向的考慮，不要只偏限於某一點上。由於第 I 到 V 波的穩定性
高及重複測驗的信度強，而第 VI 及 VII 波則無此特性，因而臨床上一
般只用第 I 到第 V 波的訊息，而不用剩下的兩波。

5. 腦幹聽力誘發反應的臨床運用

　　它在臨床上的運用是利用兩種方式：一是根據波的異常和波的神經路徑解剖位置相對應，而來推測病灶所在。二是利用已確定病灶位置病人的腦幹聽力誘發反應來做歸納，做為以後判斷的依據。在臨床運用上，很多研究都相信，腦幹聽力誘發反應在病灶診斷上具有重要角色，但很多疑點仍謎樣地存在，有待更進一步地研究。

　　由音強反應時間功能曲線上可分別出是那種類型的重聽。在傳導性重聽的病人，其音強反應時間功能曲線會和正常曲線平行，但在正常範圍之外，見圖 12–6 (A)。這是由於傳導性重聽會造成每個波的波絕對反應時間平均地拉長，所以由刺激音呈現開始到第 I 波產生的時間是不正常的，但第 I–V 波的波間距離，則仍是正常的。

　　在聽力圖圖形是屬平坦型的感覺神經性重聽者（即每個頻率失聽程度差不多），其腦幹聽力誘發反應的音強反應時間功能曲線的斜度（slope）會較大，見圖 12–6 (B)，這是由於第 V 波在低音量時，其波絕對反應時間增長的速率比在高音量時快而造成的。對於病灶在耳蝸而引起的感覺神經性重聽者，也有同樣的曲線發生，這是由於在接近聽覺閾值處有響音重振（recruitment）現象而造成的。若是耳蝸病灶病人的腦幹聽力誘發反應的波絕對潛伏時間，根據重聽程度矯正後，其波絕對反應時間、波間距離，及兩耳波潛伏時間差（interaural wave latency differences）都會在正常範圍內。

　　如果是高頻陡峭滑落型（steep high–frequency hearing loss）的感覺神經性重聽，其音強反應時間功能曲線和正常曲線平行，但在正常範圍之外，且曲線很短，只在偏高音量處才有，見圖 12–6 (C)，這是因為重聽，所以只在高音強處才達到足夠的能量去誘發出反應來。至於為

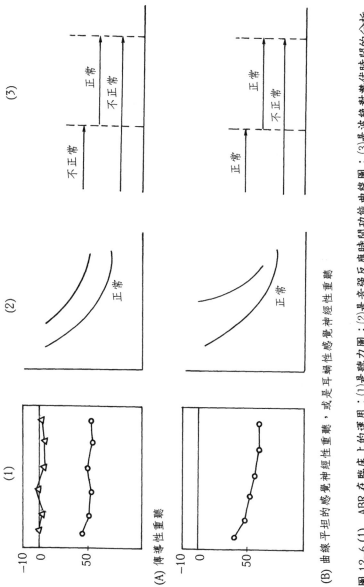

(A) 傳導性重聽

(B) 曲線平坦的感覺神經性重聽，或是耳蝸性感覺神經性重聽

圖 12-6 (1) ABR 在臨床上的運用：(1)是聽力圖；(2)是音強反應時間功能曲線圖；(3)是波絕對潛伏時間的分析

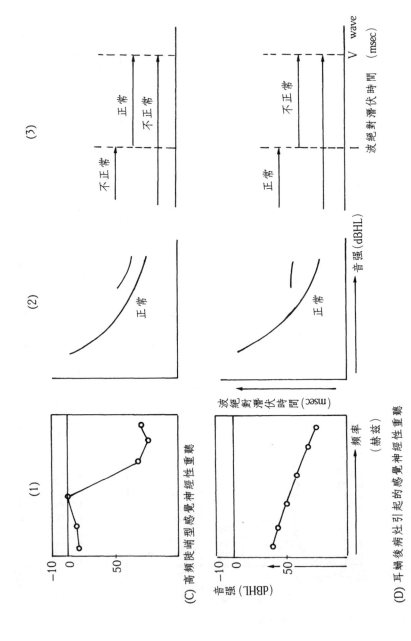

(D) 耳蝸後病灶引起的感覺神經性重聽

圖 12-6 (2)　ABR 在臨床上的運用：(1)是聽力圖；(2)是音強反應時間功能曲線圖；(3)是波絕對潛伏時間的分析

什麼其曲線和正常曲線平行呢？這是因為負責高頻音的耳蝸毛細胞分布在耳蝸外圍，而負責低音的毛細胞則分布在靠耳蝸頂端（apical）處，所以刺激音需較長的時間才能達到耳蝸頂端，因此波的絕對反應時間就較長，而造成和正常曲線平行的結果，見圖 12–6 (C)。

至於耳蝸後病灶引起的感覺神經性重聽，常有下列現象：(1)除第 I 波外，其他的波都波形模糊，或甚至消失。(2)第 V 波的波絕對潛伏期不正常地增長。所以(3)有不正常的第 I–V 波的波間距離，及(4)兩耳波潛伏時間差亦不正常，見圖 12–6 (D)。根據研究，兩耳波潛伏時間差若大於 0.4 msec，則屬於不正常（Fria, 1980; Bauch et al., 1982）。

波絕對反應時間的長短亦因重聽的程度而影響。根據發表的資料顯示，聽力每損失 1 分貝，則波絕對反應時間增長 0.04 msec，也就是聽力每下降（變差）10 分貝，則時間增加 0.4 msec（Galambos & Hecox, 1978; Keith, 1989; Fria, 1980）。

另外 Jerger 及 Mauldin 在一九七八年曾提出，可以用腦幹聽力誘發反應閾值來預測感覺神經性重聽的程度，它的公式是：

$$\text{ABR 閾} \times 0.6 = \text{純音聽力平均值（} \pm 15 \text{ 分貝）}$$

此處的純音聽力平均值是指 1K、2K，及 4K 赫茲閾值的平均值。其標準差是 15 分貝，但此公式不適合應用在高頻陡峭型重聽上。

若將腦幹聽覺神經路線由外向內可分成四部分：腦幹外部位（extrinsic brain stem）、腦幹內部位（intrinsic brain stem）、中腦部位（midbrain），及丘腦及皮質部分。常發生在腦幹部位的病變包括有：聽神經瘤、面神經瘤（facial tumor）、腦脊髓膜瘤（meningioma）、星狀細胞瘤（astrocytoma）、小腦橋腦角瘤、神經管胚細胞瘤（medullob-

lastoma）、珍珠瘤（cholesteatoma）、第四腦室腫瘤（IVth ventricle tu-
mor）及蛛網膜囊腫（arachnoid cyst）。在腦幹聽力誘發反應上的發現
包括有：(1)所有波的波絕對反應時間增長，並且第 II 到第 V 波的增
長速率大於第 I 波，因此造成(2)波間距離亦增長，(3)兩耳間的波反應
時間差有不正常的增長，大於 0.4 msec，(4)除了第 I 波外，其他波常
很模糊，辨別困難，甚至波形消失，(5)有些文章顯示，用較低頻的刺
激音比高頻音，容易得到上述(1)到(4)的結果（Eggermont et al., 1980;
Harker, 1980; Harris & Almquist, 1981; House & Brackman, 1979; Moller, et al.,
1982; Musiek, 1982, 1983）。

在腦幹內部位常發現有的病變有橋腦神經膠質瘤（pontine
gilioma）、多發性硬化症（multiple sclerosis）、腦白質障礙（leukody-
strophy）、橋腦退化（pons degeneration）、外傷或外傷造成的橋腦變形
等。腦幹聽力誘發反應在這些病灶上的發現有：(1)除第 I 波外，其他
的波常消失不見了。(2)常見第 I–III 波間距離是正常的，但 I–V 波間距
離則不正常。(3)若第 II 到 V 波仍可辨認出來，則常發現有和腦幹外
部位病灶相似的 ABR 發現（Hannley, 1983）。

在中腦部位常見的疾病有松果體腫瘤（pineal tumor）及中腦部位
的血管性病變（vascular accident & malformations）。在腦幹聽力誘發反應
上的發現有：(1)第 V 波的波絕對反應時間不正常的加長，但是第 I 到
III 波並不受到影響，所以 I–III 波間距離是正常的；但是 I–V 及 III–V
波間距離則不正常。(2)常見第 III 波的波振幅變小，第 V 波的振幅更
是明顯的變小，或有時消失了沒有呈現出來（Archor et al., 1980b; Esp-
stein et al., 1980; Oh et al., 1981; Wada et al., 1983）。

在丘腦及大腦皮質部位常有的病變有丘腦腫瘤（thalamic
tumor）、大腦腫瘤（cerebral tumor），及大腦血管性病變（cerebrovas-
cular accident）。在腦幹聽力誘發反應測驗的發現是，一般而言不受病

灶的影響，所以在沒有聽力喪失的情況下，測驗結果爲正常。這是因爲腦幹聽力誘發反應只對腦幹中、下部分有影響力，至於腦幹上部則此測驗的敏感度就很低了（Chiappa, 1982）。

至於 ABR 檢查結果的記錄，每個地方略有出入，但大致相同，表 12-3 是一個 ABR 記錄表的範例。

6. 總 結

誘發潛位能反應可經由各種感官刺激，如聽覺、視覺、觸覺等而誘發出來。腦幹聽力誘發反應主要是可得到中、低腦幹部位的電位活動訊息，它可以用以判斷失聽程度、聽障型態，及病灶部位的判斷，所以腦幹聽力誘發反應在聽力學及神經學上的貢獻很大。但在下列兩點上仍有待更多的研究：(1)對此測驗的性質、特性，以及這些性質在病理上及正常上的區別的知識需有更透徹的了解。(2)在臨床判讀上需要有更多經驗的累積。

表 12-3 ABR 記錄表範例

×××醫院腦幹聽力誘發反應記錄表

姓名：_____   刺激音：_____

年齡：_____   頻率範圍：_____

日期：_____   刺激速率：_____

生日：_____   刺激期間：_____

                                            電極放置位置

ABR 閾值   ①活動電極：_____

右耳：_____   ②參考電極：_____

左耳：_____   ③地線：_____

                                            電阻：_____

ABR 結果（黏貼於下面空白處）

第 V 波音強反應時間功能曲線表

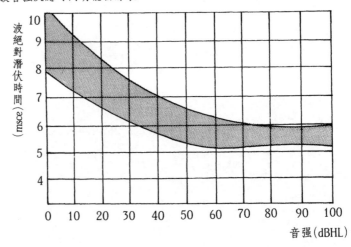

中英名詞對照

- 聽力誘發反應　auditory evoked potentials, AEPs
- 腦幹聽力誘發反應　auditory brain stem response, ABR
- 中樞神經系統　the central nervous system, CNS
- 生物電位活動　bioelectric activity
- 電極　electrodes
- 腦波　electroencephalogram, EEG
- 誘發潛位能反應　evoked potential response
- 早期聽力誘發反應　early latency auditory potentials
- 中期聽力誘發反應　middle latency auditory potentials
- 晚期聽力誘發反應　late latency auditory potentials
- 電位波積疊法　summational of the electrical activity
- 干擾　artifact
- 耳蝸電位圖　electrocochleography, ECOG
- 觸覺誘發反應　somatosensory evoked potentials, SSEP
- 視覺誘發反應　visual evoked potentials, VEP
- 面神經功能測驗　facial nerve function test
- 手術中觸覺誘發反應　intra-operative evoked potentials
- 反應時間站　time window
- 腦幹聽力誘發反應的神經傳導路線　neural generators of auditory brain stem responses
- 腦幹　brain stem
- 脛骨神經　tibial nerve
- 正中神經　median nerve

- 腦皮質　brain cortical
- 歐勃式點　Erbs point
- 視神經（第二對腦神經）　optic nerve (second or cranial nerve)
- 尺骨神經　ulnar nerve
- 頸椎　cervical spine
- 微秒　millisecond (msec.)
- 耳蝸神經核　cochlear nucleus
- 上橄欖複合體　superior olivary complex
- 側蹄系神經核　nucleus of the lateral lamniscus
- 疊體內丘　inferior colliculus
- 膝狀體內側　medial geniculate
- 聽放射　acoustic (or auditory) radiation
- 神經衝動　nerve impulse
- 耳蝸神經（是第八對腦神經的耳蝸部分支）　nerve cochleae
- 前庭神經（是第八對腦神經的前庭分支）　nerve vestibuli
- 內耳道　internal auditory meatus
- 背側耳蝸神經核　dorsal cochlear nucleus
- 腹側耳蝸神經核　ventral cochlear nucleus
- 聽神經瘤　acoustic neuroma
- 小腦橋腦角　cerebell opontine angle
- 小腦橋腦角腫瘤　cerebell opontine angle tumor
- 側蹄系聯合　commissure of probst
- 側蹄系神經　lateral lamnicus
- 疊體內丘聯合　inferior collicular commissure
- 稜形體神經纖維　trapezoid fibers
- 疊體莖神經系　peduncle of inferior colliculus

- 聽覺皮質區　auditory cortex
- 前增幅器　pre–amplifier
- 主增幅器　amplifier
- 頻率濾過器　frequency filter
- 計算器　calculator
- 刺激音發生器　signal generator
- 刺激音衰減器　sound attenuation
- 結果記錄器　recorder
- 波形顯示銀幕　wave form screen
- 耳機　earphone
- 電極　electrode
- 純音　tone
- 滴答音　click
- 炸裂音　tone burst
- 地線　ground electrode
- 活動電極　active electrode
- 參考電極　reference electrode
- 頭頂　vertex
- 電極聯結　electrode montage
- 刺激速率　stimulus rate
- 刺激期間　stimulus duration
- 刺激音重複次數　number of stimulus
- 腦幹聽力誘發反應波形態　response (wave) morphology or waveform
- 腦幹聽力誘發反應波的反應時間　response latency
- 絕對反應時間　absolute latency
- 波間距離　interwave latency

- 標準差　standard deviation
- 強度反應時間功能　latency–intensity function
- 波振幅　response amplitude
- 極性　polarity
- 脫髓鞘病變　demyelinating disease
- 刺激音呈現模式　mode of presentation
- 同側電極聯結　ipsilateral electrode montage
- 對側電極聯結　contralateral electrode montage
- 截斷點　cut–off point
- 音頻帶　frequency band
- 反應變數　parameter
- 響音重振　recruitment
- 兩耳波潛伏時間差　interaural wave latency differences
- 高頻陡峭滑落型失聽　steep high–frequency hearing loss
- 延髓　medulla
- 耳蝸頂端　apical
- 腦幹外部位　extrinsic brain stem
- 腦幹內部位　intrinsic brain stem
- 中腦部位　midbrain
- 丘腦　thalamus
- 面神經瘤　facial tumor
- 腦脊髓膜瘤　meningioma
- 星狀細胞瘤　astrocytoma
- 神經管胚細胞瘤　medulloblastoma
- 珍珠瘤　cholesteatoma
- 第四腦室腫瘤　IVth ventricle tumor

- 蛛網膜囊腫　arachnoid cyst
- 橋腦神經膠質瘤　pontine gilioma
- 多發性硬化症　multiple sclerosis
- 腦白質障礙　leukodystrophy
- 橋腦退化　pons degeneration
- 橋腦　pons
- 松果體腫瘤　pineal tumor
- 血管性病變　vascular accident & malformations
- 丘腦腫瘤　thalamic tumor
- 大腦腫瘤　cerebral tumor
- 大腦血管性病變　cerebrovascular accident

參考書目

Cobson, J. T. and Hyode, M. L. An introduction to auditory evoked potentials. In: J. Katz (Ed.). Handbook of Clinical Audiology. (ed.3), pp. 496–533.

Davis, H., Davis, P. A., Loomis, A. L., Harvey, E. N., and Hobart, G. Electrical reactions of the human brain to auditory stimulation during sleep. Journal of Neurophysiology, 2: 500–514, 1939.

Moskowitz, A. and Sokol, S. Developmental changes in the human visual system as reflected by the latency of the pattern reversal VEP. Electroencephalography and Clinical Neurophysiology, 56: 1–15, 1983.

Gantz, A. ENOG of facial nerve. Annual of Otology – Rhinology – Laryngology, 93:394–398, 1984.

Keith, R. W. Evoked potentials manual. Evoked Potentials Laboratory, University of Cincinnati Medical Center, 1989.

Goff, W. R., Allison, T., Lyons, W., Fisher, T. C., and Conte, R. Origins of short latency auditory evoked potentials in man. In: J. E. Desmedt (Ed.). Auditory Evoked Potentials In Man–Psychopharmacology Correlates of Evoked Potentials. Basel, Switzerland, pp. 3–44, 1977.

Jewett, D. L., Romano, M. N., and Williston, J. S. Human auditory evoked potentials: possible brain stem components detected on the scalp. Science, 167: 1517–1518, 1970.

Stockard, J. J., Rossiter, V. S., Wiederholt, W. C., and Kabayashi, R. M. Brain stem auditory evoked responses in suspected central pontine myelinolysis. Archive of Neurology, 33: 726–728, 1976.

Achor, L. and Starr, A. Auditory brain stem responses in the cat I–intracranial and extracranial recordings. Electroencephalography & Clinical Neurophysiology, 48: 154–173, 1980a.

Arhor, L. & Starr, A. Auditory brain stem responses in the cat II. Effects of lesions. Electroencephalography & Clinical Neurophysiology, 48: 174–190, 1980b.

Buchwald, J. and Huang, C. H. Far–field acoustic response: origins in the cat. Science, 189: 382–384, 1975.

Ruben, R. J., Hudson, W. and Chiong, A. Anatomical and physiological effects of chronic section of the eighth nerve in cat. Acta Otolaryngology (stockh.), 55: 473–484, 1982.

Hashimoto, I., Ishiyama, Y., Yoshimoto, T. & Nemoto, S. Brainstem auditory evoked potentials recorded directly from human brain stem and thalamus. Brain, 104: 481–859, 1981.

Moller, A. R., Jannetta, P. J. and Moller, M. B. Neural generators of the brainstem evoked responses: results from human intracranial recordings. Annals of Otology, Rhinology, & Laryngology, 90: 591–596, 1981.

Moller, A. R. & Jannetta, P. J. Neural generators of the brain stem auditory evoked potentials (BAEP). In proceedings of the second international evoked potentials symposium, cleveland, Ohio (October 18–20), Wolburn, M. A. Butter worth, 1982.

Rossi, G. & Britt, R. Neural generators of brain stem evoked responses. Part II. Electrode recording studies. Neuroscience Abstracts, 6: 595, 1980.

Spire, J. P., Dohrmann, G. J. & Prieto, P. S. Correlation of brain stem evoked response with direct acoustic nerve potential. In: J. Courjon, F. Manguiere, & M. Reval (Eds.). Advances in Neurology: Clinical Applications of Evoked Potentials in Neurology (volume 32). Raven Press, New York, 1980.

Jacobson, J. T. (Ed). The Auditory Brain Stem Responses. College–Hill Press, San

Diego, California, 1985.

Rowe, J. Normal variability of the brain stem auditory evoked response in young and old adult subjects. EEG Clinical Neurophysiology, 44: 459–470, 1978.

Chiappa, K. H., Gladstone, K. J. and Young, R. R. Brain stem auditory evoked responses: studies of waveform variation in 50 normal human subjects. Archive Neurology, 36: 81–87, 1979.

Picton, T. W. and Fitzgerald, P. G. A general description of the human auditory evoked potentials. In: E. Moore (Ed.) Base of Auditory Brain Stem Evoked Potentials Responses, pp. 58–67. Grune & Stratton, New York, 1983.

Beagley, H. A. and Sheldrake, J. B. Differences on brain stem response latency with age and sex. British Journal of Audiology, 12 (3): 69–77, 1978.

Stockard, J. J., Stockard, J. E., and Sharbrough, F. W. Non–pathologic factors influencing brain stem anditory evoked potentials. AMJEEG Technology, 18: 177 –209 (1978).

Hecox, K., Squires, N. and Galambos, R. Brain stem auditory evoked responses in man. I: effects of stimulus rise–fall time and duration. Journal of Acoustic Society in American, 60 (5): 1187–1192, 1976.

Galambos, R. and Hecox, K. Clinical applications of the auditory brain stem response. Otology Clinical of North American, 11 (3): 709–721, 1978.

Fria, T. J. The auditory brain stem response: background and clinical applications. Monographs in Contemporary Audiology, 2 (2): 1–45, 1980

Jerger, J. and Mauldin, L. Prediction of sensorineural hearing level from the brain stem evoked potential response. Archive Otolaryngology, 104: 456–461, 1978.

Bauch, C., Rose, D., and Harner, S. Auditory brain stem response results from 255 patients with suspected retrocochlear involvement. Ear and Hearing, 3: 83–86, 1982.

Eggermont, J., Don, M. and Brackmann, D. Electrocochleography and auditory brain stem electric responses in patients with pontine—angle tumors. Annals of Otology, Rhinology and Laryngology, 89 (Supplement 75), 1980.

Haker, L. ABR in cases of acoustic tumors, presented at a symposium on auditory evoked response in otology and audiology, Cambridge, MA (8) 8–9, 1980.

Harris, J. & Almquist, B. ABR in operatively verified cerebello—pontine angle tumors. Scandinavian Audiology, (Supplement) 13: 113–114, 1981.

House, J and Brackman, D. Brain stem audiometry in neurologic diagnosis. Archives of Otolaryngology, 105: 305–309, 1979

Moller, M., Moller, A., and Jannetta, P. BSER in patients with hemifacial spasm. Laryngoscope, 92: 848–852, 1982.

Musiek, F. ABR in eight nerve and brain stem disorders. American Journal of Otology, 3: 243–248, 1982.

Musiek, F., Weider, D., and Muller, R. Reversible audiological results in a patient with an extra—axial brain stem tumor. Ear and Hearing, 4:169–172, 1983.

Hannley, M., Jerger, J., and Rivera, M. Relationships among auditory brain stem, responses, masking level differences and the acoustic reflex in multiple sclerosis. Audiology, 22: 20–33, 1983.

Chiappa, K. H., and Ropper, A. H. Evoked potentials in clinical medicine. The New English Journal of Medicine, 306: 1140–1150, 1982.

Archor, L. J., and Starr, A. Auditory brain stem responses in the cat II. Effects of lesions. Electroncephalography and Clinical Neurophsiology, 48: 174 – 190, 1980.

Epstein, C. M., Stappenbeck, R., and Karp, H. R. Brain stem auditory evoked responses in palatal myoclonus. Annals of Neurology, 7: 592, 1980.

Oh, S. J., Kuba, T., Soyer, A., Choi, I. S., Bonikowski, F. P. and Vitek, J. Lateralization of brain stem lesions by brain stem auditory evoked potentials. Neurology, 31: 14–18, 1981.

Wada, S. and Starr, A. Generation of auditory brain stem responses (ABRs) III. Effects of lesions of the superior olive, lateral lemniscus and inferior colliculus on the ABR in guinea pig. Electroencephalography and Clinical Neurophysiology, 56: 352–366, 1983.

第13章

外耳與中耳的疾病,

和

聽力學的臨床運用

　　在前面的部分已經提過聽覺聲學、周邊聽覺系統的解剖生理學，以及臨床上常用的聽力學檢查。在這一章及下一章中，則要介紹聽覺系統的常見疾病，並且運用例子的解說，將前述各章的知識綜合運用，使之對臨床上聽力學的運用有進一步的了解。本章中討論的是外耳及中耳，討論的順序是先介紹耳病學，再用範例說明聽力學在臨床上的運用。在下一章中則說明內耳及聽覺中樞部分。

1. 外　耳

□ 外耳的疾病及聽力學的臨床運用

㈠先天性的外耳疾病

　　在出生時即具有的缺陷稱為先天性的畸型或疾病，這可因為是遺傳的或非遺傳性的，在出生後才出現的稱為後天性的疾病。耳朵或聽覺系統的構造是來自三個胚胎層（germ layer），而非來自同一胚胎層。由於它在胚胎發育時期的複雜性，因此可以產生很多不同型式的先天畸型。大部分的先天遺傳性聽力喪失都伴隨有其他的異常，並且影響許多系統。這些先天性的畸型在外耳造成的畸型有耳廓的畸形及外耳道的閉鎖（atresia of the external auditory canal）（Northern & Downs, 1984）。

　　耳廓的畸形是指小耳症（microtia）、大耳症（macrotia），或是任何形式的怪異耳型，例如副耳（accessory auricle）。副耳是類似耳珠的皮膚或軟骨，懸垂在正常耳廓的位置上。大部分的耳廓畸形都合併有其他先天性畸型，若是只有單純的耳廓畸形，聽覺上多半沒有影響，不需要做任何聽力上的處置。在外形上，可做外耳整形手術矯治，使個體的心理適應上較好，這種手術稱為耳造形術（otoplasty）

（Anderson & Wodenberg, 1970）。

外耳道閉鎖是指沒有外耳道，或外耳道狹窄（stenosis of external au-ditory canal）。如同耳廓畸形，外耳道閉鎖也常是先天遺傳性疾病的畸形之一，尤其是伴有中耳畸形的先天遺傳性疾病。耳道的閉鎖不通會導致傳導性的聽力喪失，若是個體的耳膜完整，耳蝸及聽神經未受傷害，則外耳道閉鎖可用手術方式矯治，重建外耳道，聽力可以恢復至相當的程度。

Treacher–Collins 氏症候羣（Treacher–Collins syndrome）是種下頜骨畸型或發育不良，合併有外耳畸型的先天遺傳性畸形。這是源自於胚胎發育的第二個月時，胚胎的第一對鰓溝（branchial groove）及鰓弓（branchial arch）停止發育而造成的（Katz, 1985; Bryde, 1980）。所以Treacher–Collins 氏症候羣可稱爲下頜顏面骨成骨不全（mandibulofacial dysostosis），其特徵在耳廓畸型、外耳道閉鎖、聽小骨變形、下眼瞼凹陷、下頜骨很短，及顴骨的發育不全等。這種症候羣發生的眞正原因不確定，遺傳的可能性很高，但亦不排除子宮內感染、母體缺氧，或母親在懷孕時服用有耳毒性藥物的可能性，它所造成的聽力損失是因爲外耳或中耳的畸型所致，因此是屬於傳導性失聽。

個案一：這是個有 Treacher–Collins 氏症候羣之個案。

個案一可參見圖 13–1 的個案一的聽力檢查結果記錄。此個案是有外耳道閉鎖的情形，經過診斷確定後，需要一份聽力評估，以做爲手術結果之評估指標。在聽力圖上可明顯的看到此個案是有兩耳中重度的傳導性重聽，右耳的平均聽力，在氣傳導是 67 分貝，在骨傳導是 27 分貝。左耳的平均聽力，在氣傳導是 64 分貝，在骨傳導是 24 分貝。音叉測驗、韋伯氏測驗是「中央」，表示兩耳聽力程度差不多。賓格測驗，在兩耳都是「耳孔塞住時聲音較小」，表示兩耳皆有傳導性重聽。林內氏測驗顯示兩耳皆爲「－」反應，亦顯示兩耳皆有

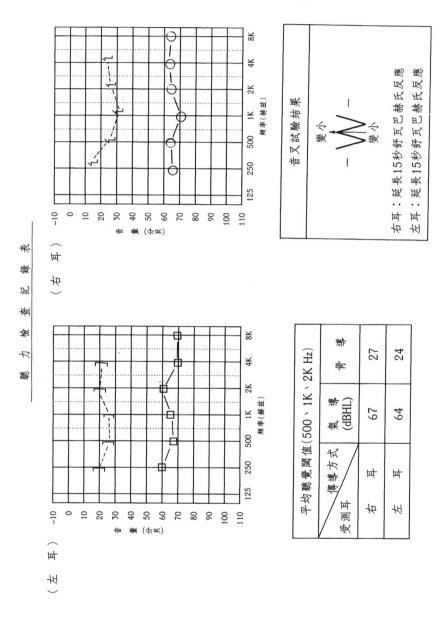

聽　力　檢　查　記　錄　表

（右　耳）

（左　耳）

音叉試驗結果

變小
變小

右耳：延長15秒舒瓦巴赫氏反應
左耳：延長15秒舒瓦巴赫氏反應

受測耳	傳導方式	氣　導 (dBHL)	骨　導
平均聽覺閾值（500、1K、2K Hz）			
右　耳		67	27
左　耳		64	24

右耳

	125	250	500	1K	2K	3K	4K	8K
氣導		65	65	70	65		65	65
EML		70	75	75	70		75	80
骨導		15	25	30	25		25	
EML		70	65	70	65		60	

左耳

	125	250	500	1K	2K	3K	4K	8K
氣導		60	65	65	60		70	70
EML		75	80	80	75		75	75
骨導		20	25	25	20		20	
EML		60	70	75	65		65	

音響衰退測驗（Tone Decay 一秒）

受測耳	頻率	訊息音量（dBSL）					
		5	10	15	20	25	30
右	4K	60"					
左	4K	60"					

微量敏感測驗（SISI）

頻率	1K	4K
右耳	0%	0%
左耳	0%	0%

語言聽力檢查結果記錄表

		右　耳				左　耳		
	SDT	(ST)SRT	Discrimination I	Discrimination II	SDT	(ST)SRT	Discrimination I	Discrimination II
氣導		65	1A 30 96%			65	1B 30 96%	
骨導		30				25		
EML								

姓　名：＿＿＿＿＿　個案一　　性　別：＿＿＿＿＿　男

檢查者：＿＿＿＿＿　　　　使用儀器：＿＿＿＿＿

年　齡：＿＿＿＿＿

檢查日期：＿＿＿＿＿

圖 13-1 個案一的聽力檢查結果

傳導性重聽。舒瓦巴赫氏測驗結果是「延長型舒瓦巴赫氏反應」，也表示有傳導性重聽。微量敏感測驗結果在兩耳的 1K 及 4K 赫茲皆是0%。音響衰退測驗，兩耳 4K 赫茲反應皆是沒有音響衰退的情形。所以上述的微量敏感測驗及音響衰退測驗都顯示此個案並沒有耳蝸性及耳蝸後的病變，因此可期望手術後個案的氣導聽覺閾值可恢復至和骨導閾值差不多的程度。在語言聽力測驗上，語言認知閾值，兩耳皆在65 分貝，結果和純音聽力平均閾值一致。兩耳的語音辨別力測驗結果都是 96%，表示個案之語音辨別力是非常良好的，所用之音量是30 個體感覺分貝（dBSL）。在右耳是用 1A 字單為測驗材料，左耳用2A 字單。綜合上述檢查可得資料「個案兩耳皆有中重度傳導性重聽，此失聽和耳蝸或聽神經無關，音叉試驗及語言聽力測驗結果和純音聽力結果一致，並顯示個案有著非常良好的語音辨別力」，聽阻聽力測驗並未施行，因為個案有耳道閉鎖，故無法施行。

□ 後天性的疾病及聽力學之臨床運用

外耳道的後天性疾病所引起聽力損失的情況有兩大類：一是發炎感染，二是阻塞。

(一)外耳炎

所有耳廓及外耳道的發炎皆稱為外耳炎（external otitis），它可為細菌的感染、黴菌的感染、皮膚病、化學藥品的刺激，或機械性刺激（如掏耳朵）所引起的。有時是耳癤（otitis external circumscripta，這是種急性局部性外耳道炎）、濕疹，或化膿性中耳炎的繼發症狀。常游泳的人也容易得到外耳炎，因為耳垢會吸水，而使外耳道的皮膚因浸於水中而變軟，而成為感染的溫床。

外耳炎的症狀有耳朵痛、紅腫發炎、耳道有黃色分泌物、外耳道發癢，或可看到外耳道皮膚的糜爛、有臭味。如果耳道因腫脹而阻

塞，可能會有輕微聽力喪失，但若為急性外耳炎，常因劇痛，使得病人無法戴上耳機接受聽力檢查，若有聽力損失，多是傳導性聽力損失。

(二)外耳道阻塞

造成外耳道阻塞的原因有外耳道內有異物、腫瘤、因外耳道發炎而引起的腫脹以及耳垢阻塞。耳垢阻塞是很常見的一種外耳道阻塞，由於耳道彎曲且狹小，再加上有時耳垢沈積多量，甚至黏在耳膜上不易取出，最好找耳科醫師取出。耳科醫師會用直接夾取、沖洗或是抽吸的方式將之取出。異物包括有生物性及非生物性。生物性如小昆蟲、植物種子等；非生物性異物如小玩具、玻璃珠、小電池、小棉球等等，大多發生在兒童因好玩而塞入耳朵。若是因小昆蟲誤入外耳道，可先用植物油或是酒精將之淹死後流出，其他異物還是請耳科醫師取出較保險安全，以免愈弄愈向外耳道內部阻塞，就更不易取出。若是阻塞不大，沒有完全阻塞住外耳道，則在聽力上不造成影響。若完全阻塞，則會造成傳導性重聽。

耳道腫瘤包括有外耳道骨瘤和外生性骨疣，以及外生軟骨瘤。外耳道骨瘤（osteoma）是種像骨頭似的良性腫瘤，是長在外耳道皮膚下，它會向上生長而隆起，形成一隆凸，在臨床上很少見，給人的感覺像是一個外耳道異物。它若太大，會阻塞耳道而造成傳導性重聽。

外生性骨疣（exostosis）及外生軟骨瘤（chondromas）常常是生長在耳膜附近的外耳道上，常數個一起出現，這也是一種良性腫瘤，多半是兩側一起發生的。外生軟骨瘤和外生性骨疣類似，但長在較外部之耳道，位於軟骨部之外耳道，也是一種良性腫瘤。若是沒有阻塞到聲波之通道，不需要特別處理，除非造成耳道之阻塞，為避免傳導性重聽，則必須予以摘除。

個案二：是個右耳有外耳炎的個案。

在聽力圖上顯示左耳聽力程度在正常範圍之內，右耳有輕度的傳導性重聽，語言聽力中的語言認知閾值和純音聽力平均閾值一致，兩耳的語言聽辨能力都在正常範圍內。音叉測驗中，韋伯氏測驗之方向偏向右邊，表示右耳有失聽。賓格測驗右耳是「耳孔塞住時，聲音較小」，左耳是「耳孔塞住時，聲音較大」，表示右耳有傳導性重聽。林內氏測驗，右耳為「－」，左耳為「＋」，亦顯示右耳有傳導性重聽。舒瓦巴赫氏測驗亦同樣得到右耳有傳導性重聽。區別是否有耳蝸或耳蝸後病變的測驗，微量敏感測驗及音響衰退測驗的結果都是負向的（negative），表示沒有內耳或聽覺中樞的病變，見圖 13–2。所示的各項檢查結果，綜合上述聽力檢查，結果顯示「左耳聽力在正常範圍內，右耳有輕微的傳導性重聽；語言認知閾值和聽力平均閾值一致，兩耳語言聽辨力皆良好，右耳的失聽並沒有內耳及中樞的參與」。

2. 中 耳

☐ 先天性中耳疾病及聽力學之臨床運用

如同外耳先天畸形一樣，先天性中耳畸形常見於系統性先天性疾病及畸形中，而且有中耳疾病或畸形者也常合併有外耳道閉鎖的現象。常見的疾病有 Grouzon 氏病（Grouzon disease）、Vander Hoves 症候群（Vander Hoves syndrome）、Paget 氏病（Paget's disease），及 Klippel–Feil 氏症候群（Klippel–Feil syndrome）。Grouzon 氏病會有顱狹症，眼球凸出，及中面部發音不全等症狀，聽力上會有傳導性重聽。若病灶包括了耳蝸部分，則會有混合性重聽。Vander Hoves 氏症候群則有先天性

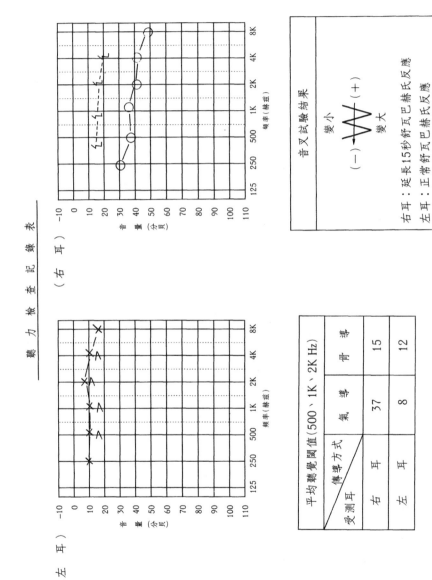

聽 力 檢 查 記 錄 表

（右 耳）

（左 耳）

音叉試驗結果

右耳：延長15秒舒瓦巴赫氏反應

左耳：正常舒瓦巴赫氏反應

平均聽覺閾值（500、1K、2K Hz）		
傳導方式 受測耳	氣 導	骨 導
右 耳	37	15
左 耳	8	12

	125	250	500	1K	2K	3K	4K	8K
右耳 氣導			15	15	15		20	
EML								
骨導			40	35	20		25	
EML								

	125	250	500	1K	2K	3K	4K	8K
左耳								

音響衰退測驗（Tone Decay—秒）

受測耳	頻率	訊息音音量（dBSL）					
		5	10	15	20	25	30
右	4K	60"					
左							

微量敏感測驗（SISI）

頻率	1K	4K	
右耳	0	0	
左耳			

語言聽力檢查結果記錄表

			右　耳					左　耳		
		SDT	(ST) SRT	Discrimination I	Discrimination II	SDT	(ST) SRT	Discrimination I	Discrimination II	
氣　導			35	1A　35　100%			10	1B　35　100%		
骨　導										
EML										

圖 13-2　個案二的聽力檢查結果

姓　名：_____　　個案二

檢查者：_____

性．別：_____

使用儀器：_____

年　齡：_____

檢查日期：_____

鐙骨固定（congenital stapes fixation）、藍色的鞏膜、骨頭易碎，及傳導性重聽。Paget 氏病包括有下頜畸形、耳廓畸形、耳道閉鎖、舌脫垂、混合性重聽等情形。Klippel–Feil 氏症候羣則有短頸、脊柱裂、耳道狹窄，及混合性聽力損失（Schuknecht, 1974）。

那些先天性疾病造成聽力損失的原因有先天鐙骨固定、鎚骨及砧骨熔合（fused malleus and incus）、先天性鎚骨固定（congenital malleus fixation）、聽小骨斷鏈（ossicular discontinuity）或發育不全（maldevelopment）、先天性砧骨固定（congenital incus fixation）、缺乏鐙骨肌腱（absence of stapedius tendon）、原發性膽脂瘤（primary cholesteatoma），及顏面神經裸露（uncovered facial nerve）等。中耳先天性之畸形或疾病對聽力損失影響程度是視聽覺系統構造所受波及的嚴重程度而定，聽力損失之類型亦視那一部分構造受到損傷而定。聽力檢查可以協助診斷的確定，更可做爲手術或治療成效的指標。一般而言中耳先天性疾病，多半造成傳導性重聽，若傷及耳蝸之構造，則會形成混合性重聽。若爲傳導性重聽，氣骨導差異常在 40 到 60 分貝左右，聽阻聽力檢查中之鼓室圖常呈 A^S 類型，聽覺反射常是消失不存在。

個案三：是 Paget 氏病的範例。

Paget 氏病是種漸進式的骨骼疾病，骨質過度被吸收，而被纖維化結締組織所取代。這可發生在一處或多處骨頭上，若是顱骨受到病變，則外耳道、中耳腔及耳蝸都可能會有不正常，例如外耳道狹窄、聽小骨骨質改變等。這種疾病男多於女，比例約是 4 比 3，失聽多在 40 歲以前發生，且是隨著年齡增加而失聽程度加重（Baker et al., 1977）。

個案三的純音聽力顯示兩耳皆有由輕度到重度的混合性重聽（由低頻音至高頻音）。在低頻音處的氣骨導閾值差較大。韋伯氏音叉試

驗無方向偏性（在中央），表示兩耳有大約相等程度之重聽。賓格測驗兩耳皆爲「耳孔塞住時，聲音和耳孔打開時相同」，表示有傳導性聽力阻塞之因素存在（conductive component）。林內氏測驗兩耳皆爲「－」，表示有傳導性重聽存在。語言認知閾值和純音平均聽覺閾值一致，兩耳語音辨別能力在正常範圍內，音量表現功能曲線沒有反捲（roll over）的現象，如果有曲線反捲的現象，表示有耳蝸後的病變。在微量敏感測驗上，右耳是 90%，左耳是 88%，顯示兩耳都有響音重振現象，耳蝸內有病灶。音響衰退測驗，在右耳有 10 分貝音響衰退量，左耳的音響衰退量是 15 分貝，因此顯示，兩耳皆有耳蝸病變存在，見圖 13–3 (A) 中個案三的聽力檢查結果。

　　圖 13–3 (B) 中所記載的是個案三的聽阻聽力檢查結果，兩者皆有 A^S 類型鼓室圖，兩耳的中耳衡壓分別是右耳爲 0.2 c.c.，左耳爲 0.15 c.c.，皆低於正常標準。聽覺反射，不論是同側耳或對側耳之聽覺反射測驗都是反射消失（在每一個頻率上皆是反射消失）（Galbraith et al., 1977）。

　　綜合所有聽力檢查結果顯示，雙耳有輕度至重度混合性重聽，在高頻音處有漸成感覺神經性重聽之傾向。由於有傳導性聽障因子存在之比重多之故，故個案之語言辨別力仍良好。氣骨導閾值存在、A^S 型鼓室圖、低於正常之中耳衡壓，及聽覺反射消失都顯示有中耳之病灶，很有可能是聽小骨鏈某部分有固定的現象。而微量敏感測驗、音響衰退測驗、語音辨別力測驗之音強表現曲線，及高頻音處的氣骨導閾值差距縮小，都顯示個案之 Paget 氏病亦損傷至耳蝸部分。

□ 後天性中耳疾病及聽力學之臨床運用

　　後天性造成聽力損失的中耳疾病包括有耳膜穿孔（tympanic membrane perforation），漿液性中耳炎（serous otitis media），黏沾性中耳炎

聽 力 檢 查 記 錄 表

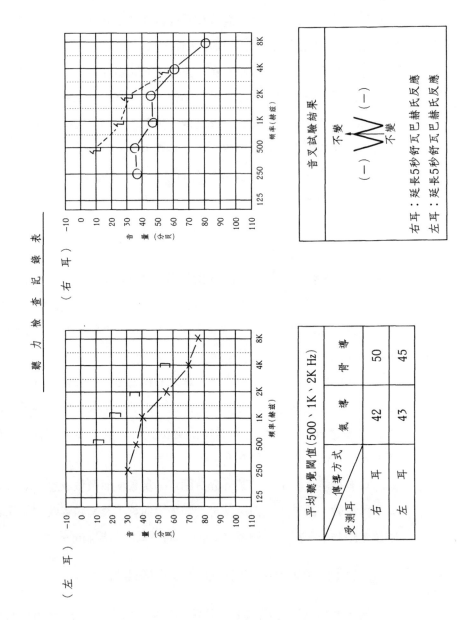

（右　耳）

（左　耳）

音叉試驗結果
（一） 不變 不變 （一）
右耳：延長5秒舒瓦巴赫氏反應
左耳：延長5秒舒瓦巴赫氏反應

平均聽覺閾值（500、1K、2K Hz）		
傳導方式 受測耳	氣　導	骨　導
右　耳	42	50
左　耳	43	45

右耳

	125	250	500	1K	2K	3K	4K	8K
氣　導			10	25	30		55	
EML								
骨　導			65	70	70			
EML								

左耳

	125	250	500	1K	2K	3K	4K	8K
氣　導			10	20	35		55	
EML								
骨　導			65	65	65		75	
EML								

音響衰退測驗（Tone Decay–秒）

受測耳	頻率	訊息音量(dBSL)					
		5	10	15	20	25	30
右	4K	30"	60"				
左	4K	25"	42"	60"			

微量敏感測驗（SISI）

頻率	1K	4K
右耳	90%	90%
左耳	80%	85%

語言聽力檢查結果記錄表

		右　耳					左　耳			
	SDT	SRT (ST)	Discrimination I	Discrimination II	Discrimination III	SDT	SRT (ST)	Discrimination I	Discrimination II	Discrimination III
氣　導		45	1A / 25　60%	1B / 35　88%	1C / 45　88%		50	1C / 25　68%	1B / 35　92%	1A / 45　92%
骨　導										
EML										

姓　名： ＿＿＿＿＿ 個案三　　　性　別： ＿＿＿＿＿　　　年　齡： ＿＿＿＿＿

檢查者： ＿＿＿＿＿　　　　　　使用儀器： ＿＿＿＿＿　　　檢查日期： ＿＿＿＿＿

圖 13-3 (A)　個案三的聽力檢查結果

—— ××聽力語言中心 ——

中耳聽阻聽力檢查記錄表

病人姓名：個案三   性　別：   年　齡：

檢查者：   使用儀器：   測驗日期：

（右　耳）

中 耳 鼓 室 圖

（左　耳）

中 耳 鼓 室 圖

中耳壓力記錄

	-400	-350	-300	-250	-200	-150	-100	-50	0	50	100	150	200	
右耳					0	0.9	1.1	2.0	2.8	2.0	1.3	0.9	0	CCx=0.20cc
左耳					0	0.7	1.2	1.9	2.5	2.0	1.2	1.0	0	CCx=0.15cc

中耳聽覺反射閾值及衰退時間

頻率	右耳（探測耳）					左耳（探測耳）			
	500	1000	2000	4000		500	1000	2000	4000
A	NR	NR	NR	NR		NR	NR	NR	NR
B	/////	/////	/////	/////		/////	/////	/////	/////
C									
D	NR	NR	NR	NR		NR	NR	NR	NR
E	/////	/////	/////	/////		/////	/////	/////	/////

A：聽覺反射閾值　B：平均純音聽檢閾值　C：聽覺反射閾值（由dBSL來計）
D：衰退時間　E：聽覺反射閾值（對側耳）

圖 13-3 (B)　個案三的聽阻聽力檢查結果

（adhesive otitis media），乳突炎（mastoiditis），膽脂瘤（cholesteatoma），耳膜硬化症（tympanosclerosis），因外傷、感染，或膽脂瘤造成之聽小骨鏈斷鏈，耳硬化症（otosclerosis），聽小骨鏈固定（ossicular fixation），及耳咽管暢開症（eustachian tube patent）等。

㈠漿液性中耳炎

這是兒童常見的中耳性疾病（Bjuggren & Tunevall, 1952），常是因為上呼吸道之感染引起的。病源經由耳咽管而傳染至中耳。常見到之感染細菌是 streptococcus、pneumococcus，及 haemophilus，尤其第三種病菌被認為是引起 10 歲以前小孩之中耳炎病菌。症狀是耳朵有飽脹感、疼痛、發燒，及上呼吸道感染的症狀，有時候會有嘔吐或／及暈眩之症狀，嚴重時耳膜會破裂，這時疼痛及耳朵飽脹感（fullness）會被解除掉，同時會有中耳分泌物排出，不久則呈膿性分泌物，用手壓乳突骨會感到疼痛，需要立即的治療。

若是沒有及時治好急性中耳炎，則會變成慢性疾病，如膿性中耳炎（secretory otitis media）、慢性中耳炎（chronic otitis media），或嬰幼兒的再發性中耳炎（recurrent otitis media），則會伴隨某些併發症，例如耳膜內凹（retraction of the tympanic membrane）、耳膜變色（discoloration of the tympanic membrane）。由原本的淡粉紅色變成暗灰色或暗褐色，以及耳膜固定（immobility of the tympanic membrane）（Gerwin & Read, 1974）。

中耳炎（otitis media）是造成小孩暫時或永久性的聽力喪失的主要原因。由於病灶位置是在中耳，所以骨傳導之聽覺閾值不受影響，而形成傳導性重聽。在聽阻聽力檢查上發現，鼓室圖可因疾病所在的時期不同而不同。當耳咽管因中耳炎而功能失調，使得中耳有負壓時，則呈 C 型鼓室圖。若有中耳積水（middle ear effusion），則呈 B 型鼓室圖。當疾病處在痊癒過程中則有可能是 A^S 型圖，聽覺反射則會消

失，語言認知閾值會因聽覺閾值之變差而變差，但語音聽辨能力仍是非常良好。在腦幹誘發聽力檢查上發現所有的波都等距離的延緩，所以其音量功能曲線是和正常的音量功能曲線相距有一段距離，但彼此平行（Hinchcliffe, 1972）。

㈡急性乳突炎

急性乳突炎（acute mastoiditis）是由於中耳炎治療不完全而導致的。由耳排出的膿液愈來愈多，中耳炎好了後還會再發，耳後會隱隱作痛，及發燒等症狀。在 X 光下可看到乳突氣室變得模糊、結構解體，在聽力檢查上的發現和中耳炎相似。

㈢耳膜穿孔

耳膜穿孔（tympanic membrane perforation）多是由於長期的中耳炎造成的，依穿孔的位置可分成兩種。中央型耳膜穿孔，是指耳膜中央破裂，但四周仍有耳膜存在。另一種是周邊型耳膜穿孔，多半破孔的位置是在耳膜後上方四分之一象限處（posterior–superior quadrant）。發生耳膜穿孔的原因，主要是因為耳咽管功能失調，造成耳膜內陷，最後因負壓太大，而造成耳膜穿孔。

耳膜穿孔會造成傳導性重聽，重聽的程度決定於破洞的大小及位置，洞愈大則失聽程度愈大。位置如果是直接對著卵形窗，則重聽程度會加重。有時耳膜破裂是因為外傷造成的，若是聽小骨鏈也同時有斷鏈之情形，則會更加重失聽的程度，聽力損失至少在 30 至 40 分貝。

㈣膽脂瘤

膽脂瘤（cholesteatoma）的成因常是因為周邊型耳膜穿孔，使得鱗狀上皮細胞由外耳道延伸至中耳內。當這些鱗狀上皮細胞在生長時，會有脫屑情形，致使角質素和細胞碎屑聚集在中耳膜內，而形成膽脂瘤。膽脂瘤會慢慢長大擴張而侵蝕聽小骨鏈及其他的中耳裝置，使聽

小骨鏈固定、聽小骨斷鏈，或耳膜硬化，嚴重時會侵入乳突竇（mastoid antrum）及上鼓室（epitympanum）。這些變化都會使聽力受損，形成傳導性重聽。若是耳蝸的感覺神經亦受到傷害，則會形成混合性重聽，失聽程度可達到中重度（Lim, 1975）。

膽脂瘤亦有原發性的，這是一種眞正的腫瘤，這種先天性的膽脂瘤和後天性之膽脂瘤非常相似，幾乎無法辨別。臨床上很少見，常只侷限於乳突蜂巢部，造成輕度的傳導性重聽。

(五)耳硬化症

耳硬化症（otosclerosis）是由於海綿樣骨變化而形成的疾病，發生的位置多是在卵形窗的上部，因而引起鐙骨足板硬化，所以會造成傳導性重聽。若耳硬化症發生在耳蝸中軸，則會形成感覺神經性重聽。在傳導性重聽者，常發現在 2K 赫茲處的骨傳導聽覺閾值最差，這種情形在聽力圖上稱爲 Carhart 窩陷（Carhart notch）。根據臨床上的經驗，這種疾病似乎是有家庭遺傳傾向。根據統計患耳硬化症的人，女多於男，約是 2 比 1 的比例。

聽力檢查上，聽力損失類型可能爲傳導性、感覺神經性，或混合性任一型，視硬化的位置而定。在 2000 赫茲處，骨導會有 Carhart 窩陷出現，聽阻聽力檢查上，會有 A^S 型的鼓室圖，中耳的衡壓會小於 0.3 c.c.，聽覺反射消失，治療方法多爲手術。

(六)耳咽管暢開症

耳咽管在正常時，應可因環境的需求而打開或關閉，以調節中耳壓力，當耳咽管只能一直打開，而不能關閉時，個體可以聽到自己呼吸聲、脈動聲等，耳朵會有飽脹感。當平躺時或向前彎腰將頭放在兩腿之間時，上述的症狀會消失。發生的原因可爲耳咽管黏膜開口處之黏連、三叉神經痲痺、體重突然快速地減輕很多等，可用聽阻聽力檢查做耳咽管功能測驗，以確認是否有耳咽管暢開症。

(七)聽小骨鏈斷鏈

聽小骨鏈斷鏈（ossicle chain disconnect）常是因爲外傷造成的聽小骨鏈脫位或是骨折，最常發生的部位是砧骨鐙骨關節處的脫位或分開，若是鐙骨骨折，則會造成傳導性重聽，鼓室圖爲 A^D 類型，中耳衡壓會大於正常範圍。若因頭部外傷，造成縱向顳骨骨折，則絕大部分骨折會延伸到前庭及耳蝸，而造成感覺神經或重聽，及有暈眩的症狀。

個案四：是右耳有漿液性中耳炎的例子。

純音聽力檢查左耳是在正常聽力範圍之內，右耳有中度傳導性重聽於 1K 赫茲之下，在 1K 赫茲之上爲輕度傳導性重聽。音叉測驗、韋伯式測驗是偏向右邊，右耳賓格測驗是「耳孔塞住或不塞住，聲音大小沒有改變」，右耳林內氏測驗是「－」反應及延長型舒瓦巴赫氏反應，這都顯示右耳有傳導性重聽，和純音聽力結果一致。

語言聽力測驗上，語音認知閾值和純音氣導平均閾值一致。語音辨別力兩耳皆非常好，右耳之最高辨別力是在 96%，左耳是在 100%，微量敏感測驗及音響衰退測驗都顯示負向結果（negative），見圖 13-4 (A)。

在聽阻聽力檢查上，右耳有 B 型鼓室圖，中耳衡壓是 0.25 c.c.，同側及對側聽覺反射皆消失，左耳顯示 A 型鼓室圖，中耳衡壓爲 0.5 c.c.，同側聽覺反射在每個頻率上皆爲 90 分貝，對側聽覺反射則全部消失，見圖 13-4 (B)。

聽力評估爲右耳有中度至輕度的傳導性重聽，語言聽力測驗結果和純音聽力結果一致，聽阻聽力檢查顯示右側中耳的移動能力受阻，和因中耳炎引起聽力檢查之改變相同，左耳則是各項檢查都在正常範內（Berlin & Cullen, 1980）。

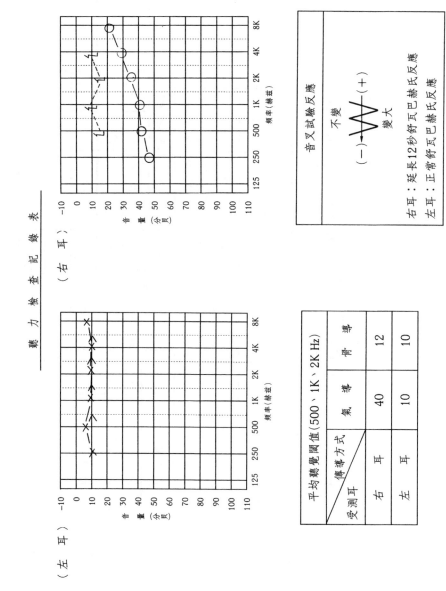

左　耳

	125	250	500	1K	2K	3K	4K	8K
氣　導								
EML								
骨　導								
EML								

右　耳

	125	250	500	1K	2K	3K	4K	8K
氣　導								
EML								
骨　導			15	10	15		10	
EML			35	35	25		25	

音響衰退測驗（Tone Decay—秒）

訊息音音量（dBSL）

受測耳	頻率	5	10	15	20	25	30
右	4K	60"					
左							

微量敏感測驗（SISI）

頻率	1K	4K
右耳	0	0
左耳	0	0

語言聽力檢查結果記錄表

		SDT	(ST) SRT	右　耳 Discrimination I	Discrimination II	SDT	(ST) SRT	左　耳 Discrimination I	Discrimination II
氣 導			40	1A 35 96%	1B 55 96%		5	1C 35 100%	
骨 導				30					
EML									

姓　名： 個案四
檢查者：
性　別：
使用儀器：
年　齡：
檢查日期：

圖 13-4 (A)　個案四的聽力檢查結果

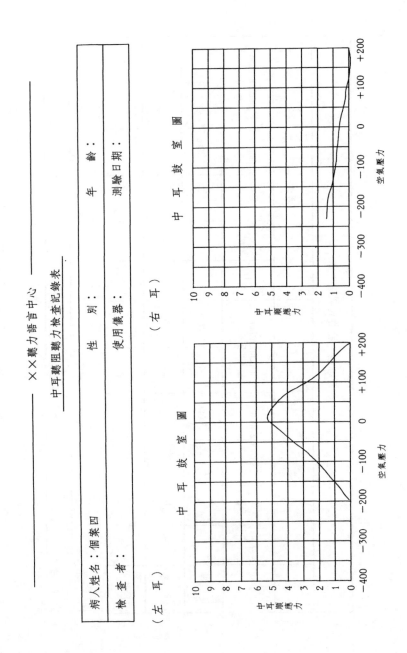

—— ××聽力語言中心 ——

中耳聽阻聽力檢查記錄表

病人姓名：個案四　　　　　性　別：　　　　　年　齡：

檢查者：　　　　　　　　　使用儀器：　　　　　測驗日期：

（左　耳）　　　　　　　　　　　　　　　　　　（右　耳）

中 耳 鼓 室 圖

中耳壓力記錄

	−400	−350	−300	−250	−200	−150	−100	−50	0	50	100	150	200	
右耳					−	−	−	−	−	−	−	−	−	CCx=0.25cc
左耳														CCx=0.5cc

中耳聽覺反射閾值及衰退時間

頻率	右耳（探測耳）				左耳（探測耳）			
	500	1000	2000	4000	500	1000	2000	4000
A	NR	NR	NR	NR	90	90	90	90
B								
C								
D								
E	NR	NR	NR	NR	NR	NR	NR	NR

A：聽覺反射閾值　B：平均純音聽檢閾值　C：聽覺反射閾值（由 dBSL 來計）
D：衰退時間　E：聽覺反射閾值（對側耳）

圖 13−4 (B)　個案四的聽阻聽力檢查結果

個案五：是雙耳皆有耳硬化症的例子。

耳硬化症患者的病灶位置是在中耳，但有些例子則是病灶延伸至耳蝸及其感覺神經。聽力檢查上的發現包括有傳導性重聽，這常是因為聽小骨鏈固定造成的，或是混合性重聽，若是耳蝸也有病變，聽阻聽力上發現有 A 型或 A^S 型鼓室圖，聽覺反射消失，中耳衡壓正常，或者偏低。聽覺反射衰退無法測得，因為儀表上的指針會朝相反方向快速移動，這是耳硬化症病人特有的一種檢查反應（Booth, 1978）。

圖 13–5 (A) 及圖 13–5 (B) 分別記載了個案五的聽力檢查及聽阻聽力檢查結果。純音聽力檢查顯示兩耳有中度的傳導性重聽，頻率範圍在 250 至 1K 赫茲之間，在 1K 赫茲以上有混合性重聽。500 赫茲的音叉試驗結果和純音聽力檢查結果吻合。微量敏感試驗及音響衰退測驗顯示沒有耳蝸性及耳蝸後的病變。語言聽力檢查上，語音認知閾值和平均純音氣導聽覺閾值一致，最高語音辨別力，右耳是 92%，左耳是 96%。在音強表現曲線上都沒有反捲的現象。

聽阻聽力檢查顯示雙耳皆為 A 型鼓室圖，中耳衡壓也都在正常範圍之邊緣。同側及對側的聽覺反射皆沒有出現。聽覺反射衰退兩耳皆測不到。所有聽阻聽力檢查結果都顯示有聽小骨鏈固定的跡象（Terkildsen et al., 1973）。

3. 總結

本章中將疾病的介紹，配合個案說明，相信對聽力學之臨床運用有進一步的了解。在個案說明中，若對聽力檢查結果不能完全了解，可隨時翻回前面的章節中查看，如解剖位置、檢查方法及結果等，才會對個案說明有完全的了解。

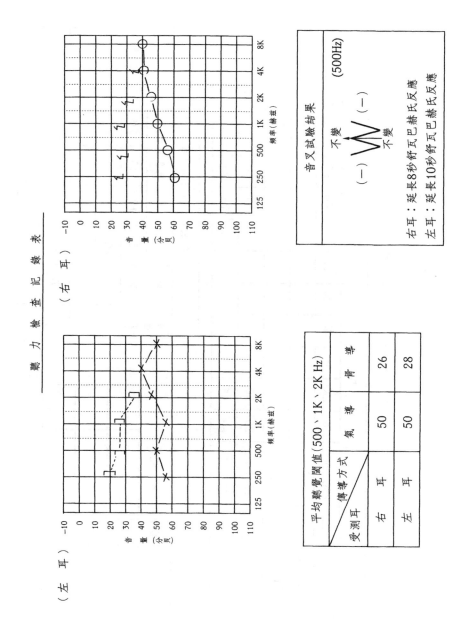

聽　力　檢　查　記　錄　表

	右 耳								左 耳							
	125	250	500	1K	2K	3K	4K	8K	125	250	500	1K	2K	3K	4K	8K
氣導		25	25	25	30					20	25	25				
EML																
骨導	70	70	75	60	55					80	75	75				
EML																

音響衰退測驗（Tone Decay—秒）

受測耳	頻率	訊息音量（dBSL）					
		5	10	15	20	25	30
右	4K	60"					
左	4K	60"					

微量敏感測驗（SISI）

頻率	4K		
右耳	0		
左耳	0		

語言聽力檢查結果記錄表

	SDT	(ST) SRT	右　　耳		SDT	(ST) SRT	左　　耳	
			Discrimination I	Discrimination II			Discrimination I	Discrimination II
氣　導		50	1A　35　92%	1B　55　92%		45	1C　35　96%	1D　55　96%
骨　導								
EML								

姓　名：　　　個案五　　　性　別：　　　　　　年　齡：

檢查者：　　　　　　　　　使用儀器：　　　　　　檢查日期：

圖 13-5 (A)　個案五的聽力檢查結果

×××聽力語言中心

中耳聽阻聽力檢查記錄表

病人姓名：個案五	性　別：	年　齡：
檢查者：	使用儀器：	測驗日期：

（左　耳）

中　耳　鼓　室　圖

中耳順應力　10 9 8 7 6 5 4 3 2 1 0

空氣壓力　-400 -300 -200 -100 0 +100 +200

（右　耳）

中　耳　鼓　室　圖

中耳順應力　10 9 8 7 6 5 4 3 2 1 0

空氣壓力　-400 -300 -200 -100 0 +100 +200

中耳壓力記錄

	−400	−350	−300	−250	−200	−150	−100	−50	0	50	100	150	200	
右耳														CCx=0.45cc
左耳														CCx=0.40cc

中耳聽覺反射閾值及衰退時間

右耳(採測耳)

頻率	500	1000	2000	4000
A	NR	NR	NR	NR
B				
C				
D	NR	NR	NR	NR
E	NR			

左耳(採測耳)

頻率	500	1000	2000	4000
A	NR	NR	NR	NR
B				
C				
D	NR	NR	NR	NR
E	NR			

聽覺反射衰退：兩側皆測不到

A：聽覺反射閾值　B：平均純音聽檢閾值　C：聽覺反射閾值(由dBSL來計)
D：衰退時間　E：聽覺反射閾值(對側耳)

圖13-5 (B) 個案五的聽阻聽力檢查結果

中英名詞對照

- 胚胎層　germ layer
- 外耳道閉鎖症　atresia of the external auditory canal; canal atresia
- 小耳症　microtia
- 大耳症　macrotia
- 副耳　accessory auricle
- 耳造形術　otoplasty
- 外耳道狹窄　stenosis of external auditory canal
- Treacher–Collins 氏症候羣　Treacher–Collins syndrome
- 鰓溝　branchial groove
- 鰓弓　branchial arch
- 下頜顏面骨成骨不全　mandibulofacial dysostosis
- 外耳炎　external otitis
- 耳癤　otitis external circumscripta
- 外耳道骨瘤　osteoma
- 外生性骨疣　exostosis
- 外生軟骨瘤　chondromas
- Grouzon 氏病　Grouzon disease
- Vander Hoves 症候羣　Vander Hoves syndrome
- Paget 氏病　Paget's disease
- Klippel–Feil 氏症候羣　Klippel–Feil syndrome
- 先天性鐙骨固定　congenital stapes fixation
- 鎚骨及砧骨熔合　fused malleus and incus
- 先天性鎚骨固定　congenital malleus fixation

- 聽小骨斷鏈　ossicular discontinuity
- 發育不全　maldevelopment
- 先天性砧骨固定　congenital incus fixation
- 缺乏鐙骨肌腱　absence of stapedius tendon
- 原發性膽脂瘤　primary cholesteatoma
- 顏面神經裸露　uncovered facial nerve
- 耳膜穿孔　tympanic membrane perforation
- 漿液性中耳炎　serous otitis media
- 黏沾性中耳炎　adhesive otitis media
- 乳突炎　mastoiditis
- 膽脂瘤　cholesteatoma
- 耳膜硬化症　tympanosclerosis
- 耳硬化症　otosclerosis
- 聽小骨鏈固定　ossicular fixation
- 耳咽管暢開症　eustachian tube patent
- 膿性中耳炎　secretory otitis media
- 慢性中耳炎　chronic otitis media
- 再發性中耳炎　recurrent otitis media
- 耳膜內凹　retraction of the tympanic membrane
- 耳膜變色　discoloration of the tympanic membrane
- 耳膜固定　immobility of the tympanic membrane
- 中耳炎　otitis media
- 中耳積水　middle ear effusion
- 急性乳突炎　acute mastoiditis
- 耳膜穿孔　tympanic membrane perforation
- 乳突竇　mastoid antrum

- 上鼓室　epitympanum
- Carhart 窩陷　Carhart notch
- 聽小骨鏈斷鏈　ossicle chain disconnect

參考書目

Berlin, C. and Cullen, J. The physical basis of impedance measurement. In : J. Jerger and J. Northern (Eds). Clinical Impedance Audiometry. American Electromedics Corporation, Acton, MA, 1980.

Northern, J. L. and Downs, M. Hearing. In Children (3rd Ed.). Williams & Wilkins, Baltimore, 1984.

H. F. Schuknecht. Pathology of the Ear. Harvard University Press, Cambridge, MA, 1974.

Booth, J. Otosclerosis. Practitioner, 221:710–716, 1978.

Terkildsen, K., Osterhammel, P., and Bretlau, P. Acoustic middle ear muscle reflexes in patients with otosclerosis. Archive of Otolaryngology, 98:152–165, 1973.

Bjuggren, G. and Tunevall, G. Otitis in children. Acta Otolaryngology, 42: 311–318, 1952.

Anderson, H. and Wedenberg, E. Genetic aspects of hearing impairments in children. Acta Otolaryngology, 69: 77–86, 1970.

Gerwin, K. and Read, C. Causes of ear disease in the callier study. In: K. Gerwin and A. Glorig (Eds.). Detection of Hearing Loss and Ear Disease, in Children, pp. 173–187. Springfield Ill: Thomas, 1974.

Hinchcliffe, R. Epidemiological aspects of otitis media. In: A. Glorig and K. Gerwin (Eds.) Otitis Media. Procedings of the National Conference, Callier Hearing and Speech Center. Springfield, Ill: Thomas, 1972.

Lim, D. Infections and inflammatory auditory disorder. In: D. Tower (Ed.) The Nervous System. Volume 3: Human communication and its disorders. New York, Raven Press, pp.263–271, 1975.

Galbraith, H., Evans, E., and Lacey, J. Pagetls disease of bone—A clinical and genne-
tic study. Postgrad. Medical Journal, 53:33–52, 1977.

Baker, D., Clough, P., Guyer, P., and Gardner, M. Paget's disease of bone in 14
British towns. British Medical Journal, 7:1181–1189, 1977.

第14章

內耳及聽覺中樞的疾病,

及

聽力學的臨床運用

　　承襲上一章之形式，本章中要討論的是內耳及聽覺中樞的常見疾病，以及個案討論以了解聽力檢查的臨床運用。在第一節中要說明的是常見的疾病及可能之病理，第二節中則用個案討論之方式，了解可能有的聽力檢查結果。在這章中分成先天遺傳性疾病、先天非遺傳性疾病，以及後天性疾病三部分討論。

1. 先天遺傳性疾病

　　隨著遺傳學知識的增進，愈來愈多遺傳疾病被發掘出來，伴隨有聽力喪失的遺傳疾病也愈來愈多，下面是幾種較常見的有失聽現象的遺傳疾病。

　　Usher 氏症候羣（Usher's syndrome）會造成色素性視網膜炎，以及漸行性的感覺神經性聽力損失。另一種伴隨有眼眶畸形之遺傳疾病是 Cockayne 氏症候羣（Cockayne's syndrome），它會造成智力障礙、視力損失、過早的老化，及感覺神經性重聽。Pendred 氏病（Pendred's disease）及 Rochards–Rundel 氏病（Rochards–Rundel's disease）是伴隨有代謝系統異常的先天遺傳疾病。前者有甲狀腺腫及感覺神經性聽力損失，後者則有性腺機能不全、運動失調，及感覺神經性重聽的症候。Alper 氏症候羣（Alper's syndrome）除了有感覺神經性重聽外，還伴隨有漸行性腎炎。另外有兩種是因染色體異常，伴隨有心臟疾病的先天異常，一是三染色體（13–15）異常症候羣，有下頜畸形、唇裂、心臟病，及感覺神經性重聽，另一是二染色體異常，會有心臟畸形、外耳畸形、外耳道閉鎖及感覺神經性重聽（Ibrahim & Linthicum, 1979）。

2. 先天非遺傳性疾病

這主要包括有五種：第一，病毒性感染，最著名的是德國痲疹症候羣（rubella syndrome）。這是在懷孕的前三個月，母體受到德國痲疹的感染。這個症候羣包括的症狀有心臟血管方面的異常、智力障礙、白內障、視網膜炎及聽力損失，5% 至 10% 的德國痲疹症候羣患者有聽力損失，造成聽力損失的原因是科蒂氏器受到損傷，所以失聽的型式是感覺神經性重聽（Catlin, 1978）。第二，生產時的傷害（birth trauma）。最常見的是因生產過程中有缺氧（anoxia）的情形，因為缺氧使得供給耳蝸的氧分也缺乏而損傷了科蒂氏器的感覺神經細胞，而造成聽力喪失。因為缺氧也常造成腦性痲痺或有腦內出血的情形。第三，核黃疸（kernicterus），又稱為新生兒紅血球母細胞過多症（eryth-roblastosis fetalis）。一般新生兒黃疸之膽紅素指數（bilirubin）最多不超過 15，若超過標準限度，需要做照光或換血的處理。有 20% 的核黃疸新生兒會有重聽的發生，造成失聽是因為耳蝸、耳蝸神經核，及腦幹上的上丘及下丘受到損傷，造成重聽的嚴重程度和膽紅素的濃度及濃度升高期間的長短有直接的關係，這也常見於 Rh 因子不合（Rh incompatibility）的情形。

第四，因母親服了含有耳毒性的藥物，例如奎寧（quinine）、沙利豆邁（thalidomide），及抗生素 Streptomycin 等，這些藥物是因傷害胎兒的耳蝸而造成失聽。另外有些鎮定劑及中樞神經抑制劑也可能會造成先天性感覺神經性重聽。第五，是先天性梅毒（congenital syphi-lis）。聽力損失會發生在出生時，或是到了青少年或成人時期。會發生在一耳或同時兩耳皆失聽。聽力喪失常是起起伏伏的，而且還常伴有眩暈（vertigo）的情形，這些症狀和梅尼爾氏病（Meniere's disease）

的症狀很類似（Schein, 1979; Everberg, 1960）。

　　個案一是先天性梅毒的例子。這是種慢性、系統性的疾病，在病理上可見到膜性迷路內淋巴管之水腫，及科蒂氏器的腫大，病變的部位一般是在耳蝸，但有時會損傷及外耳、中耳、第八對及第七對腦神經，甚至中樞系統亦遭受損傷。聽力學上，梅毒病人的聽力是呈起伏性的（fructuating）的變化，聽力喪失也是漸進式的。在純音聽力檢查結果上多半是兩側等程度的感覺神經性重聽，最後多達到重度至極重度的重聽，但如果是到了成年以後才開始有聽力喪失的情形，則多半是單側性、起伏性的感覺神經性重聽，而且會快速地進展成為極重度重聽。在聽力圖形上，在剛開始有重聽時是低頻音處重聽程度大於高頻音處的重聽程度，但最終純音聽力圖形多是形成平坦的曲線，即在每個頻率重聽的程度都差不多（Igarashi, 1972）。

　　在語言聽力測驗結果上，是視疾病進展的階段而定。在疾病初期，語音辨別力仍然是在正常範圍內，但是漸漸地會變差，最後語音辨別力會變得和聽覺閾值不成比率的差，但若是因治療而使聽力恢復，則語音辨別能力的恢復速度比聽覺閾值恢復的速度快。在聽阻聽力檢查上，鼓室圖是一直呈現 A 型圖，聽覺反射則由剛開始的「在正常範圍內」漸變成聽覺反射閾值「在正常範圍之下」，也就是閾值下降，這是因為病灶位置在耳蝸，而有響音重振的生理現象所致（Schulman, 1979; Zoller et al., 1978）。

個案一：是個雙耳因先天性梅毒所致的聽力喪失。

　　在純音聽力檢查發現是雙耳有中重度感覺神經性重聽，見圖 14–1 (A)。音叉試驗結果和純音聽力檢查一致，語音認知閾值在右耳是 65 分貝，左耳是 60 分貝，和氣導純音平均聽覺閾值一致。語音辨別力是兩耳皆有輕中度障礙。貝克西聽力測驗兩耳皆是第 II 型結果，微量敏感測驗是正向（＋）結果，兩耳的音響衰退量皆是 15 分貝。聽

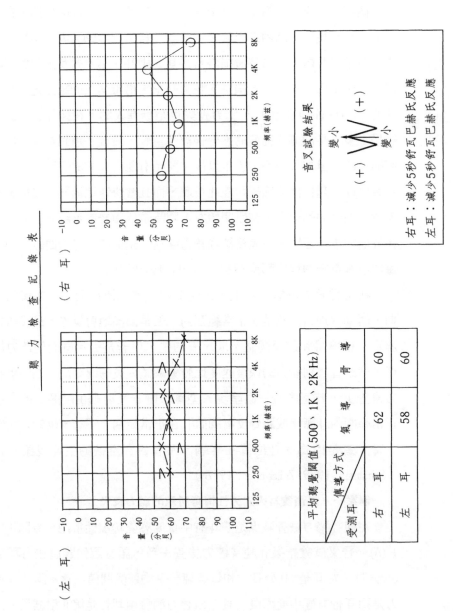

聽 力 檢 查 記 錄 表

（右 耳）

（左 耳）

音叉試驗結果

右耳：減少5秒舒瓦巴赫氏反應

左耳：減少5秒舒瓦巴赫氏反應

受測耳	傳導方式	氣　導	骨　導
平均聽覺閾值(500、1K、2K Hz)			
右　耳		62	60
左　耳		58	60

Bekesy audiometry: type II bil.

	右　耳								左　耳							
	125	250	500	1K	2K	3K	4K	8K	125	250	500	1K	2K	3K	4K	8K
氣　導																
EML																
骨　導																
EML																

音響衰退測驗（Tone Decay—秒）

受測耳	頻率	訊息音音量（dBSL）					
		5	10	15	20	25	30
右	2K	20"	35"	60"			
	4K	15"	35"	60"			
左	2K	25"	40"	60"			
	4K	20"	35"	60"			

微量敏感測驗（SISI）

頻率	1K	4K
右耳	70%	90%
左耳	60%	85%

語言聽力檢查結果記錄表

		右　耳					左　耳		
	SDT	(ST) SRT	Discrimination I	Discrimination II	SDT	(ST) SRT	Discrimination I	Discrimination II
氣導		65	1A ╱ 35　72%	╱		60	1B ╱ 35　68%	╱
骨導			╱	╱			╱	╱
EML								

姓　名：　　　　個案一　　　　　性　別：　　　　男　　　　　年　齡：

檢查者：　　　　　　　　使用儀器：　　　　　　　　檢查日期：

圖 14-1 (A)　個案一的聽力檢查結果記錄

阻聽力檢查發現兩耳都有 A 型鼓室圖，兩耳的中耳衡壓都在正常範圍內。聽覺反射閾值在每個頻率上都低於正常範圍（正常範圍是在60至 90 dBSL），見圖 14-1 (B)。

綜合聽力檢查結果，兩耳有中重度平坦型曲線的感覺神經性重聽。貝克西聽力檢查、微量敏感測驗、音響衰退測驗及聽覺反射閾值都一致顯示有耳蝸性病灶。語言聽力檢查指出個案有輕中度的語音辨別障礙。

3. 後天性疾病

如同外耳及中耳，在內耳及聽覺中樞，造成聽力損失的情況，以非先天性的疾病居多。這些會造成聽力損失的後天性疾病可分成七大類：老年性重聽（presbycusis）、噪音性重聽（noise-induced hearing loss）、外傷（trauma）引起的重聽、耳毒性（ototoxicity）藥物引起的失聽、內淋巴性水腫（endolymphatic hydrops），或是梅尼爾氏病（Meniere's disease）、突發性聽力喪失（sudden hearing loss）及腫瘤（tumor）。

□ 老年性重聽

在 65 歲以上的人，統計有約 20% 的人有老年性重聽（Church & Shucard, 1986）。這是由於聽覺系統退化而造成，隨著年齡增長而重聽程度加重。老年性重聽的病灶是在耳蝸，在耳蝸不同部位的退化，會造成不同型態的老年性重聽（Schuknecht, 1974; Cole & Henry, 1983）。老年性重聽共分成四種：

㈠感覺神經型老年性重聽

感覺神經型老年性重聽（sensory presbycusis）是由於科蒂氏器的基

────── ××聽力語言中心 ──────

中耳聽阻聽力檢查記錄表

病人姓名：個案一　　　　性　別：　　　　年　齡：

檢查者：　　　　　　　　使用儀器：　　　　測驗日期：

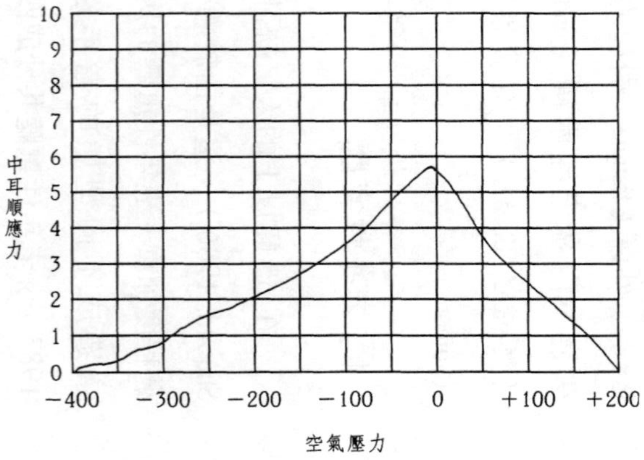

（右　耳）

中 耳 鼓 室 圖

中耳順應力　10 9 8 7 6 5 4 3 2 1 0

空氣壓力　+200 +100 0 -100 -200 -300 -400

（左　耳）

中 耳 鼓 室 圖

中耳順應力　10 9 8 7 6 5 4 3 2 1 0

空氣壓力　+200 +100 0 -100 -200 -300 -400

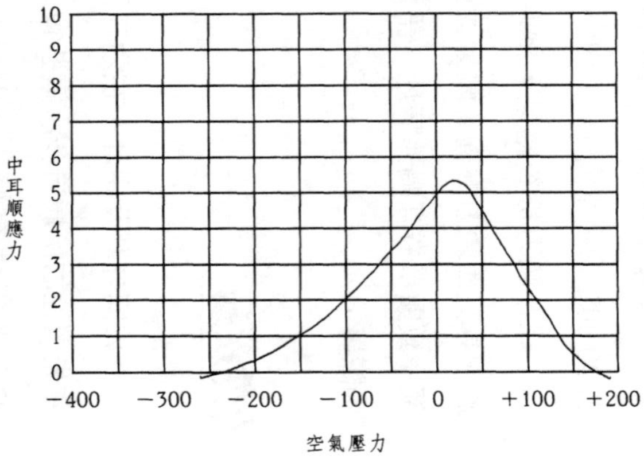

中耳壓力記錄

	−400	−350	−300	−250	−200	−150	−100	−50	0	50	100	150	200	
右耳														CCx=0.46cc
左耳														CCx=0.50cc

中耳聽覺反射閾值及衰退時間

右耳（探測耳）

頻率	500	1000	2000	4000
A	90	95	90	90
B				
C	30	30	30	35
D				

左耳（探測耳）

頻率	500	1000	2000	4000
A	90	90	95	90
B				
C	35	30	40	25
D				

A：聽覺反射閾值　B：平均純音聽檢閾值　C：聽覺反射閾值（由dBSL來計）　D：衰退時間

圖 14−1 (B)　個案一的聽阻聽力檢查結果

底層有腫大的現象造成的。受疾病影響的部位是基底層上的毛細胞及支持細胞，由於病變的部位是在基底層（basal turn），所以造成高頻率區域的感覺神經性聽力損失，所以語言頻率有可能沒有受到影響，語音辨別力也可能不受影響。

(二)代謝性老年性重聽

代謝性老年性重聽（metabolic presbycusis）是由於耳蝸血管紋（stria vascularis）腫大而造成的失聽。這類型失聽的聽力圖是平坦型的，也就是每個頻率上失聽的程度差不多，這類型失聽者的語音辨別力沒有變差，因此只要音量加大，就可以聽得很清楚，在配戴助聽器的效果上是非常好。

(三)神經型老年性重聽

神經型老年性重聽（neural presbycusis）病人的病變位置在於毛細胞周圍之神經纖維退化，聽力損失的型態是由高頻音失聽，漸漸地所有頻率聽覺閾值都變差，語音辨別力變得很差，病人會抱怨無法了解別人談話的內容，對於聲音強度的忍受力變差，也就是彈性聽力間距變窄。

(四)耳蝸傳導性老年性重聽

耳蝸傳導性老年性重聽（cochlear conductive presbycusis）是由於耳蝸管的運動機能失調造成的，因此耳蝸傳導聲波訊息的機轉就改變了，會造成高頻陡峭型失聽的聽力圖、病人的語音辨別力會和失聽程度呈不成比例的變差，而且因為響音重振之生理現象，使得病人戴助聽器的效果不好。

個案二：是老年性失聽的例子。

純音聽力檢查顯示輕至中度感覺神經性重聽、音叉試驗都顯示失聽類型是感覺神經性，且兩耳失聽程度相差不多。微量敏感測驗結果是「＋」。語音認知閾值在右耳是 40 分貝，左耳是 45 分貝。語言

辨別力是 92%，兩耳皆在正常範圍內，見圖 14–2 (A)。聽阻聽力檢查結果是兩耳皆為 A 型鼓室圖，中耳衡壓在正常範圍內。聽覺反射閾值在正常範圍內，在中度重聽之頻率處，則因聽力喪失之緣故則反射消失，見圖 14–2 (B)。

　　個案二的聽力評估為：兩耳有同等程度的輕度至中度感覺神經性重聽，兩耳的語音辨別力佳，聽阻聽力結果顯示個案的中耳功能良好。

□ 噪音性重聽

　　噪音性重聽（noise–induced hearing loss）是職業性聽力損失的主要原因。噪音性重聽剛開始是暫時性失聽（temporary threshold shift, TTS），這是暫時性的聽覺系統對聲音的敏感性降低，在噪音去除後，短時間內就會恢復原有的聽力，但若是已對聽覺系統造成了永久性的傷害，則會造成永久性失聽（permanent threshold shift, PTS），也就是永久性的閾值改變。音量在 85 音壓分貝（dBSPL），若暴露於其中 8 小時以上，就會造成暫時性失聽，每當音量增加 5 音壓分貝，則暴露時間減半，就可以造成暫時性失聽（Loeb, 1986）。病理變化上發現有毛細胞的腫大或脫落，以及科蒂氏器其他部分的損傷（Spoendlin, 1985）。在聽力圖上，聽力的喪失主要在 4000 赫茲，然後逐漸地高頻音有失聽，最後所有頻率都有失聽的現象，語音辨別力降低，彈性聽力間距縮短，帶給病人適應上很大的困難。

　　由於社會文明、工業進步，工作中的噪音引起的失聽已形成一個嚴重的社會問題，對人類健康是個大問題，同時也是職業傷害賠償的重要事件之一。長期的噪音也使人類的工作效益降低，記憶力變差，並使心臟血管疾病產生率增高（Loeb, 1985）。因此噪音的防治及定期的聽力檢查在職業安全上是個重要的課題。在防止噪音性重聽的個

聽 力 檢 查 記 錄 表

（右 耳）

音量（分貝）
-10 0 10 20 30 40 50 60 70 80 90 100 110

頻率（赫茲）
125 250 500 1K 2K 4K 8K

（左 耳）

音量（分貝）
-10 0 10 20 30 40 50 60 70 80 90 100 110

頻率（赫茲）
125 250 500 1K 2K 4K 8K

音叉試驗結果

變大 （+）

（+）

變大

右耳：

左耳：

受測耳 傳導方式	氣 導	骨 導
右 耳	37	˙37
左 耳	39	37

平均聽覺閾值（500、1K、2K Hz）

	右　耳								左　耳							
	125	250	500	1K	2K	3K	4K	8K	125	250	500	1K	2K	3K	4K	8K
氣　導																
EML																
骨　導																
EML																

微量敏感測驗（SISI.）

頻率	4K	
右耳	70%	
左耳	80%	

音響衰退測驗（Tone Decay—秒）

受測耳	頻率	訊息音音量(dBSL)					
		5	10	15	20	25	30

語言聽力檢查結果記錄表

	右 耳				左 耳		
	SDT	(ST)SRT	DiscriminationI	DiscriminationII	SDT	(ST)SRT	DiscriminationI	DiscriminationII
氣導		40	1A 35 92%			45	1B 35 92%	
骨導								
EML								

姓　名：　　個案二　　性　別：　　　　　　　年　齡：

檢查者：　　　　　　使用儀器：　　　　　　檢查日期：

圖 14-2 (A)　個案二的聽力檢查結果

———— ××聽力語言中心 ————

中耳聽阻聽力檢查記錄表

病人姓名：個案二　　　　性　別：　　　　年　齡：

檢　查　者：　　　　　使用儀器：　　　　測驗日期：

（右 耳）

中 耳 鼓 室 圖

空氣壓力

中耳順應力

（左 耳）

中 耳 鼓 室 圖

空氣壓力

中耳順應力

中耳壓力記錄

	−400	−350	−300	−250	−200	−150	−100	−50	0	50	100	150	200	
右耳														CCx=0.58cc
左耳														CCx=0.62cc

中耳聽覺反射閾值及衰退時間

右耳(探測耳)

頻率	500	1000	2000	4000
A	100	100	100	NR
B				
C				
D				

左耳(探測耳)

頻率	500	1000	2000	4000
A	95	100	NR	NR
B				
C				
D				

A：聽覺反射閾值　B：平均純音聽檢閾值　C：聽覺反射閾值（由dBSL來計）　D：衰退時間

圖 14-2 (B)　個案二的聽阻聽力檢查結果

人裝置上有耳塞、耳罩及頭罩（ear plug, earmuffs & sound shields）這些最簡單最經濟的安全裝置。

個案三：是個噪音性重聽的例子。

純音聽力檢查結果是兩耳皆在正常範圍內，除了 4000 赫茲處有輕度的感覺神經性重聽。音叉試驗結果和純音聽力檢查結果一致，語音認知閾值兩耳皆在 10 分貝，語音辨別力兩耳皆是 100%，微量敏感測驗兩耳皆為「－」反應，沒有音響衰退現象。聽阻聽力上，兩耳皆為 A 型鼓室圖，中耳衡壓在左右耳分別是 0.60 c.c. 及 0.63 c.c.。聽覺反射閾值是在正常範圍內，沒有聽覺反射衰退現象，見圖 14–3 (A) 及圖 14–3 (B)。

聽力評估結論是兩耳皆在 4000 赫茲處有輕微的感覺神經性重聽，其他頻率的聽覺閾值皆在正常範圍內，聽阻聽力顯示中耳功能正常，聽力圖型顯示個案可能有長期暴露在噪音的可能性，這需配合病史記載，才能確定懷疑的可能性。

☐ 因外傷引起的失聽

常見於頭部外傷傷及耳蝸，這樣造成的失聽是永久性的感覺神經性重聽，若是因腦部震盪引起的失聽，則聽力有可能可以有部分的恢復，若為橫斷性的顳骨骨折會造成嚴重的耳蝸傷害，因此有感覺神經性重聽，並常伴有第七對腦神經的傷害及眩暈。當頭部外傷伴有耳朵出血時，就要懷疑有顳骨骨折，X 光片的診斷常是最直接正確的診斷方法。頭部受傷後最好做聽力評估，以確定是否有聽力損傷（Podoshin & Fradis, 1975; Schulman, 1979）。

☐ 耳毒性藥物引起的失聽

耳毒性藥物會破壞科蒂氏器基底層的毛細胞而造成感覺神經性重

聽　力　檢　查　記　錄　表

（右　耳）

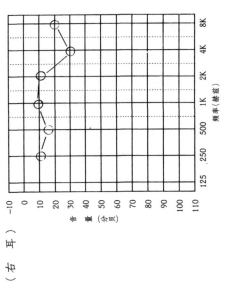

（左　耳）

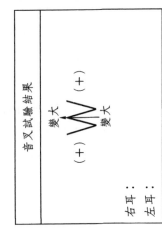

音叉試驗結果
（＋）變大　　變大（＋）
右耳：
左耳：

平均聽覺閾值（500、1K、2K Hz）		
受測耳　傳導方式	氣　導	骨　導
右　耳	12	10
左　耳	12	10

	右　　耳								左　　耳							
	125	250	500	1K	2K	3K	4K	8K	125	250	500	1K	2K	3K	4K	8K
氣　導																
EML																
骨　導																
EML																

音響衰退測驗（Tone Decay—秒）

受測耳	頻　率	訊息音音量（dBSL）					
		5	10	15	20	25	30
右	4K	60"					
左	4K	60"					

微量敏感測驗（SISI）

頻率	4K		
右耳	10%		
左耳	0%		

語言聽力檢查結果記錄表

	右 耳				左 耳			
	SDT	(ST)SRT	Discrimination I	Discrimination II	SDT	(ST)SRT	Discrimination I	Discrimination II
氣導		10	1A 35 / 100%	1B 55 / 100%	10		1C 35 / 100%	1D 55 / 100%
骨導								
EML								

姓　名：　　個案三　　　　性　別：

檢查者：　　　　　　　　使用儀器：

　　　　　　　　　　　　年　齡：

　　　　　　　　　　　　檢查日期：

圖 14-3 (A)　個案三的聽力檢查結果

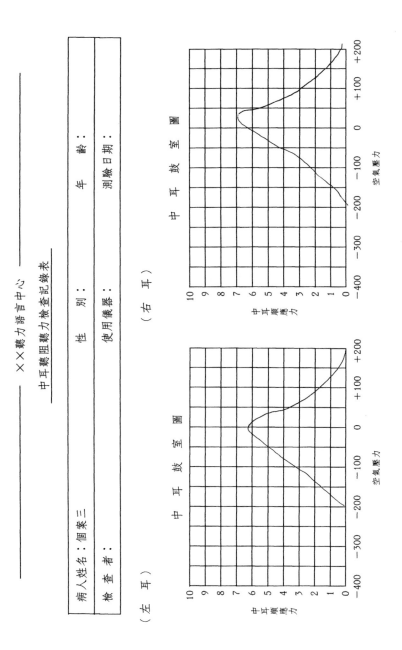

中耳壓力記錄

	−400	−350	−300	−250	−200	−150	−100	−50	0	50	100	150	200	
右耳														CCx=0.63cc
左耳														CCx=0.60cc

中耳聽覺反射閾值及衰退時間

右耳（採測耳）

頻率	500	1000	2000	4000
A	85	90	90	100
B				
C	−	−		
D				

左耳（採測耳）

頻率	500	1000	2000	4000
A	90	95	90	105
B				
C	−	−		
D				

A：聽覺反射閾值　B：平均純音聽檢閾值　C：聽覺反射閾值（由dBSL來計）　D：衰退時間

圖 14-3 (B)　個案三的聽阻聽力檢查結果

聽，高頻率處的聽力喪失是最先出現的。在使用藥物時，常常沒有聽力損失之情形出現，要等到用藥停止後數天或數週後才有聽力損失的情形出現。常見的耳毒性藥物有 streptomycin、dihydostreptomycin、kanamycin、quinine、neomycin、gentamycin、viomycin、cis–platinum。那些藥物皆靠腎臟排泄，因此腎臟系統有病變時，就會影響這些藥物在內耳中的濃度。在工業化學品中，有耳毒性的有 toluene、xylene、hexane、styrene、lead，以及上述的混合藥品。這些工業用藥品又和噪音一起作用，而對聽力損失產生加成作用（Bergstrom, 1976; Cluff & Caldwell, 1974; Schuknecht, 1974）。

☐ 梅尼爾氏病或內淋巴性水腫

梅尼爾氏病的症狀有眩暈（vertigo）、眩暈伴隨之嘔吐、低頻音「嗡嗡」的耳鳴聲，耳朵會有飽脹感及壓迫感。聽力損失開始於低頻音，經過多次的發病，聽力也就漸漸嚴重地損失，然後高頻音也變差。聽力損失是波折性的時好時壞，病人來求診的原因大都是因為眩暈，而非因為聽力喪失，因為所有症狀中令病人最受不了的就是眩暈。除了聽力損失外，語音辨別力隨著聽覺閾值的提高而變差，微量敏感測驗呈高分結果，聽覺閾值時好時壞，有響音重振現象，聽覺反射閾值降低，因此 Metz 測驗是呈正（＋）反應，中耳功能正常，腦幹誘發電位反應各波的絕對反應時間隨著重聽程度呈正常比率加長，音量平衡測驗呈「響音重振」型結果。通常只影響單側耳朵，但 20% 至 25% 的梅尼爾氏病人是雙側耳朵都有症狀（Alford, 1977; Haye & Quisthanssen, 1976; Jerger & Jerger, 1976）。

個案四：是梅尼爾氏病的例子。

聽力檢查，左耳聽覺閾值在正常範圍之內，右耳有中重度感覺神經性重聽。韋伯氏聽力測驗偏向右邊，表示右耳有失聽。甘油測驗前

後的純音聽力平均閾值相差在 18 分貝左右，是測驗後之閾值較好。
語言認知閾值右耳是 60 分貝，左耳是 10 分貝。兩耳的語音辨別力
皆在正常範圍之內。微量敏感測驗右耳反應是「＋」，左耳是
「－」。右耳之音響衰退量是 15 分貝及 10 分貝，分別在 1000 及
4000 赫茲上。雙耳音量平衡測驗（ABLB），在右耳是響音重振型反
應，見圖 14–4 (A)。

　　在聽阻聽力檢查上，兩耳的鼓室圖皆是 A 型，中耳衡壓在左、
右耳分別是 0.52 c.c. 及 0.50 c.c.。聽覺反射閾值，在左耳是在正常範
圍內，右耳則有閾值降低的情形。右耳之 Metz 測驗是「＋」，兩耳皆
沒有聽覺反射衰退。貝克西聽力測驗結果是第 II 型，見圖 14–4 (B)。

　　聽力評估是左耳聽力正常，右耳有中度感覺神經性重聽。甘油給
予後兩小時之聽覺閾值比試驗前好約 18 分貝，中耳功能正常。語音
辨別力，兩耳都在正常範圍內。見克西聽力檢查測驗、甘油試驗、微
量敏感測驗、音響衰退測驗、音量平衡測驗，以及 Metz 測驗的結果
皆顯示右耳有耳蝸性病變。若個案有眩暈、嘔吐等的症狀，則要考慮
個案是否有梅尼爾氏病。

□ 突發性聽力喪失

　　這種重聽是發生在沒有聽障的人突然地失去了聽力，多半是一耳
性的而非雙耳同時有，除了聽力損失外還伴隨有耳鳴、眩暈等症狀。
有些人的聽力喪失會慢慢恢復。發生突發性聽力喪失的可能原因有五
種：

　　1. 因病毒感染，例如腮腺炎。

　　2. 是血管性病因，例如血管痙攣造成沈澱性的栓塞。

　　3. 因為有瘻管形成。

　　4. 因身體狀況改變而造成的，例如手術、壓力過大等。

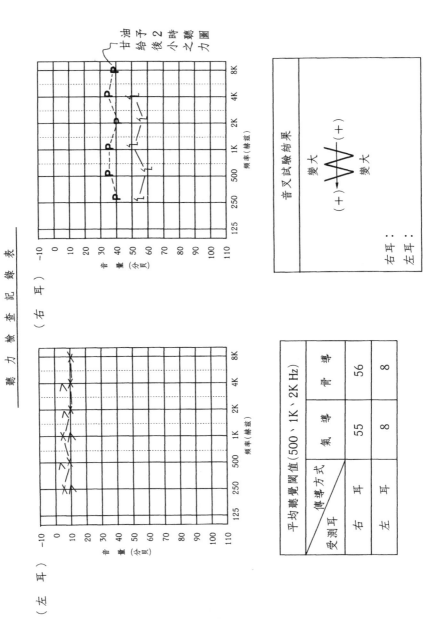

聽 力 檢 查 記 錄 表

貝克西聽力檢查(右耳)：Type II
ABLB(右耳)：響音重振型反應

甘油試驗後(2小時後)的平均聽覺閾值：37分貝(右耳)

	125	250	500	1K	2K	3K	4K	8K
氣 導		60	60	55	50		50	60
EML		25	30	25	25		25	25
骨 導		55	60	50	55		50	
EML		45	40	35	25		25	

右 耳

	125	250	500	1K	2K	3K	4K	8K

左 耳

音響衰退測驗 (Tone Decay—秒)

受測耳	頻率	訊息音音量 (dBSL)					
		5	10	15	20	25	30
右	1K	25"	55"	60"			
	4K	40"	60"				
左	1K	60"					
	4K	60"					

微量敏感測驗（SISI）

頻率	2K	4K
右耳	90%	90%
左耳	0%	0%

語言聽力檢查結果記錄表

		右 耳				左 耳		
	SDT	(ST)SRT	DiscriminationI	DiscriminationII	SDT	(ST)SRT	DiscriminationI	DiscriminationII
氣 導		60	1A 35 88%			10	1B 35 100%	
骨 導								
EML								

姓　名：　　個案四　　　　性　別：

檢查者：　　　　　使用儀器：

年　齡：

檢查日期：

圖 14─4 (A)　個案四的聽力檢查結果

×× 聽力語言中心

中耳聽阻聽力檢查記錄表

病人姓名：個案四　　　　　性　別：　　　　　年　齡：

檢查者：　　　　　　　　　使用儀器：　　　　　測驗日期：

（左　耳）　　　　　　　　　　　　　　　　　（右　耳）

中 耳 鼓 室 圖

空氣壓力

中耳順應力

中 耳 鼓 室 圖

空氣壓力

中耳順應力

中耳壓力記錄

	−400	−350	−300	−250	−200	−150	−100	−50	0	50	100	150	200	
右耳														CCx=0.50cc
左耳														CCx=0.52cc

中耳聽覺反射閾值及衰退時間

右耳（採測耳）

右耳 Metz(＋) 頻率	500	1000	2000	4000
A	105	105	95	105
B				
C	−	−		
D				

左耳（採測耳）

頻率	500	1000	2000	4000
A	85	90	90	90
B				
C	−	−		
D				

A：聽覺反射閾值　B：平均純音聽檢閾值　C：聽覺反射閾值（由dBSL來計）　D：衰退時間

圖 14-4 (B)　個案四的聽阻聽力檢查結果

5. 免疫性的病變。

當發生了突發性聽力喪失，最重要的是及早就醫，以免擔誤了治療的契機，而留下永久性的失聰。

個案五：是個左耳有突發性聽力喪失的個案。

純音聽力檢查發現右耳聽覺閾值在正常範圍內，左耳有重度的感覺神經性重聽。氣導聽覺閾值的平均值在左耳為 80 分貝，經過遮蔽後之左耳的骨導聽覺閾值是無反應，因在機器之極限，個案仍聽不到刺激音。音叉試驗結果及語言聽覺閾值和平均聽覺閾值一致。語音辨別力，右耳正常，左耳在用 15 dBSL 測得之結果是有重度的辨音困難，但因重聽程度太大，無法測得個案的 PB max. 之值，因而 PI–PB 功能曲線亦無法測得，見圖 14–5 (A)。

聽阻聽力檢查結果顯示兩耳都有正常的 A 型鼓室圖，中耳衡壓亦都在正常範圍之內，聽覺反射在右耳有，左耳沒反應，對側性聽覺反射亦是「無反應」，這是因為重度重聽之緣故。聽覺反射衰退反應是「－」，表示兩耳都沒有不正常的聽覺反應衰退，見圖 14–5 (B)。

在判別病灶位置檢查上，貝克西聽力檢查，右耳是第 I 型，左耳是第 II 型。微量敏感測驗上，在右耳是沒有響音重振現象，在左耳是有音響重振現象。音響衰退顯示右耳沒有不正常的音量適應現象，右耳在 2000 赫茲上的音響衰退量是 15 分貝，在 4000 赫茲上的音響衰退量是 30 分貝。在兩耳音量平衡測驗上，用右耳為參考耳，左耳為變異耳，發現有「響音不振」的現象。

聽力檢查評估，在右耳是有正常的聽力及中耳功能，在左耳，是有重度感覺神經性重聽。雖然有些檢查礙於重度重聽而無法徹底實行，但是仍有多項檢查顯示此耳是有耳蝸及耳蝸後病變的特徵。顯示有耳蝸性病變的檢查結果包括：(1)微量敏感試驗結果在 1000 及 4000 赫茲都是「＋」的結果。(2)音響衰退測驗中 2000 赫茲結果，支持有

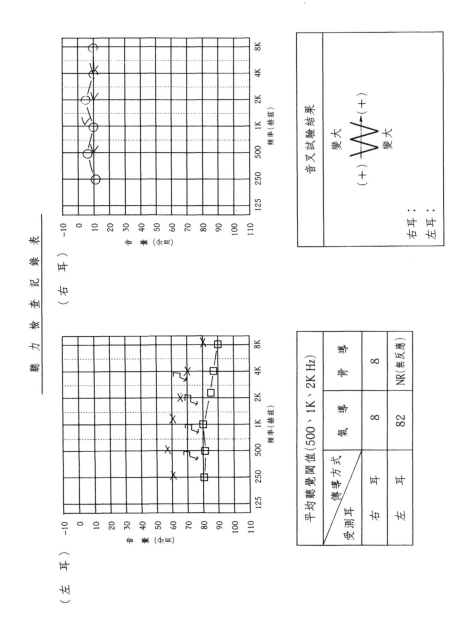

聽 力 檢 查 記 錄 表

（右 耳）

（左 耳）

音叉試驗結果

變大　　（＋）

（＋）　　變大

右耳：

左耳：

受測耳 傳導方式	氣　導	骨　導
右　耳	8	8
左　耳	82	NR（無反應）

平均聽覺閾值（500、1K、2K Hz）

Bekesy：右 type I
　　　　左 type II

	右　　　　　　　　　耳								左　　　　　　　　　耳							
	125	250	500	1K	2K	3K	4K	8K	125	250	500	1K	2K	3K	4K	8K
氣　導	80	80	80	80	85		85	90								
EML		45	45	40	40		45	45								
骨　導			NR	NR	NR		NR									
EML			45	40	40		40									

音響衰退測驗（Tone Decay—秒）

受測耳	頻率	訊息音音量（dBSL）					
		5	10	15	20	25	30
右	4K	60"					
左	2K	35"	35"	45"			
	4K	20"	30"	40"	45"	55"	60"

微量敏感測驗（SISI）

頻率	1K	4K
右耳	0%	10%
左耳	90%	90%

ABLB：右耳參考耳，左耳是變異耳，結果是響音不振。

語言聽力檢查結果記錄表

	右　耳				左　耳			
	SDT	(ST)SRT	Discrimination I	Discrimination II	SDT	(ST)SRT	Discrimination I	Discrimination II
氣導		10	1A 35　100%			85	1B 15　40%	
骨導								
EML						40		

姓　名：＿＿＿　個案五　　　性　別：＿＿＿　使用儀器：＿＿＿

檢查者：＿＿＿　　　　　　　年　齡：＿＿＿　檢查日期：＿＿＿

圖 14-5 (A)　個案五的聽力檢查結果

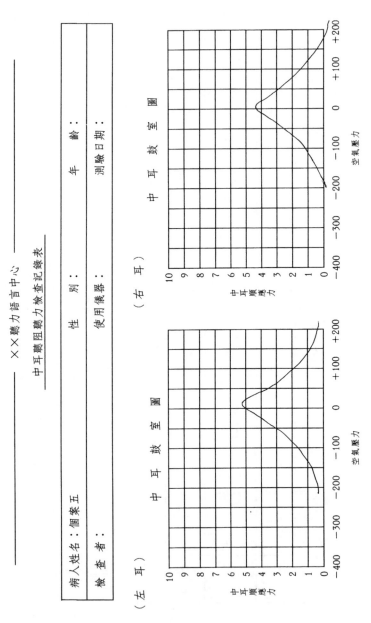

—— ××聽力語言中心 ——

中耳聽阻聽力檢查記錄表

病人姓名：個案五

檢查者：

性　別：

使用儀器：

年　齡：

測驗日期：

（右　耳）

中　耳　鼓　室　圖

（左　耳）

中　耳　鼓　室　圖

Tone decay: 正常 bil.

中耳壓力記錄

	−400	−350	−300	−250	−200	−150	−100	−50	0	50	100	150	200	
右耳														CCx=0.54cc
左耳														CCx=0.42cc

中耳聽覺反射閾值及衰退時間

右耳（探測耳）

頻率	500	1000	2000	4000
A	90	90	90	90
B				
C				
D				
E	NR	NR	NR	NR

左耳（探測耳）

頻率	500	1000	2000	4000
A	NR	NR	NR	NR
B				
C				
D				
E	95	95	90	95

A：聽覺反射閾值　B：平均純音聽檢閾值　C：聽覺反射閾值（由dBSL來計）
D：衰退時間　E：聽覺反射閾值（對側耳）

圖 14-5 (B) 個案五的聽阻聽力檢查結果

耳蝸性病變的可能性。⑶貝克西測驗結果，支持有耳蝸後病變的檢查是「兩耳音量平衡測驗」，及音響衰退測驗 4000 赫茲的結果（30 分貝音響衰退量）。

□ 腫　瘤

視所在的位置而定是會產生傳導性重聽或是感覺神經性重聽。最常見到的是聽神經瘤（acoustic neuroma）。聽神經瘤絕大部分是單側的，因此會造成患者的感覺神經性重聽，並伴隨著有耳鳴及不平衡。在聽力檢查上著重於耳蝸或耳蝸後病灶位置之區分。

在聽力學及其他檢查上，會發現有不正常聽覺反射衰退，沒有響音重振現象，因此微量敏感測量結果分數很低，語音辨別力差。聽阻聽力檢查上會發現有正常中耳功能，聽覺反射消失。在腦幹誘發聽力檢查上會發現常是只有第 I 波出現，其他的波都消失。X 光檢查、斷層攝影及核能掃描（nuclear magnetic resonance scanner）也都會有「＋」的發現。

個案六：是個聽神經瘤的案例說明。

純音聽力檢查發現，右耳聽覺閾值在正常範圍內，左耳有中度感覺神經性重聽。右耳之氣導聽閾平均值是 43 分貝，骨導聽閾平均值是 40 分貝。音叉測驗結果和純音聽力檢查結果相符合，見圖 14-6 (A)。

在語言聽力檢查上，語言認知閾值在左右耳分別是 45 分貝及 5 分貝，和純音平均聽閾值一致。右耳語音辨別力良好，左耳則很差，有重度辨音困難。在音量表現功能（PI-PB function）上，在左耳有反捲現象。PB max. 是在 40%，見圖 14-6 (A)。

在區分聽力診斷上發現，貝克西聽力檢查，在右耳是第 I 型，在左耳是第 III 型。兩耳音量平衡測驗（右耳為參考耳）結果是有響音不

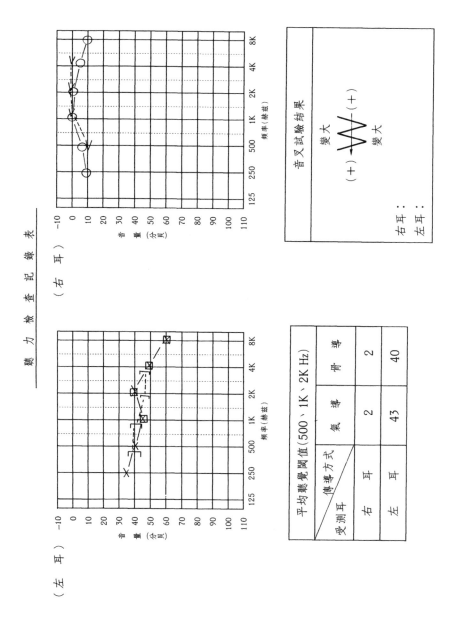

聽 力 檢 查 記 錄 表

（右 耳）

（左 耳）

音叉試驗結果

變大

變大

右耳：
左耳：

平均聽覺閾值（500、1K、2K Hz）

傳導方式 受測耳	氣 導	骨 導
右 耳	2	2
左 耳	43	40

Bekesy（左）：type III
　　　　（右）：type I

	125	250	500	1K	2K	3K	4K	8K
右　耳								
氣　導								
EML								
骨　導								
EML								

	125	250	500	1K	2K	3K	4K	8K
左　耳								
氣　導				45	45		45	60
EML				30	30		30	35
骨　導			40	40	45		45	
EML			35	25	15		20	

音響衰退測驗（Tone Decay—秒）

受測耳	頻率	訊息音音量（dBSL）					
		5	10	15	20	25	30
右	2K	60"					
	4K	60"					
左	2K		−	−	30"	35"	60"
	4K		−	−	40"	35"	60"

微量敏感測驗（SISI）

頻率	1K	4K
右耳	0%	0%
左耳	30%	30%

ABLB：Decruitment（右耳：參考耳）

語言聽力檢查結果記錄表

		右　耳				左　耳			
	SDT	(ST)SRT	Discrimination I	Discrimination II	SDT	(ST)SRT	Discrimination I	Discrimination II	
氣導		5	1A ╱ 35　102%	1B ╱ 55　100%		45	1C ╱ 35　40%	1D ╱ 55　30%	
骨導									
EML									

姓　名：　個案六　　　　　性　別：　　　　年　齡：

檢查者：　　　　　　　　使用儀器：　　　　檢查日期：

圖 14-6 (A)　個案六的聽力檢查結果

振現象。微量敏感測驗，在 1K 及 4K 赫茲上，右耳皆為 0%，左耳皆為 30%。左耳在 2000 赫茲的音響衰退量是 30 分貝，在 4000 赫茲的音響衰退量也是 30 分貝，見圖 14-6 (A)。腦幹誘發聽力反應發現右耳的五個波皆出現，所有波的純對值，對間距也都在正常範圍之內，左耳則只有第一波出現，這個第一波的波絕對值在正常範圍內，見圖 14-6 (C)。

聽阻聽力檢查上發現兩耳皆有「A」型鼓室圖。兩耳的中耳衡壓值都在正常範圍內。聽覺反射閾值，在右耳是處於正常範圍內，在左耳是聽覺反射消息。左耳的聽覺反射衰退結果是「＋」，表示有不正常的聽障反射衰退現象，右耳則無，見圖 14-6 (B)。

聽力評估，在右耳是有正常的聽力及正常的中耳功能，在左耳則顯示有中度的感覺神經性重聽。極差的語音聽辨能力。區別病灶位置的聽力檢查顯示有耳蝸後聽神經病變的證據。這些包括有不正常的腦幹誘發反應，第三型貝克西聽力檢查結果，很差的語言辨別力，聽覺反射消失，不正常的聽覺反射衰退。PI-PB 功能有反捲現象。低微量敏感測驗分數，高音響衰退量，以及左耳有響音不振的現象。

4. 總 結

承沿上一章的結構格式，這一章在討論內耳及聽覺中樞的常見疾病。在遺傳性及非遺傳性先天性疾病有 Usher 氏症候羣、Cockayne 氏症候羣、Alper 氏疾病、Pendred 氏病、Rochards-Rundel 氏疾病、三染色體（13-15）異常、二染色體異常（16-18）、痲疹、核黃疸、生產時之傷害、藥物中毒，及先天性梅毒等。後天得到之內耳疾病，常見的可分成七類：老年性重聽、噪音性重聽、外傷引起的失聽、耳毒性藥物引起之失聽、內淋巴性水腫或梅尼爾氏病、突發性聽力喪失，以

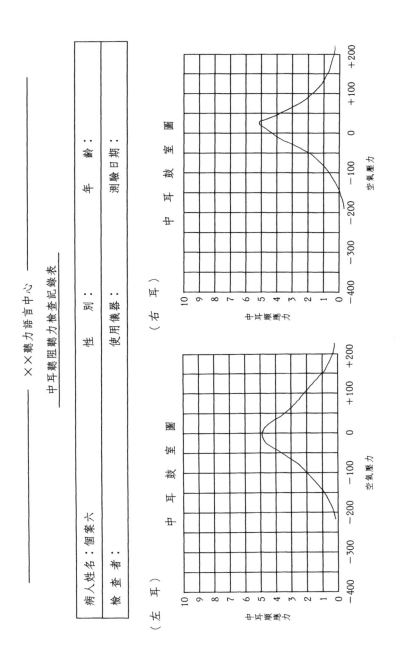

—— ××聽力語言中心 ——
中耳聽阻聽力檢查記錄表

病人姓名：個案六　　　　　性　別：　　　　　年　齡：

檢查者：　　　　　使用儀器：　　　　　測驗日期：

（右耳）

中耳鼓室圖

（左耳）

中耳鼓室圖

中耳壓力記錄

	−400	−350	−300	−250	−200	−150	−100	−50	0	50	100	150	200	
右耳														CCx=0.50cc
左耳														CCx=0.50cc

中耳聽覺反射閾值及衰退時間

右耳(採測耳)

頻率	500	1000	2000	4000
A	80	85	85	90
B				
C				
D				
E	NR	NR	NR	NR

左耳(採測耳)

頻率	500	1000	2000	4000
A	NR	NR	NR	NR
B				
C				
D	90	85	85	NR
E	90	85	85	85

tone decay:
左：(＋)
右：(－)

A：聽覺反射閾值　B：平均純音聽檢閾值　C：聽覺反射閾值(由dBSL來計)
D：衰退時間　E：聽覺反射閾值(對側耳)

圖 14-6 (B)　個案六的聽阻聽力檢查結果

×××醫院腦幹聽力誘發反應記錄表

姓名：　個案六

年齡：

日期：

生日：

刺激音：　click

頻率範圍：300–3000 Hz

刺激速率：31次／秒

刺激期間：1–10秒

電極放置位置

ABR閾值

右耳：　35

左耳：

　①活動電極：前額

　②參考電極：同側耳後乳突骨

　③地線：對側耳後乳突骨

電阻：正常範圍內

ABR結果（黏貼於下面空白處）

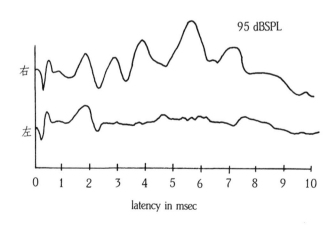

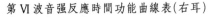
第 Ⅵ 波音強反應時間功能曲線表(右耳)

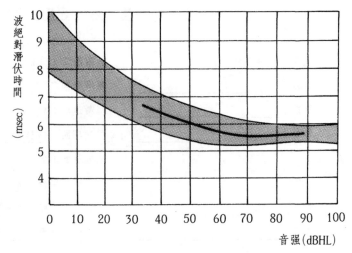

圖 14-6 (C)　個案六的腦幹誘發聽力反應

及腫瘤。在簡單說明各疾病時,適時地提出例子,這些例子都是模擬的,將各種聽力檢查說明於這些範例中。結果分析上,先是說明各個檢查結果,在最後聽力評估中,則給予詳細的聽力診斷及說明。

中英名詞對照

- Usher 氏症候羣　Usher's syndrome
- Cockayne 氏症候羣　Cockayne's syndrome
- Pendred 氏病　Pendred's disease
- Rochards–Rundel 氏病　Rochards–Rundel's disease
- Alper 氏症候羣　Alper's syndrome
- 德國麻疹症候羣　rubella syndrome
- 生產傷害　birth trauma
- 缺氧　anoxia
- 核黃疸　kernicterus
- 新生兒紅血球母細胞過多症　erythroblastosis fetalis
- 膽紅素　bilirubin
- Rh 因子不合　Rh incompatibility
- 奎寧　quinine
- 沙利豆邁　thalidomide
- 先天性梅毒　congenital syphilis
- 眩暈　vertigo
- 梅尼爾氏病　Meniere's disease
- 老年性重聽　presbycusis
- 噪音性重聽　noise–induced hearing loss
- 外傷　trauma
- 耳毒性　ototoxicity
- 內淋巴性水腫　endolymphatic hydrops
- 突發性聽力喪失　sudden hearing loss

- 腫瘤　tumor
- 感覺神經型老年性重聽　sensory presbycusis
- 代謝性老年性重聽　metabolic presbycusis
- 耳蝸血管紋　stria vascularis
- 神經型老年性重聽　neural presbycusis
- 耳蝸傳導性老年性重聽　cochlear conductive presbycusis
- 暫時性失聽　temporary threshold shift, TTS
- 永久性失聽　permanent threshold shift, PTS
- 耳塞　ear plug
- 耳罩　earmuffs
- 頭罩　sound shields
- 聽神經瘤　acoustic neuroma
- 核能掃描　nuclear magnetic resonance scanner

參考書目

Catlin, F. Etiology and pathology of hearing loss in children, pp. 3–34. In: F. Martin(Ed.) Pediatric Audiology. Englewood Cliffs, NJ: Prentice Hall, 1978.

Everberg, G. Further Studies on hereditary unilateral deafness. Acta Otolaryngology, 51: 615–618, 1960.

Ibrahim, R. and Linthicum, F. Clinical records hereditary deafness in children. Diagnosis and a family report. Journal of Laryngology Otology, 93: 495–516, 1979.

Schein, J. Symposium on environmental and gentic hearing loss: epidemiology of childhead hearing loss. Hearing Aid Journal, 32: 8–11, 1979.

Igarashi, M. Pathology of the inner ear endorgans. In: J. Minkler (Ed.). Pathology of the nervous system (volume 3), pp. 2856–2879. New York: McGraw–Hill, 1972.

Schulman, J. Syphilis of the temporal bone. In: V. Goodhill (Ed.). Ear: Disease, Deafness, and Dizziness, pp. 682–690. New York, Harper & Row, 1979.

Zoller, M., Wilson, W. Nadol, J., and Girard, K. Detection of syphilitic hearing loss. Archive Otolaryngology, 104: 63–67, 1978.

Church, M. W. and Shucard, D. W. Age–related hearing loss in BDFI mice as evidenced by the brainstem auditory–evoked potential. Audiology, 25: 263–372, 1986.

Schuknecht, H. F. Disorders of growth, metabolism, and aging. In: Pathology of the Ear, pp. 351–410. Harvard University Press, Cambridge, MA, 1974.

Loeb, M. Hearing loss and other after–effects on hearing. In: M. Loeb (Ed.). Noise and Humun Efficiency, pp. 80 – 206. John Wiley and Sons Inc., Boston,

1986.

Spoendlin, H. Histopathology of noise deafness. The Journal of Otolaryngology, 14(5): 282–286, 1985.

Podoshin, L. and Fradis, M. Hearing loss after head injury. Archive Otolaryngology, 101: 15–21, 1975.

Schulman, J. Traumatic disease of the ear and temporal bone. In: V. Goodhill(Ed.) Ear Disease, Deafness and Dizziness, pp. 504–516. New York, Harper & Row, 1979.

Bergstrom, L. and Thompson, P. Ototoxicity. In: J. Northern(Ed.). Hearing Disorders, pp. 136–152. Boston, Little Brown, 1976.

Cluff, L. and Caldwell, J. Reactions to drugs. In : M. Wintrobe, G. Thon, R. Adams, E. Braunwald, K. Isselbacher, and R. Petersdorf (Eds.). Harrison's Principles of Internal Medicine (7th ed.). pp. 375–381. New York, McGraw–Hill, 1974.

Schuknecht, H. Pathology of the Ear, pp. 273–288. Cambridge, Harvard University Press, 1974.

Alford, B. Meniere's disease: criteria for diagnosis and evaluation of therapy for reporting. Trans. American Academic Ophthalmology, 86: 683, 1977.

Haye, R. and Quisthanssen, S. The nature course of meniere's disease. Acta Otolaryngology, 82: 289–298, 1976.

Jerger, J. and Jerger, S. Estimating speech threshold from the PI–PB function. Archive of Otolaryngology, 102: 487–453, 1976.

第15章

耳　模

　　耳模（earmolds）的運用開始於一九二〇年代左右，其原本的目的只在於連接助聽器到耳道內，進而注意到舒適的問題。直到外接收器（botton-type receiver）的使用後，才發現到耳模可以改變助聽器輸出音的品質。在一九六〇年代時開始，耳模不僅要達到戴起來舒適，能與外耳道吻合密接減少音響返饋（acoustic feedback），還要能夠適度地調整助聽器輸出音的品質（Mynders, 1977）。根據助聽器使用者對助聽器的滿意程度的調查發現，有三個因素影響此滿意程度：放大音量、輸出音頻率範圍，及輸出音含噪音的多寡；其中又以輸出音頻率範圍為最大影響因素（Killion, 1979）。助聽器能放大音量的程度及其運作中會產生多少及那種內在噪音，這是由原本助聽器設計時已設定好了，及視助聽器的材料、結構排列而定。當然它也可加以修飾改變，但其效果不若輸出音的頻率反應的改變來得好。耳模對助聽器輸出音頻率反應的控制是個非常有用的方式，因此自一九六〇年代以後，耳模的發展神速，目前已有各式各樣依需要不同而產生的耳模（Lybarger, 1979）。

1. 耳模版

　　耳模一般是由耳模實驗室或助聽器製作廠來製作，但在做耳模前，需先用某些材料取下耳朵的標本，送至那些實驗室或公司製作成耳模。就如石膏版模的製作，這是因為每個人的耳廓大小、形狀各有不同，需要取下使用者自己的模版，才能做出和使用者耳道密切接合的耳模，這種模版就稱為耳模版（earmold impression）。一般此耳模版是由選配助聽器的聽力學家來取，並選取要做那種型式的耳模及任何特殊要求寫在訂購單上，然後將耳模版及訂購單一起寄至製作公司訂作，所以耳模是否做得完美，則視耳模版是否良好，及此聽力檢查師

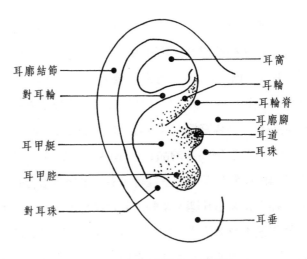

圖 15-1　耳廓各部分的名稱

的選擇是否正確。

　　在取一完美的耳模版前需先了解耳廓的構造，圖 15-1 中所示為耳廓各部分，包括有耳窩（fossa）、耳輪（helix）、耳輪脊（crest of helix）、耳廓腳（ear crus）、耳道孔、耳珠（ear tragus）、耳垂（ear lobe）、對耳珠（ear anti-tragus）、耳甲腔（concha cavum）、耳甲艇（concha cymba）、對耳輪（ear anti-helix）及耳廓結節（或達爾文氏結節）（Darwin's tubercle）。在解剖上，耳廓是由皮膚、軟骨及肌肉所組成的，要注意的是耳廓並非很堅硬地不能移動，它可隨著面部表情而稍作一點位移，移動的尺度不會超過 3/16 吋。在取耳模材料時需把材料充滿整個耳廓，製作耳模版的材料包括有粉及油劑，將這兩種物質混合均勻，揉成團狀放入針筒內，以便放入耳道及耳廓內，要注意的是材料混合後，在短時間內即會凝固硬化，所以在混合後要儘快將之射入耳道及耳廓內，下面會有詳細的步驟說明。

　　在做取耳模版之前，要先用耳鏡（otoscope）檢視耳道，其目的在於了解外耳道的大約長度，其直徑大小，耳道轉變處大約在那裡，以

及是否有問題存在。所謂的問題包括有：(1)是否有大量的耳垢（ear wax, cerumen），如果有要予以清除，才不會影響到耳模版的形狀。(2)是否有不正常的分泌物，如果有則不能取耳模版，應先轉介至耳科醫生處。(3)是否有任何不正常的新生物或增生，最常見的是骨質化增生（bony growths）於外耳道，也需先至耳科醫師處作處理。(4)是否有任何外耳道的感染，最常見的為黴菌的感染，這會使外耳道紅腫，而使製出之耳模版不準確，所以需先治療。(5)是否有異物存在，若有需先除掉，以免將之往內推，需轉介至耳科醫師處。(6)是否有耳膜內陷、破裂等情形，這都表示有中耳疾病在進行中，需先予以醫療轉介。(7)是否有很大的耳道，這常表示此個體曾有過耳部的手術，這種個案常會沒有耳膜，甚至沒有聽小骨，且他們的皮膚常是較敏感的，在製取耳模版時要特別的小心。耳鏡檢視後，就可以開始進行耳模版的製取，其步驟如下：

1.向個案解釋，製作耳模版的目的在於製作一個屬於個案自己的耳模或助聽器。唯有如此，此耳模或助聽器才能和他的耳朵密切接合。所用的材料是像黏土一樣軟軟的材料，會把它用針筒狀的工具，放進耳道及耳廓內，約需放十分鐘左右，才取出。

2.將有用線綁住的小棉球或海棉球放入耳道內，放在耳道 S 道的轉彎處。

3.將材料混合好，放在針筒狀注射器內。

4.將耳模版材料放入耳道及耳廓內，由裡向外慢慢地填充，避免材料中空之情形。

5.當材料都射出後，慢慢將針筒移開，用手將材料均勻填滿在耳廓各處，注意耳輪及耳甲處亦要填滿，只需輕輕地作，不要用太大力，以免耳模版會變形。

6.等十分鐘左右，用手指甲試試看材料是否已硬化凝固，如果是

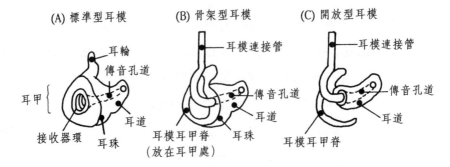

(A) 標準型耳模　　　(B) 骨架型耳模　　　(C) 開放型耳模

圖 15-2　耳模圖型、各部位名稱，及與耳廓相對應之位置

則可拉著和小棉球相連的線，及耳模版邊緣，輕輕地將之取下。

　　7.將耳模版取下，和已填好各項資料及選擇的訂購單一起寄出訂製耳模或是助聽器。

　　在耳模版製作過程中有幾點需注意的：一是若個案有過耳部手術而有耳道變大變形之情形時，注意不要將小棉球掉到太裡面而取不出來。二是若個案有戴眼鏡，則讓他戴著時製取耳模版。三是在等材料硬化時，讓個案說說話，或嚼口香糖，以使製作出來之耳模或助聽器較令之感到舒適，因為耳道是會隨表情及說話而略有位移，因此製作時若個案都不動，則製作出來的模子，會使個案因耳道隨著說話、吞嚥、表情改變而感到不舒服。四是若個案為小孩，小孩常會害怕，則可先取媽媽的耳模版以減少個案的不安，再來取個案的。

2. 耳模的種類

　　基本上耳模可分成三大類型：標準型、骨架型，及開放型，見圖15-2所示範的。每種類型可又因需求的不同，而細分成很多型式。標準型耳模包括了耳道及耳甲部分，在其底部有一接收器環，用以和外接收器連接。這常是和口袋型助聽器、調頻團體助聽器的接收器相

連接使用,亦可用於耳掛型助聽器,或是做為耳內型助聽器的模子。
若是用於耳掛型助聽器,則是用標準型耳模加上連接管(tube),而
非接收器環,以便和耳掛型助聽器的鉤管相連接。圖 15-2 (A) 中所
示為標準型耳模,在其底部有一接收器環,中間的管子是用以傳遞聲
波的傳音孔道(sound bore)。圖上亦有標明耳模各部位和耳廓解剖位
置相對應的說明。

骨架型耳模是最受歡迎的一種耳模,因為它戴起來通氣又舒適,
而且容易吻合密切,見圖 15-2 (B)。但是有外接收器的助聽器則無法
使用此類之耳模。它亦可因耳模的大小、助聽器輸出音在頻率上及品
質上改變的需求,以及不同連接管的選擇,而有約十種型式的選擇,
每家公司的種類不同,但是選擇原理是相同的,在後面一節中會有詳
細的說明。在圖 15-2 (C) 所示的是開放型耳模,基本上它只有耳道
一部分,所以和前兩類比較起來,它的體積小很多,這類的耳模也約
有八至十種型式左右(Major, 1983)。

3. 耳模的音響效應

在「周邊聽覺系統的解剖生理」一章中曾提到,外耳道的共振頻
率約是在 2K 到 4K 之間,尤其在 2.5K 至 3.5K 之間音量被放大最多,
而那也是語言頻率中非常重要的一段。但是戴上耳模或助聽器後,由
於耳道受堵塞住,這外耳道的自然共振現象就被取消了。這種在耳道
自然共振頻率帶所損失的音量,就稱為堵塞損失(insertion loss)。圖
15-3 中斜線區即表示是因戴耳模而造成的堵塞損失。

語言的基因多分佈在 62 至 1000 赫茲之間,經過發音構音器官
的共振,使得語音範圍達到 1000 至 8000 赫茲之間,在此頻率範圍
間包含了大部分的子音,並且經由研究顯示,1K 到 8K 之間的音和語

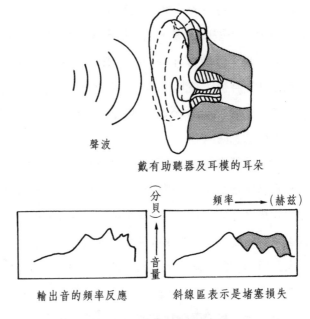

圖 15-3　堵塞損失的說明

音辨別力有直接的關係，即此範圍的音若有缺失，會造成語音不清晰、不易辨認、不易被人聽得懂（Durrant & Lovrine, 1984）。因此助聽器輸出音必須加以修正，以彌補在高頻區的堵塞損失，使得助聽器使用者的語音辨別力能達到最好的程度。目前耳模是利用通氣孔道（venting）、濾網（damping），及牛角型管所造成的牛角管效應（horn effect），來達到改善助聽器輸出音的品質，通氣孔道、濾網，及牛角管效應能改善聲音頻率的範圍分別在低音、中音，及高音，見圖 15-4。圖中的曲線是助聽器輸出音的頻率反應。

　　通氣孔道作用原理在於讓低頻音能量由耳模中漏掉，也就是等於讓低頻音的音量減小。同時它還造成另外兩種效果：減少耳道的飽脹感（fullness），及增加語言的清晰度。通氣孔道有三種型式：平行型、對角線型，及邊緣型，見圖 15-5。這些名稱是根據通氣孔道和

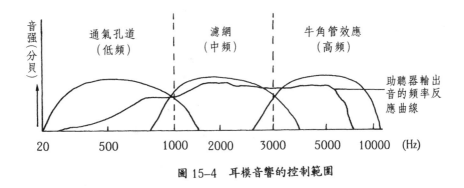

圖 15-4　耳模音響的控制範圍

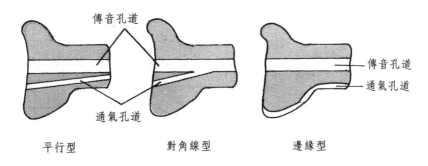

圖 15-5　三種不同型式的通氣孔道

傳音孔道的相對位置而命名的。平行型通氣孔道對減低低頻音的放大量是非常有效的，目前已有固定的程式可循，例如要降低那個頻率以下的音，則通氣孔道的長度及直徑大小應是多少，已有一定規格可循，而那些規格都是經過研究而得來的。對角線型主要是用於較小的耳模上，但是它會造成響音返饋現象，及容易有干擾到高頻音的缺點。邊緣型通氣孔道則主要是爲了改善響音返饋現象而造的。

　　濾網是指很細的金屬網或是不銹鋼網。它的主要作用是可使助聽器的頻率反應上的大的波峯平緩下來，主要是運用聲波通過濾網時的磨擦力增加，也就是增加聲能磨擦力，而造成聽阻增強的原理。濾網

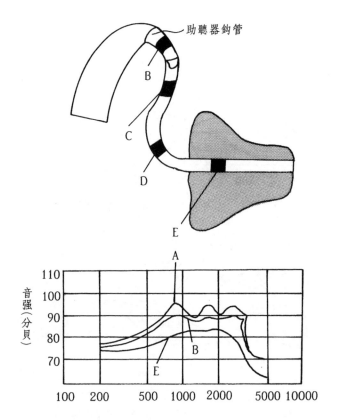

A 表示没有用濾網所產生的曲線

B、E 是和上圖相對應的濾網位置所產生的頻率反應曲線

圖 15-6　濾網位置和平緩頻率反應曲線的關係圖

功效的强弱端視三個因素：(1)濾網本身的聽阻力大小。目前市面所售濾網的聽阻力有六種：680、1000、1500、2200、3300，及 4700 歐姆（ohms）。阻力愈高者，會使助聽器產生之頻率反應曲線愈平滑。(2)使用濾網的數目。有用一個的，也有用兩個濾網的策略，用兩個濾網的效果較好。(3)濾網所放的位置。濾網是放在耳模的耳模連接管內，濾網愈接近耳模，則效果愈好，見圖 15-6。雖然濾網放在 E 的位置，效果最好，但是在那個位置上，濾網很容易沾上耳垢或其他東

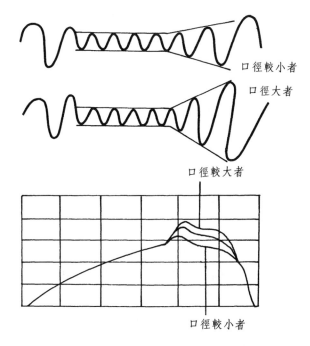

口徑較小者

口徑大者

口徑較大者

口徑較大者

口徑較小者

圖 15-7　牛角管效應：口徑愈大，效果愈好

西，而造成阻塞。使用濾網的另一個問題是很容易讓濕氣聚集在濾網周圍，有一種星型濾網（star damper）則可克服濕氣的問題。

　　當聲波由直徑較小的一端通向直徑較大的一端時，高頻音會被加強，這稱為牛角管效應。若是由相反方向進行，即由大開口處走向小開口之一端，則會降低高頻音的聲波振幅。最早開始用的是利比氏牛角管（Libby horns），目前市面可得的約有七種，效果和牛角管（horn）的口徑大小成正比，見圖 15-7。口徑是 5 微米（mm）的利比氏牛角管，增強高頻音的效果就比口徑是 3 微米者好。

　　所有管道，如通氣管、耳模連接管等的長度及口徑大小也會影響輸出音的品質。當管道口徑變小，會造成三個結果：第一，頻率反應曲線上的第一個尖峯，會往頻率低處移。第二，會使中、高頻率區的

反應變小。第三，會使曲線上最高的一波降低音量。而管道的長度變長，會使頻率反應曲線整個往下拉，並且使第一個尖峯波平滑下來，表 15-1 中則列出不同的裝置，在不同頻率所產生的效應，是綜合上述的結果。

4. 總 結

　　耳模的最原始意義在於連接助聽器和外耳道。耳模版的製作原則是要使外耳道及耳廓密切接合。今日的耳模，不僅用於「連接」的功用，更重要的是在「耳模的音響效應」。通氣孔道能調節的是低頻音，濾網能調節的是中頻率，高頻音則由牛角管來調節。通氣孔道、濾網，及牛角管三種裝置可各有數種型式，以便更能適合個別的需求。耳模的種類，主要分成三大類，標準型、骨架型，及開放型耳模，每一類型可細分成數種模式，以便利個別個案之選擇，而儘量符合個別需要。

表 15-1　耳模的各種改變音響效果的裝置，在低、中、高頻率的反應

裝　　　置	修　　正	對低頻音的效果 （750Hz以下）	對中頻音的效果 （750–3000Hz）	對高頻音的效果 （3000Hz以上）
管道口徑	增加口徑	——————	使頻率反應中各尖峯波加強，並往高頻音方向位移	增加
	減小口徑	減小	使尖峯波減低音量，並且向低頻音方向位移	如果口徑減小很多，則效果減小
管道長度	增加長度	增加	使各波峯向低頻音方向位移	——————
	減少長度	沒有影響或是有很小的減小	使各波峯向高頻音方向位移	
耳模耳道部分的長度	增加 減小	增加 減小	增加 減小	增加 減小
傳音通道口徑	增加	——————	各波峯向高頻音方向位移	增加
	減小		各波峯向低頻音方向位移	減小
傳音通道長度	增加	稍微增加	各波峯向低頻音方向位移	減小
	減小	稍微減小	各波峯向高頻音方向位移	增加
濾網的使用	放在助聽器出口	——————	使波峯振幅降低	——————
	放在耳模尾端	稍微減小	大幅度的減小	減小

＊ ——表示沒有影響

中英名詞對照

- 耳模　earmolds
- 外接收器　botton–type receiver
- 音響返饋　acoustic feedback
- 耳模版　earmold impression
- 耳窩　fossa
- 耳輪　helix
- 耳輪脊　crest of helix
- 耳廓腳　ear crus
- 耳珠　ear tragus
- 耳垂　ear lobe
- 對耳珠　ear anti–tragus
- 耳甲腔　concha cavum
- 耳甲艇　concha cymba
- 對耳輪　ear anti–helix
- 耳廓結節（達爾文氏結節）　Darwin's tubercle
- 耳鏡　otoscope
- 耳垢　ear wax, cerumen
- 骨質化增生　bony growths
- 連接管　tube
- 傳音孔道　sound bore
- 堵塞損失　insertion loss
- 通氣孔道　venting
- 濾網　damping

- 牛角管效應　horn effect
- 飽脹感　fullness
- 星型濾網　star damper
- 利比氏牛角管　Libby horns

參考書目

Mynders, J. M. Brief historical sketch of the development of earmolds. Hearing Aid Journal, March, 1977.

Killion, M. C. Design and evaluation of highfidelity hearing aids. Ph. D. thesis, Northwestern University (University microfilms, Ann Arbor, MI), 1979.

Lybarger, S. F. In Controlling Hearing Aid Performance by Earmold Design—Acoustical Factors Affecting Hearing Aid Performance, Grune and Stratton, New York, 1979.

Major, M. Custom Earmold Manual. Microsonic, Ambridge, PA, 1983.

J. D. Durrant and J. H. Lovrine. Bases of hearing science. (2nd ed.). pp. 214–220. Williams and Wilkins Company, Baltimore, MD, 1983.

第16章

助聽器

　　助聽器（hearing aid）在聽障者使用上，就如同近視眼者使用近視眼鏡一樣，其目的在讓聽障的人，藉由外在儀器矯正其失聽的程度。助聽器則因其對聲音放大的程度及方式，發揮有聽障者的剩餘聽力到最高效應，就如同眼鏡一樣，助聽器的研究發展，不僅是朝功能上來改進，而且由於人類愛美的心理，在美觀及隱藏性上的改進，也是讓聽障者接受而願意戴助聽器的重要一環。

　　幾乎每個人都有這樣的經驗，當坐在較後面的位置，或聽不清楚別人說的話時，會用手掌放在耳後，做成杯弓狀，企圖聽得清楚一點，這可說是最原始、最自然的助聽器，所能得到的效果大約是在1K 到 3K 赫茲間，增高 5 到 10 分貝的音量。最開始人為的助聽器是鹿角式的長管，即一端管徑大（在說話者的一端）、一端管徑較小（收話者那端）的傳話管（horns 或 speaking tubes）。這是在一八二〇年左右的事，這種傳話管主要是運用電話線的原理，約經過一個多世紀後，在一八三八年才因真空管（vacuum tube）的發明，而有真空管助聽器（vacuum tube hearing aids）的上市。這使得聲音得以被放大的程度加大，放大的頻率範圍增廣，以及諧音歪曲的程度降低。今日所用的助聽器則都已用電晶體（transistor）來代替過去無線電機中的真空管，這是在貝爾實驗室（Bell telephone laboratories）中所發明出來的。電晶體因比真空管小很多，這使得助聽器的體積小了很多。再加上同時間所發展的其他助聽器零件，如麥克風（microphone）、接收器（receivers）、電容器（capacitors），及整合線圈（integrated circuits）等的研究改良，使得今日的助聽器，在功能上比過去好太多了，在外觀上，不僅好看，而且小得多了，甚至不引起他人的注意力（de Boer, 1984; Berger, 1984）。本章中會對助聽器的基本結構及其功能、助聽器的種類，及其履行出來功能的測量一一介紹。

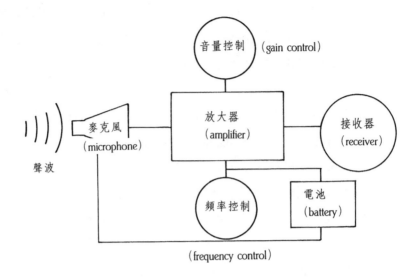

圖 16-1　助聽器各部分的平面圖

1. 助聽器各個部分及其功能

　　簡單而言，助聽器就是一個用於人耳的聲音放大器，當然現代的助聽器有更複雜的結構及功能，以配合個別個體生理上的需求。但基本上助聽器的結構，可由圖 16-1 中看到，聲音由助聽器中的麥克風接收到，然後轉變成相等能量的電波，經過由電晶體結構組成的放大器（amplifier），使得電波得以加大，傳送到接收器，在接收器處，電波再被轉換成聲波，傳送至耳道內。在使用者可自行調整的部分是音量及頻率範圍。另外有些助聽器需和耳模相連，以固定助聽器，除此之外，耳膜更重要的功能有調整音響效果的功用，這在下一章中會有詳細的說明。一般而言，助聽器的能量來源是來自於電池，見圖 16–1。雖然和十九世紀時的助聽器比較起來，今日的助聽器已有長足的進步，但這仍是不夠的，在助聽器的音響（acoustic）及電學

（electrical）上仍在不斷的研究發展中，企圖有更美觀、使用更方便、功能更好的助聽器問世。

□麥克風

現代的助聽器都是用電磁場麥克風（electret microphone）。它是由 fluorocarbon plastic 這種材料製成的，它能像磁鐵的磁場性質，一直有電磁場的存在。這種電磁場麥克風的好處是它對聲音的敏感度強，輸出頻率和原本輸入之聲音的頻率非常相近，尺寸很小，造成助聽器內在噪音小，及不因震動而在功能上有顯著的影響。一般在麥克風內部都有一個電晶體，可以將傳入的聲波轉換成電波，送至麥克風的尾端，再傳送至放大器處。

在現代助聽器中，除了電磁場麥克風外，還有一個電話感應線圈（telephone induction pickup coil, telecoil）。這是可以接收電話語音，當使用它時，需把麥克風關掉，以利於電話內聲波的接收，而不接收環境內其他的噪音或聲音。這使得有中重度重聽者也可以接收電話語言，使其生活便利不少。

□放大器

放大器（amplifier）是由整合線圈，也就是一般所謂的 IC 板所構成的。在這 IC 板上有很多的電晶體、電阻器、兩極真空管等零件，目的在使傳入的電波達到想要被呈現出去的型態。在這個助聽器的組成部分上，和使用者有關的是兩部分：一是音量控制（gain control），另一是頻率控制（frequency control）。這兩部分的控制，都設在 IC 板上，但事實上，助聽器的音量放大程度，及輸出頻率範圍，都已設定在 IC 板上了，使用者可以自己調音量控制及頻率控制，都是在非常有限的範圍內可調整。

□氣導助聽器的接收器及骨導助聽器的接收器

所謂氣導助聽器是助聽器將聲波送至耳道內,使聲波經由氣傳導的路徑,而達到聽覺中樞,另有一種骨導型助聽器,它是將聲波,由骨導接收器(bone–conduction receivers)直接經由顱骨傳送至內耳耳蝸,然後再傳至聽覺中樞。只有在眼鏡型及口袋型助聽器才會有骨導接收器,現代氣導接收器大多是指磁性型助聽器接收器(magnetic type hearing aid receivers),這已經被使用了很久,主要的優點是所需消耗的電量很少。

骨導接收器是用磁力導向系統(magnetic driving system),主要是利用震動將聲波的能量傳送至內耳耳蝸去,不論是氣管或骨導接收器,其目的都在將自放大器傳來的電訊波,以不變的品質,轉換成聲波能,然後送至助聽器使用者的外耳道內或耳蝸內。

□電　池

電池(batteries)是讓助聽器運轉的能量來源,做為助聽器電池的條件是電池在其未耗盡前,它釋電平穩,使得電壓平穩,這樣助聽器的輸出訊息才會保持平穩,不會有音量忽高忽低的情形。一般所使用於助聽器的電池有下列三種:氧化銀電池(silver oxide battery)、水銀電池(mercury battery)及鋅空電池(zinc air battery)三種,其中以氧化銀電池的電壓最高,但是它的價錢也最高,因此水銀電池及鋅空電池是最常用的兩種。另外有蓄電電池,但它並不普遍被使用,原因是它需要每天充電很麻煩,同時不知道到底充進了多少電,能用多少,表16–1所列為常用的電池及其電壓與電容量。

助聽器使用者所關心的一件事,是一顆電池可用多久,這可由電池的總電容量,除以助聽器的耗電量而求得,其公式如下:

表 16–1　常用助聽器電池及其電壓與電容量

電池種類	電壓(volts*)	總電容量(mAh**)
氧化銀　　No.13	1.5	75
氧化銀　　No.76	1.5	180
氧化銀　　No.312	1.5	37
水銀電池 No.13	1.3	85
水銀電池 No.312	1.3	45
水銀電池 No.401	1.3	800
水銀電池 No.675	1.3	180–245
鋅空電池 No.13	1.3	170
鋅空電池 No.312	1.3	70
鋅空電池 No.675	1.3	400

＊volts：伏特數
＊＊mAh：是微安培－小時數(milliampere–hours)指每小時消耗的安培數

$$預期電池的壽命(小時) = \frac{電池的總電容量(mAh)}{助聽器的耗電量（mA）}$$

mAh：milliampers hours（微安培一小時）

mA：milliampers（微安培）

　　電池的總電容量可由表 16–1 中查得，或是電池包裝上查知，助聽器的耗電量，則可由助聽器說明書中查知。

2. 助聽器的類型

☐ 個人助聽器

(一)口袋型助聽器

　　口袋型助聽器（body type hearing aids）是最早有的一型助聽器，但目前只有 2% 助聽器使用者使用此型助聽器，一般人都不會選擇使用此型的助聽器，只有在某些特殊需求下使用，例如極度度重聽者會用此型助聽器，因爲它的體積較大，相對地其輸出音量也較高，另外如教室中的團體助聽器，也常是口袋型助聽器。口袋型助聽器可連接氣導接收器或是骨導接收器。它的接收器不是在助聽器體內，所以有一條「接線」，用以連接助聽器與接收器。若是用氣導接收器，則需有一耳模，連接在氣導接收器上，才可連接在耳廓內，使聲波傳到外耳道內，見圖 16–2 (A) 及 (B)。(A) 圖是口袋型助聽器連接著氣導接收器，(B) 圖是和骨導接收器連接著。

(二)耳掛型助聽器

　　和口袋型助聽器比較起來，耳掛型助聽器（behind or over the ear hearing aids）的體積是小多了。它是掛在耳後，所以在位置上相當隱密，達到美觀的效果，所以當它一問世，馬上就取代了口袋型助聽器的市場。雖然現在有耳內型及耳道型助聽器，它們的體積更小，但對於手指靈活度不夠的人而言，耳掛型的操作比上述兩種助聽器容易多了，再加上價格上的經濟，所以耳掛型助聽器，現在仍占有 30% 左右的市場。在外觀上可看到的部分有外殼、音量控制鈕（gain control）、電池匣（battery holder），及鈎管（earhook）。它需和耳模相連才能使用，由鈎管和耳模的耳模連接管相連接，才能把接收到的聲

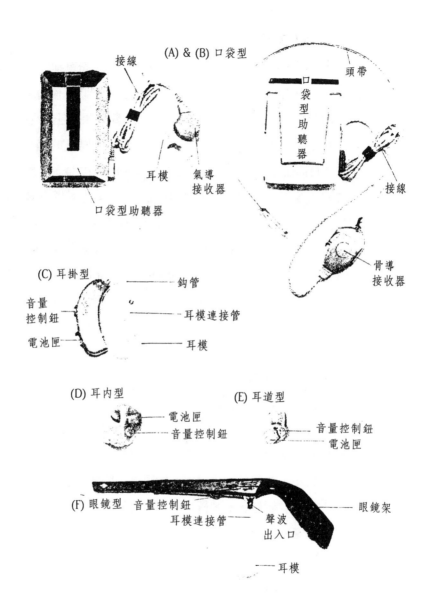

(A) & (B) 口袋型

接線

頭帶

口袋型助聽器

耳模

氣導接收器

接線

口袋型助聽器

骨導接收器

(C) 耳掛型

音量控制鈕

電池匣

鉤管

耳模連接管

耳模

(D) 耳內型

電池匣

音量控制鈕

(E) 耳道型

音量控制鈕

電池匣

(F) 眼鏡型　音量控制鈕

耳模連接管

聲波出入口

眼鏡架

耳模

圖 16-2　各式的助聽器

波經由耳模，傳送到外耳道內，見圖 16-2 (C)。

(三)耳內型助聽器

耳內型助聽器（in-the-ear hearing aid, ITE）簡單地說，就是把助聽器放在耳模內，這得拜各種電子零件的發展所賜，使得助聽器體積顯著的縮小，才能裝置在耳模內，使得美觀效果更上一層樓。根據調查，在一九八三、一九八四年左右，其在市場上的銷售率約是 50% 左右（Mahon, 1983; Hearing Industries Association, 1984）。外觀上耳內型助聽器就像是一個耳模，見圖 16-2 (D)。在使用者可調整的部分是音量控制鈕，在音量控制鈕旁邊則是電池匣。在型態上，耳內型助聽器又可分成兩型：標準型及半耳甲型耳內型助聽器（standard custom in-the-ear hearing aid & lower concha custom in-the-ear hearing aid）。標準型 ITE 所佔的位置是耳甲腔（concha cavum）、耳甲艇及一小部分的外耳道。半耳甲型 ITE 則只佔據了耳甲艇（concha cymba）及一小部分的耳道（canal）。所以後者體積更小，更受使用者的歡迎。

(四)耳道型助聽器

耳道型助聽器（in-the-canal hearing aids）其實是比耳內型助聽器更小的型式，它只佔一小部分的耳道，所以即使由面部的側面看，亦不易發現有配戴助聽器。這是最小的一種助聽器，見圖 16-2 (E)。但也由於體積小，在零件上也有很多的限制，因此所能放大的程度就較有限。在輸出音響修正的裝置，例如沒有通氣孔，用最小的接收器，因此輸出音響的品質，有可能較差，但由於它的頻率反應擴大，使得 4K 赫茲以上的聲波能被更有效的放大。

(五)眼鏡型助聽器

眼鏡型助聽器（eyeglass hearing aids）原始的構想是，有戴眼鏡者，又需要助聽器者，最好能一戴上眼鏡，就戴上了助聽器，一次完成以達便利及省時的效率，所以在一九七〇年代時很受歡迎，但在一

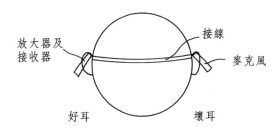

圖 16-3　CROS 助聽器的基本平面圖，聲波由壞耳側接收送到好耳側

九八四年左右時，只有 27% 的人使用它，主要是因為不美觀，再者，有時只想戴眼鏡，而不想戴助聽器，則反而造成不方便。這型的助聽器是將助聽器的各部分安裝在眼鏡架的架腳上，眼鏡架腳上有音量控制鈕及電池匣，耳模連接管則和眼鏡架腳上的聲波出入口相連，耳模放入耳廓內，見圖 16-2 中的 (F)。

□ 特殊型式助聽器

㈠ CROS 助聽器

　　CROS 助聽器（contralateral routing of signals hearing aids）是在一九六五年由 Harford 及 Barry 提出的一種構想，對一耳極重聽者，將其重聽側的聲波傳送到好耳接收的裝置，所以在壞耳的裝置是麥克風，在好耳的裝置是放大器及接收器，兩耳的裝置用接線連接。圖 16-3 是 CROS 助聽器的基本結構。

　　在好耳側的助聽器不可將耳道塞住，否則只接收到壞耳側的聲波訊息，必須保持好耳側的耳道是通暢的，這樣好耳側才能同時接收到兩側的聲波，而達到去除頭蔭效應（head shadow effect）的目的。後來又發現 CROS 助聽器對高頻陡峭降落型失聽者的幫助很大，經過研究（Dunlavy, 1970; Dodds & Harford, 1970）後發現，這是由於左右兩側相

連的接線裝置，就相當於是氣孔效應的裝置，使低頻音反應降低很多，也就是使低頻音傳導的效率降低，而使得高頻音放大效果增強，這正好彌補了高頻陡峭降落型失聰的弱點。對於高頻音失聰遠大於低頻音失聰的滑落型失聰者，CROS 助聽器對他們也是種最佳選擇。現在則有無線 CROS 助聽器，即兩耳的助聽器裝置間，沒有接線連接，聲音由壞耳側接收，經過無線電發報器的作用，使無線電波通過頭部到對側（好耳側），由無線電波接收器接收，而後被放大及送至耳道內。

如果好耳側使用耳模堵住了耳道，即耳道不是在開放的狀態下，則可用 BICROS 助聽器（bilateral CROS hearing aids），即兩側都有麥克風裝置，但只有好耳側有放大器，使兩側的聲波都經由同一放大器而傳送至好耳耳道內。

(二) IROS 助聽器

有鑑於 CROS 助聽器成功地用於滑落型失聰病人的身上，使人想到，何不就在失聰側耳戴上標準型助聽器（或傳統式助聽器）再配上一個開放式耳模，不也就達到同樣的氣孔效應效果。同時也因管線的縮短，使得音響返饋（acoustic feedback）造成的噪音減小，這真是一舉兩得。IROS 助聽器（ipsilateral routing of signals hearing aids）可用於眼鏡型及耳掛型助聽器上，若要用於耳內型助聽器上，則必須讓其氣孔（vent）的直徑增大很多才行。對於由低頻音處是正常或輕微重聽，滑落至在高頻音處是中度或中重度的重聽者，IROS 助聽器對他們的幫助非常的大，尤其是對兩側都是滑落型失聰的病人其助益最大。

(三) 骨傳導型助聽器

骨傳導型助聽器（bone conduction hearing aids）是適用於傳導性或混合性重聽者的助聽器，條件是氣骨導差需在 35 分貝之上，不同於氣導式助聽器，骨傳導型助聽器是用骨傳導接收器，它需緊靠著耳後

乳突骨上，眼鏡型、口袋型，及耳掛型助聽器可以有骨傳導接收器的
裝置。在眼鏡型助聽器上，骨傳導接收器是放在鏡架架腳上靠近顱骨
處，使之剛好位於乳突骨上。在口袋型及耳掛型助聽器，則使用頭帶
（headband）固定骨傳導接收器在耳後乳突骨上。目前骨傳導型助聽
器已經很少人使用了，因爲中耳手術精進，使得氣骨導差可由手術來
做矯正，但在重聽者因有外耳道的感染或疾病，使之不能使用其他型
式的助聽器時，此型的助聽器仍是有用的。適用的失聽範圍是輕度到
中度傳導性重聽，若此傳導性失聽是由慢性中耳炎或是耳道閉鎖引起
的，則使用骨導型助聽器的效果會很好。

□ 改善輸出音品質的特殊裝置

㈠方向性麥克風

　　由於一般的麥克風是一視同仁地接收所有環境中的聲音，包括語
音及其他噪音，這常會因噪音比語音大聲而使助聽器使用者聽不清楚
所想要聽到的語音或聲音，方向性麥克風（directional microphone）則可
利用訊息及噪音音量比例的改變，而使得要聽到的訊息變得清晰。方
向性麥克風和普通麥克風不同處是它有兩個聲音的入口，一前一後，
這兩個入口需有一最小距離的限制，一般是讓聲波傳遞 58 μsec（58
×10^{-6} 秒）的距離，讓不想要的噪音由後入口進入，經過方向性麥
克風內部的處理，使得這些噪音的音壓減小，讓想聽到的聲音由前入
口進入麥克風，這樣和原始聲音的訊息音－噪音比例比較起來，經過
處理後的聲音的訊息音－噪音比例（signal to noise ratio）就提高了
（Madison & Hawkins, 1983），也就是所要的訊息音就相對地變大聲
了，見圖 16-4。方向性麥克風的另一個使語音清晰的原理是運用高
通濾過器，將 2K 赫茲以下的聲音，以 6 分貝／每個音程的速率衰減
掉，因爲環境噪音多屬於低頻音，同時高頻語音讓人聽得較清楚，就

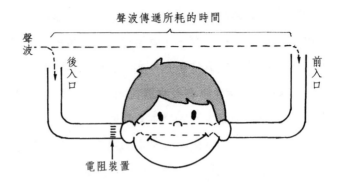

聲波傳遞所耗的時間

聲波

後入口

前入口

電阻裝置

圖 16-4 方向性麥克風有兩個聲波入口

如一個每個人都有的經驗,當沒有和正在談話的人面對面時,如隔個房間,如果對方是女性,則會比男性的聲音清晰,這是因為一般女性的音調比男性高的緣故(Madaffari, 1983; Studebaker et al., 1980)。

根據研究(Lentz, 1972; Hawkins & Schum, 1984)指出,方向性助聽器讓使用者的語音辨別力增強,但是此種助聽器的效果和所在環境有很大的關係,如果環境中的訊息音-噪音比例降低,則助聽器的效率也降低。還有若環境中的反響(reverberation)強,即反響時間(reverberant time)長,則方向性助聽器的效果也比在反響弱的環境中差。反響強的環境如餐廳、戲院、大會場、吵雜的馬路上等;反之,如果是在室內,或傢俱少的房間內、有地毯或有隔音板的房間內等,就是反響弱的環境。但事實上,任何助聽器,即使是正常人,也有上述的情形發生。除此之外,這兩個研究還發現,雙耳都戴助聽器者會比較喜歡用方向性助聽器,如常需要注意某一方向的聲音的人;如常開會者,因需要注意說話者的訊息,會比較喜歡用方向性助聽器。

(二)自動音量控制

所謂自動音量控制(automatic gain control, AGC)是指將助聽器的輸出音量限制在某一音量上,使之不論輸入音有多大都不超過。需要這

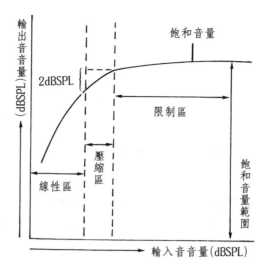

圖 16-5　由 AGC 所產生輸入—輸出音音量曲線圖

種控制的原因有二：一是防止輸入音太大時，對個體聽覺系統產生傷害。二是降低輸入輸出音之間音量的差距，以適合某些有聽力彈性間距太小現象的使用者。這個輸出量的最高點就稱為飽和音量。

　　圖 16-5 所示範的是經由自動音量控制後，聲音的輸入輸出音量曲線圖。由圖中可看到，在沒有達到飽和音量之前，輸入音量和輸出音量（ input sound pressure level v.s. output sound pressure level ）是約等於線性增加的關係或成長，但到了飽和音量，不論輸入音量多高，最高的輸出音量就是飽和音量。整個曲線可分成三區：(1)線性區（ linear section ），也就是輸入音音量約等於輸出音音量。(2)壓縮區（ compression section ）。在此區時，輸出音開始有限制地減少。此區的起點叫做起彎點（ knee point ），意味著輸出音音量限制的開始。此區很短，只有 2 音壓分貝（ dBSPL ）的範圍。接下來是(3)限制區（ limiting section ），也就是曲線的高原台地區（ plateau ），表示任何過大的輸入音量，也只能產生飽和音量。

　　改善輸出音品質及音量的方式有多種，裝置上已介紹了兩種。助聽器輸出音的品質，主要是依據此助聽器原本的設計，所謂改善只是稍作修飾，並無法根本的改變助聽器原本就設計好的本質。可以改善輸出音品質的裝置，前述已介紹了兩種，現在就改善的方式歸納爲下列幾點：

　　1.利用耳模來修飾輸出音的頻率，這已詳細地說明於「耳模」的章節中。

　　2.調整飽和音量。一般飽和音量是設在 90 音壓分貝，但可根據使用者的需求，及使用的助聽器做有限度的調整。一般此限度是在 25 音壓分貝之內。

　　3.調整助聽器放大音量的本質，這不是只由音量控制鈕就能調整的，需配合耳模的改變、助聽器通氣孔直徑及長度的改變等等因素才能改變的。

　　4.調整頻率反應範圍的低頻截斷點，一般都是提高低頻處的截斷點，這樣可以減少低頻噪音及助聽器內部自己產生的「隆隆聲」噪音（boominess noise）。這種噪音是助聽器運作時自己產生的內部噪音（internal noise）。

　　5.調整頻率反應範圍（frequency response）的高頻截斷點。一般是降低高頻截斷點，例如由 8K 赫茲降至 6K 赫茲，這需根據使用者的聽力圖來作決定，目的在減少音響返饋（acoustic feedback）造成的高頻噪音，及適合使用者的聽力情形，使之戴起來感到更舒適。

　　6.自動音量控制的使用。尤其是起彎點，或是壓縮面範圍的控制，常會使輸出音的品質提高很多。

　　7.方向性麥克風的使用，這已在前面解釋過了。

□ 五種型式助聽器的比較

上節已敘述過，助聽器可分成五大型式：口袋型、眼鏡型、耳掛型、耳內型，及耳道型。但在選擇上常使使用者發生困擾，或者做了錯誤的選擇，在表 16–2 中，就助聽器的特性，如麥克風的位置、能放大使個體眞正獲得最高音量（real–ear gain）、能否對輸出音品質做修正、操作簡易程度……等，列表顯示各個型別助聽器的優缺點，在表 16–2 中，◇表示是優點，◆表示是缺點。

□ 團體助聽器

目前團體助聽器（group amplification systems）的使用，多數是為了教育上的需求。團體助聽器被當作是聽能訓練的工具（auditory trainers）。在早期此類助聽器效果不好，而且價格昂貴，經過不斷地研發，目前它的效果可說是相當不錯，但價格仍是昂貴。為了讓聽障學童在上課期間，不中斷聽覺訊息的接收，團體助聽器在教育上的意義重大，仍是值得使用的。在學校中，一般這種設備應屬學校在特教上的硬體設施，也是對所有學生一視同仁的具體表現，下面則就各種不同的種類一一加以說明。

㈠有線團體助聽器

有線團體助聽器（hard wire group amplification）是最古老的一型，系統麥克風（system microphone）是在老師身上，此麥克風線圈和放大器連接，學生每人都有一個接收器，同樣地每個接收器也都由線圈和接收器相連，可謂老師與學生「緊緊地綁在一起了」。這種團體助聽器的優點有四個：⑴輸出音逼眞。⑵輸出音音量很強，適合極重度聽障學童使用。⑶價格較其他種都低，因為⑷它的結構單純，所以易於維修。在缺點方面就顯而易見的是，它使學生及老師都行動不自如，

表 16-2 各種型式助聽器的優缺點（◇表優點 ◆表缺點）

助聽器的特性	耳道型	耳內型	耳掛型	眼鏡型	口袋型
麥克風的位置	◇位於耳道內，所以使 1500 到 6000 赫茲間的聲波被加強 5 到 10 分貝，這使得的放大效果更好。由於助聽器是在耳內，可藉由頭的轉動來辨別音源，及耳內型、耳掛型、眼鏡型也有此一相同的優點。	◇位於耳廓內，面朝外，使得 1500 到 4000 赫茲間的聲波被共振而增強約 5 分貝。◆由於麥克風位置在外，容易接收到環境噪音。	◇麥克風位於耳廓頂端（如果在助聽器的頂端，即耳垂附近（如於助聽器底部）或是位於耳內型助聽器前（如果包部）。如果是上效果好，則接較收到接收到環境噪音。◆如同耳內型一樣的原因，更容易接收到環境噪音。	◇位於耳廓前的鏡胸架上。◆很容易接收到環境噪音。	◇在助聽器頂端。◆常由助聽器外衣包住、掛在身上，不容易摔壞或聽器外衣多由布類製成，因此麥克風常與此外衣磨擦而產生很多噪音。由於是掛在身上的，所以無法由頭的轉動來辨別音源位置。
耳朵實際得到的音量（real-ear gain）	最高達到 25 分貝左右◆只適用於輕中度失聽者。	最高達 45 分貝左右◆最多只適用到中度重聽者。	最高達 65 分貝左右	最高達到 65 分貝	最高可達 75 分貝◇可適用於極度重聽者。
操作上	◆由於體積小，使得音量控制及裝電池上的操作手指才行。	◆如同耳道型同樣情況，在操作上需有靈活的手指才行。	◇在音量控制及裝各填電池上較易於操作。	◇由於助聽器的各個部分都較大，所以容易操作。	◇容易操作，尤其是在幼兒及行動不便的人。

表16-2（續）

助聽器的特性	耳　道　型	耳　內　型	耳　掛　型	眼　鏡　型	口　袋　型
	使用者需能用指尖拿得住助聽器，才表示可以靈活操作。		但在將助聽器放入耳內後需將耳模連接角度，這一步驟常令很多人困擾。		
輸出音響的修正 (modification of acoustic output)	◆由於體積大小，所以無法做任何的修正。	◇若空間夠大，在最高音壓限制(SSPL 90)、自動音量控制(AGC)及音量控制鈕等部分可以添加或修改。 ◆常因空間不夠，只能做選擇性地修改。	◇有足夠的空間可以做多項裝置、以利於添加或修改、理想的輸出高音壓限制可修改5-15分貝。SSPL、AGC、tone control等都可直接別訂購，同時可配合耳模的修改，使音響的效果更好。 ◆耳模連結常會產生干擾、因共振而使音品質不好。由於潮濕效應，會使助聽器較耗電。	◇在空間上，有可被修正的能力，但由於使用的人數少，所以可以直接購得的零件，不若耳掛型多，SSPL可修正5-15分貝。 ◆由於現成的型式少，因此常常達不到所需求的音品質。	◇SSPL、AGC、音量控制，及頻率模式的修改等都可運用耳模的修改，而促進效益。

表 16-2 （續）

助聽器的特性	耳 道 型	耳 內 型	耳 掛 型	眼 鏡 型	口 袋 型
音響返饋	◆由於體積小、麥克風和接收器間的距離小於3/4吋，又常沒有通氣孔，為避免音響返饋，助聽器內部的裝置必須依照通道裝置的排組，並且輸出放大程度是限有限的，在25分貝之內。	◆麥克風及接收器之間距離約只有1吋，在必要時候，可用通氣孔來改善，但通氣返饋造成的輸出音量讓耳朵實際聽得到的音量最高不可超過45分貝。	◇由於體積大，使得產生音響返饋的情形較好，同時耳朵在得到放大的音返饋之後，才有發生作用輸出的品質仿是好的，同時有通氣孔的使用、等方式來改善音響返饋現象。	◇同耳掛型的理由，音響返饋的產生機會少，且易於被改善。	◇麥克風和接收器相距至少8到12吋，音響返饋的發生率很少。
通氣孔的使用	◆大多數是不能使用，因空間不夠。	◇可用Capillary rent 及低頻音通氣孔。	◇可用通氣孔，或用開放性耳模。	◇可用通氣孔，或是開放性耳模。	◇可用較小的通氣孔，使得音量放大有輕、中度的增加。
CROS的裝置	◆不能改成CROS助聽器。	◆勉強可以修改成CROS助聽器，但效果不好，且困難度高。	◇可以改變成CROS助聽器，且可用有線的或是無線的皆可。	◇可改成有線CROS助聽器，且效果很好。	◆不可以修改成CROS助聽器。
方向性麥克風	◆不可裝入助聽器內。	◇如果空間夠大，可加入此裝置。	◇幾乎每種型式(models)都可有此裝置。	◇只有某型式可以有此裝置。	◆不可有此裝置。

表 16-2　（續）

助聽器的特性	耳道型	耳內型	耳掛型	眼鏡型	口袋型
尺寸大小	◆使用者的耳道不可過於狹小，否則無法製作。	◆耳道及耳甲部分必須夠大。	◇不論耳道大小都可使用。	◇同耳掛型。	◇同耳掛型。
直接聲波輸入裝置	◆無法使用。	◆無法使用。	◇只有幾種型式可有此裝置。	◆無法有此裝置。	◇有幾種型式可有此裝置。
電話感應線圈	◆無法加入耳機內。	◇只有幾種款大型的可以有此裝置。	◇幾乎每種型式都可以有此裝置。	◇幾乎有每種型式可以有此裝置。	◇只有某幾種型式可以有此裝置。
在美觀上	◇這是種令人在美觀上最滿意的一種，幾乎不易被人看見。	◇大部分人相信它比耳掛型還令人看不出來，但事實相反。	◇大部分人都對此型助聽器很滿意。	◇大部分人都不滿意其外觀。	◇幾乎沒有人滿意其外觀。
使用持久性	◆最容易被損壞的一種。	◆被損壞的機率仍大於耳掛型，但小於耳道型助聽器。	◇只要小心些，可使用相當久。	◇同耳掛型，但在使用CROS時，其接線連接處，很容易被折斷。	◇同耳掛型接線部分很容易斷裂，需常常更換。
在維修上	◆需要維修的次數多，且在送修期間無法借用其他的助聽器，因此型助聽器是根據個人耳型製造的。	◇同耳道型。	◇在需維修時，可向助聽器銷售商借用其他的助聽器，只要耳模做好，即可使用，不需等待。	◇在送修時，可借用，而不需自己的助聽器已能用，或等待修器重新購買才能有得用。	◇同左邊兩型。

表 16-2 （續）

助聽器的特性	耳道型	耳內型	耳掛型	眼鏡型	口袋型
別人是否可用	◆不可以。	◆不可以。	◇可以，只要有自己的耳模即可。	◆可以，同耳掛型。	◇可以，同耳掛型。
配戴時的舒適性	◆由於不能有足夠空間有通氣孔，因此耳道在助聽器兩邊的壓力不同，而令使用者會感到不適。	◇沒有耳道型之問題。	◆由於長時間掛在耳廓頂上，會感到不舒服，尤其是耳廓小的人，或是兒童因耳廓較軟，而感到更不舒服。	◆不能和眼鏡分開使用，且因太重而感到不舒服。	◆因較重，及掛在身上是個負擔，而感到不舒服。
經濟上	◆較貴。且中度重聽以上者不能用。小孩不適，因在成長中，耳道一長大，則需重新換新。	◆較耳掛型貴一點但中重度以上重聽者不適用，小孩亦不適合用，理由同左。			

輸出音品質很難做修改，以及它無法適合每個學生失聽個別性的需求。目前它在某些地方仍被使用著，但大部分地方都已改用較先進的型式了。

(二)感應場團體助聽器

感應場團體助聽器（induction loop group amplification）是把感應線圈埋設在教室周圍，使教室內形成電磁場，利用廣播的原理，把電磁波送到學生的個人助聽器內，但是學生的個人助聽器必須有電話感應線圈的裝置才能接收得到此電磁波。老師則仍是配戴著和放大器連線的麥克風。這種系統的好處是學生在教室內可自由活動，及其價格比其他種團體助聽器都便宜，因為學生是用個人助聽器，所以不需要為學生準備耳機及接收器。

但是這種團體助聽器的缺點相當的多（Philbreck, 1982）。第一，不是每個學生的個人助聽器都有電話感應線圈裝置。第二，在電磁場內有很多噪音產生，這是電磁場內不可避免的。第三，電磁場效應可能會不只在教室內才有，若波及到室外，則會使受到放大的聲波，如老師的話語，受到干擾，同時也不能使這種團體助聽器系統使用在相鄰的教室。第四，電磁波在室內的傳播，不是每個角落都均勻的分布，因此在某些電磁波不易到達的地方，接收就較差。第五，由於是使用助聽器上的電話感應線圈來接收訊息，而非原本助聽器的麥克風，因此輸出音的頻率會有很大的改變，而此種改變不見得適合學生上課時使用。這種系統仍有待更進一步的改進。

(三)調頻團體助聽器

調頻團體助聽器（FM–wireless group amplification）這種團體助聽器在老師部分，是一個內含有無線電波送波機的麥克風。學生部分則是無線電波接收器及放大器，這部分做成匣狀，有如口袋型助聽器，學生則要有自己的耳模，用接線和此系統的接收器相連接。在學生用的

像口袋型助聽器的部分稱為接收單位，此接收單位除了有接收器及放大器外，還有一環境麥克風（environmental microphones, EM）。當學生把控制鈕轉至環境麥克風時，他可以聽到老師外的其他人的聲音及自己的聲音，因而可以自己調適自己的話語。此外，此接收單位可以由學生自己做音量及音頻的控制調整。

在美國及加拿大地區，由國家規定，這種團體助聽器可使用的標準頻道有三十二個，在麥克風發射地周圍直徑 150 到 300 公尺範圍內都可以接收得到。這種系統雖然亦可用調幅（amplitude modulation）系統，但因調頻（frequency modulation）的效果較好，一般都是用調頻系統，它的好處是使用者可以完全自由自在地在教室內外活動，也不會和相鄰教室的放大聲音互相干擾（如果鄰近教室亦用同樣的系統，可以選用不同的頻道，就不會互相干擾了），以及學生可依自己需要調整音量及頻率，但是它的價格較高，是個人助聽器至少三倍以上的價格。

㈣紅外線團體助聽器

紅外線團體助聽器（infrared group amplification）這種助聽系統包括三個部分：一為說話者使用的麥克風，這可為各式各樣的放大器，而非只限於助聽器系統的麥克風。二為紅外線發射器（infrared light emitter），它將語音訊息由聲源處的麥克風，傳送至接收訊息者的紅外線無線電波接收器，這個接收單位內含有一個放大器。這種系統常用在電影院、歌劇院、教堂等大的禮堂處為聽輔儀（audio–assistive device），以協助聽障者。接收訊息的個體所用的紅外線無線電波接收器的形狀有如聽診器，這個系統的輸出音的飽和音量為 120 音壓分貝，因此只能用於輕、中或中重度重聽者，對重度重聽或以上的重聽者則不敷其需求。此系統的好處是它幾乎不會造成任何因助聽器系統運作而造成的內部噪音，以及它的輸出音反應頻率很廣

（Nebozenko, 1982）。

伍楔形接合系統

楔形接合系統（dove–tail systems）又稱爲直接接收式助聽器
、（direct–signal input hearing aids），這是調頻系統和個人助聽器配合使用
的一種組合。一共有三種組合方式：(1)以調頻系統爲主，但多加一條
電波接線於調頻系統的接收單位和個人助聽器。這樣調頻系統的接收
單位內，不必要有放大器及環境麥克風的裝置，就直接用個人助聽器
的放大器放大訊息音的振幅，及用個人助聽器的麥克風爲環境麥克
風。若是用原本調頻系統的接收單位，則可只單獨用調頻系統，關掉
個人助聽器，也可以兩者同時使用，或只用個人助聽器當作環境麥克
風使用。(2)此種組合包括一個個人感應線圈，放在學生頸後，和調頻
系統的接收單位以接線相連。其主要原理是和感應場團體助聽器相
同，造成一個個人的小感應場，以加強訊息接收的強度及清晰度，但
其缺點也和感應場團體助聽器類似。感應線圈的另一端則和個人助聽
器的電話感應線圈相連接，這樣把無線電波轉換成電磁波，但輸出音
的頻率會有改變，此法的缺點多於優點，所以較少被使用。(3)是直接
將調頻系統中老師用的麥克風部分，和學生個人助聽器連接。這種組
合目前仍在研究發展中，所以也較少人使用。這種系統的產生是因爲
學生都有自己的個人助聽器，若在學校都只使用調頻系統，則學生使
用自己的個人系統的時間有限，不僅是種浪費，也會造成不適應，因
此有將調頻系統及個人助聽器組合使用的構想。

3. 助聽器輸出品質的測量

助聽器做輸出音品質的測量（the physical measurement of hearing aid
performance）的目的有三個：一是根據所測得的助聽器輸出音的特

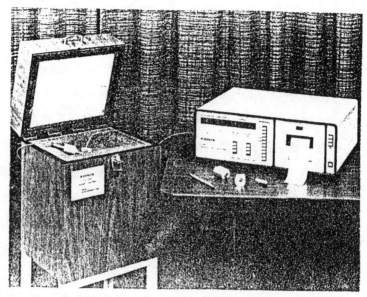

圖 16-6　自動助聽器分析儀

性，以利於根據聽障者失聽的情形，選擇合適於此失聽者的助聽器。
二是對助聽器製造商而言，由輸出品質測量結果才能知道所製造的助
聽器是否合於品質管制。三是聽障者在購買助聽器後，當懷疑助聽器
有毛病時，可送去檢查，根據助聽器輸出音品質的測定，和原本助聽
器品質做比較，就可知道此助聽器的品質有沒有改變，所以助聽器輸
出音品質的測量必須有統一的規定，這樣同一個助聽器不論到那裡去
測輸出音的品質，都能得到一致的結果。測驗的原理是給予助聽器一
標準化的刺激音，讓助聽器的麥克風直接收到此刺激音，然後測由助
聽器接收器所發出來的輸出音的各種特性。目前用以測驗助聽器輸出
音品質的儀器大多是自動測量分析的檢查儀，圖 16-6 是一個助聽器
自動分析儀的圖片，基本上這類的儀器包括了一個測試助聽器的無響
音箱（anechoic sound box）及一個含有同步記錄器的分析儀。在分析儀
上有各種控制鈕，及結果顯示區。這類分析儀的基本結構，見圖 16-

7 所示，刺激音是由正弦波振動器（sine wave oscillator）所產生出來，經正聲波壓縮器、頻率濾過器，及放大器的處理，使達到刺激音的標準規格，然後傳送至控制刺激音的麥克風，由此控制麥克風將刺激音傳送給放在一定範圍內（這範圍根據每個分析儀的設計而定）的助聽器的麥克風。此助聽器連接在一個耳朵模擬裝置（2$^{c.c.}$ coupler），這是模擬耳道及耳膜環境的一種裝置，使得助聽器好像裝在人的耳朵上，以測輸出音的品質。將經由助聽器處理過由助聽器接收器輸出，經過耳朵模擬裝置的輸出音，收集在輸出音測量器，再經由示波器（oscilloscope）及聲波歪曲分析儀（distortion meter）的分析，把分析的結果由記錄器記錄，並印出結果單出來，以茲保存及比較用。

　　所要測輸出音的特性有：飽和音量、助聽器的放大音量（acoustic gain）、頻率反應（frequency response）、頻率反應範圍（frequency range）、諧音歪曲、助聽器耗電量（battery current）、有自動音量控制裝置的助聽器的輸出輸入音量變化特性（input–output characteristic of AGC aids）及自動音量控制助聽器的壓縮控制測定（dynamic AGC characteristics）。有些助聽器分析儀的項目不只上述八項，此章只介紹此基本的八項特性。

㈠飽和音量

　　這是指此助聽器在接收了很高的音量後，能放大的最高限度。這項資料在選配助聽器時是很重要的，不要讓助聽器的飽和音量超過聽障者的不舒適音量。測定時，輸入的刺激音是 90 音強分貝，助聽器的音量控制鈕是設定在最高音量處。測時可讓機器自動掃描過每個頻率，或是設定在某些個頻率上，例如只測 1K、1.6K 及 2.5K 赫茲，或是測其他想要的頻率（Lybarger & Olsen, 1984; IEC, 1983），見圖 16–8 的飽和音量曲線。

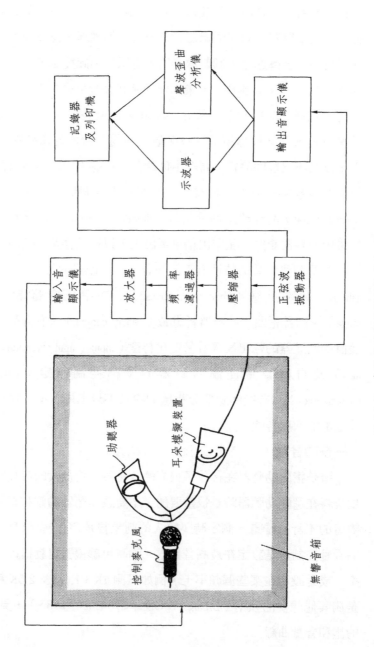

圖 16-7 自動助聽器分析儀的基本結構圖

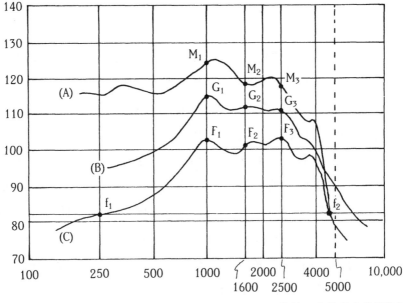

(A) 飽和音量曲線　　　f_1、f_2約在250及5000赫茲，這是頻率反應範圍
(B) 全開放大音量曲線　HFA$-$SSPL90$=$（$M_1+M_2+M_3$）$/3$
(C) 頻率反應曲線　　　HFA full$-$on gain$=$（$F_1+F_2+F_3$）$/3$

HFA$-$SSPL90$-$HFA full$-$on gain$=$17音壓分貝

圖 16-8　助聽器輸出音分析結果

㈡放大音量的測定

　　助聽器放大的音量是指輸出輸入音量的差距，也就是此助聽器能放大聲音的程度。由圖 16-8 的反應曲線可看到，不同的頻率的放大音量是不同的。測驗設定有兩種：一種是和測飽和音量同樣的設定，測出的結果稱爲飽和音量曲線（maximun SSPL90 curve）。另一種測定，是將刺激音設在 60 音強分貝，音量控制鈕全開，若是爲輕、中度重聽者使用的助聽器，或是有自動音量控制裝置的助聽器，則刺激音音量設定在 50 音強分貝，這種設定測得的曲線稱爲全開放大音量

曲線（full—on gain curve）。見圖 16—8 中所標示的曲線。

三頻率反應

頻率反應是指在不同頻率上有不同音閾值而繪成的曲線，就如飽和音量曲線及全開放大音量曲線，都是頻率反應。但是飽和音量曲線常常不能代表真正的頻率反應，因為日常生活中，語音的平均音量是在 65 分貝左右，而非是 90 音壓分貝，而且音量控制鈕不會設在全開的位置上，所以頻率反應測定的設定是，刺激音放在 60 音壓分貝，音量控制鈕是放在參考值位置上（reference test gain control）。飽和音量曲線 1K、1.6K 及 2.5K 赫茲的音量平均值稱為 HFA—SSPL90。頻率反應曲線上 1K、1.6K，及 2.5K 赫茲的音量平均值稱為 HFA full—on gain。「音量控制鈕放在參考值位置上」是指當音量控制鈕放在此位置上所測出來的曲線，其 HFA—SSPL90 減掉 HFA full—on gain 是 17 音壓分貝。若助聽器是有自動音量控制裝置者，則刺激音用 50 音強分貝。圖 16—8 中最下面一條曲線即是頻率反應曲線。

四頻率反應範圍

頻率反應範圍是指助聽器能夠有效地放大的頻率範圍。用 HFA full—on gain 減掉 20 音壓分貝處劃一橫軸，此橫軸和頻率反應曲線相交的兩點，在低頻音處的稱為 f_1，在高頻音處的交點稱為 f_2，例如在圖 16—8 中的頻率反應曲線的 HFA full—on gain 是 103 音壓分貝，減掉 20 是 83 音壓分貝處。在 83 音壓分貝處劃一平行線，和頻率反應曲線相交的兩點即為 f_1 及 f_2，分別是在 250 及約在 5K 赫茲處，即此助聽器能夠有效地放大音量的範圍是在 250 到 5K 赫茲之間。

五諧音歪曲

總諧音歪曲（total harmonic distortion）量可以是「此助聽器能否清楚的傳送語音」的指標。在 Lindblad（1982）的報告中指出，若總諧音歪曲量超過 19%，則會使助聽器的輸出音不清楚。測量設定是在

500 及 800 赫茲處的刺激音是 70 音壓分貝,在 1.6K 赫茲處則用 65
音壓分貝。

(六)助聽器耗電量

由此值可知此助聽器的耗電量是否正常,正常的耗電量值應記載
在助聽器說明書上,若是耗電量過高表示可能此助聽器有某些機械性
的問題。同時了解助聽器的實際耗電量也可以估計多久要更換電池。
測定設定是用 1K 赫茲純音 65 音壓分貝的刺激音,音量控制鈕設在
全開處。

(七) AGC 助聽器輸出輸入音量變化特性

這是在測自動音量控制助聽器的輸出輸入音量曲線圖。看助聽器
的自動音量控制功能是否良好,測定方式是用水刺激音,音量變化由
50 慢慢上升至 90 音壓分貝。

(八)自動音量控制助聽器的壓縮控制測定

在「助聽器的類型」一節中提到,自動音量控制助聽器的輸入輸
出音音量曲線圖共分成三區,其中一區是壓縮區,此區標準上應只有
2 分貝的範圍。此項測驗即是在測壓縮區是否在 2 分貝之內,測定方
式為用 2K 赫茲純音為刺激音,音量由 55 音壓分貝很快速地調至 80
音壓分貝。這是自動音量控制功能的指標之一(McCandless et al.,
1983)。

4. 總結 ————.

本章共分成三部分:第一部分介紹了助聽器的基本結構及各部分
的功能。第二部分介紹助聽器的種類,包括有五種個人助聽器、兩種
特殊裝置,及五種團體助聽器系統,另外也介紹了有限度調整助聽器
的方式。第三部分則介紹了助聽器輸出音品質的測定,共介紹了八種

基本特性的測定。在讀完了這一章後，應對助聽器有一基本概念形成，對如何選配，及是否爲一合適的選配也應有一些了解。由助聽器的特性上，應對助聽器有更進一步的了解。

中英名詞對照

- 助聽器　hearing aid
- 傳話管　horns, speaking tubes
- 真空管助聽器　vacuum–tube hearing aids
- 電晶體　transistor
- 貝爾實驗室　Bell telephone laboratories
- 麥克風　microphone
- 接收器　receivers
- 電容器　capacitors
- 整合線圈　integrated circuits
- 放大器　amplifier
- 音響　acoustic
- 電學　electrical
- 電磁場麥克風　electret microphone
- 電話感應線圈　telephone induction pickup coil, telecoil
- 音量控制　gain control
- 頻率控制　frequency control
- 骨導接收器　bone–conduction receivers
- 磁性型助聽器接收器　magnetic type hearing aid receivers
- 磁力導向系統　magnetic driving system
- 氧化銀電池　silver oxide battery
- 水銀電池　mercury battery
- 鋅空電池　zinc air battery
- 口袋型助聽器　body type hearing aids

- 耳掛型助聽器　behind–the–ear hearing aids, over–the–ear hearing aids
- 音量控制鈕　gain control
- 電池匣　battery holder
- 鈎管　earhook
- 耳內型助聽器　in–the–ear hearing aid, ITE
- 標準型耳內型助聽器　standard custom in–the–ear hearing aid
- 半耳甲型耳內型助聽器　lower concha custom in–the–ear hearing aid
- 耳甲腔　concha cavum
- 耳甲艇　concha cymba
- 耳道型助聽器　In–the–canal hearing aids
- 眼鏡型助聽器　eyeglass hearing aids
- CROS 助聽器　contralateral routing of signals hearing aids
- 頭蔭效應　head shadow effect
- BICROS 助聽器　bilateral contralateral routing of signals hearing aids
- 音響返饋　acoustic feedback
- IROS 助聽器　ipsilateral routing of signals hearing aids
- 骨傳導型助聽器　bone conduction hearing aids
- 耳朵實際得到的音量　real–ear gain
- 飽和音量　saturation sound–pressure level, SSPL
- 方向性麥克風　directional microphone
- 訊息音–噪音比例　signal to noise ratio
- 反響　reverberation
- 反響時間　reverberant time
- 自動音量控制　automatic gain control, AGC
- 輸入音量　input sound pressure level
- 輸出音量　output sound pressure level

- 線性區　linear section
- 壓縮區　compression section
- 起彎點　knee point
- 限制區　limiting section
- 隆隆聲噪音　boominess noise
- 內部噪音　internal noise
- 團體助聽器　group amplification systems
- 聽能訓練工具　auditory trainers
- 有線團體助聽器　hard wire group amplification
- 系統麥克風　system microphone
- 感應場團體助聽器　induction loop group amplification
- 調頻團體助聽器　FM–wireless group amplification
- 環境麥克風　environmental microphones, EM
- 調幅　amplitude modulation
- 調頻　frequency modulation
- 紅外線團體助聽器　infrared group amplification
- 紅外線發射器　infrared light emitter
- 聽輔儀　audio–assistive device, assistive listening devices and system
  (ALDS)
- 楔形接合系統　dove–tail systems
- 直接接收式助聽器　direct–signal input hearing aids
- 無響音箱　anechoic sound box
- 正弦波振動器　sine wave oscillator
- 耳朵模擬裝置　$2^{c.c.}$ coupler, ear simulator
- 示波器　oscilloscope
- 聲波歪曲分析儀　distortion meter, wave analyer

- 助聽器放大的音量　acoustic gain of aids
- 頻率反應　frequency response
- 頻率反應範圍　frequency range
- 助聽器耗電量　battery current
- 自動音量控制助聽器的輸出輸入音量變化特性　input–output character-istic of AGC aids
- 自動音量控制助聽器的壓縮控制測定　dynamic AGC characteristics
- 飽和音量曲線　maximum SSPL90 curve
- 全開放大音量曲線　full–on gain curve
- 總諧音歪曲　total harmonic distortion

參考書目

de Boer, B. Performance of hearing aids from the pre–electronic era. Audiologic Acoustic, 23: 34–55, 1984.

Berger, K. W. The Hearing Aid, Its Operation and Development (ed. 3). National Hearing Aid Society, Livonia, MI, 1984.

Hearing Industries Association, Special Report, 1984.

Mahon, W. J. The million–unit year: 1983 hearing aid sales and statistical summary. Hearing Journal, 36: 9–16, 1983.

Harford, E. and Barry, J. A rehabilitative approach to the problem of unilateral hearing impairment: the contralateral routing of signals (CROS). Journal of Speech and Hearing Disorders, 30: 121–132, 1965.

Dunlary, A. R. CROS: The miracle worker. Audecibel, 19: 141–148, 1970.

Dodds, E. and Harford, E. Follow–up report on modified earpieces and CROS for high frequency hearing losses. Journal of Speech and Hearing Research, 13: 41–43, 1970.

Madaffari, P. L. A comparison of directional microphone performance in free field and on a manikin. Journal of Acoustical Society in American (supplement), 73 (S23): A. 1983.

Studebaker, G. A., Cox, R. M., and Formby, C. The effects of environment on the directional performance of head–worm hearing aids. In: G. A. Studebaker and I. Hochberg (Eds.). Acoustical Factors Affecting Hearing Aid Performance, pp. 81–105. University Park Press, Baltimore, 1980.

Lentz, W. E. Speech discrimination in the presence of background noise using a hearing aid with a directionally–sensitive microphone. Maico aud. Lib. 10(9),

1972.

Hawkins, D. B. and Schum, D. J. Relationships among various measures of hearing aid gain. Journal of Speech and Hearing Disorders, 49: 94–111, 1984.

Philbreck, R. L. Audio induction loop systems. Paper Presented to 72nd Convention of Audio Engineering Society, Anaheim, CA. 1982.

Nebozenko, J. P. Infrared listening system in the theatre. Paper presented to the seventy–two Convention of Audiological Engineering Society in Anaheim California, 1982.

Lindblad, A. C. Detection of nonlinear distortion on speech signals by hearing impaired listeners. Report TA105, Karolinska Institutet, Technical Audiology, KTH, Stockholm, 1982.

McCandless, G. A. and Lyregaard, P. E. Pre–scription, of gain/output (POGO) for hearing aids. Hearing Instrument, 34: 16–21, 1983.

Madison, T. K. and Hawkins, D. B. The signal–to–noise ratio advantage of directional microphones. Hearing Instrument, 34: 18–49, 1983.

Lybarger, S. F. and Olsen, W. O. ANSI and IEC standards for hearing aid measurements. Asha 26, 1984.

International Electrotechnical Commission. Hearing aids–Measurement of Performance characteristics of hearing aids for quality. Inspection for Delivery Purpose. Publication 118(7), 1983.

第17章

助聽器

在

教育上的使用

　　團體助聽器系統或稱為聽能訓練系統（auditory training system），已用於教育系統上至少五十年了，約在一九四○年代開始，它使用於教育上的目的在於經由高效率的團體助聽器系統，使得輸出音更清晰，提高學習者對聽覺訊息的語音辨別力，促使他們在語言上獲利更多，而提高學習成效。團體助聽器系統由剛開始的造價昂貴而效率差到目前的使用方便且效率好的情形，這是值得慶幸的事。使用在學校教室的團體助聽器系統，已在「助聽器」一章中有詳細的說明了。政府對聽障者權益的保障上已做了某些努力，就如在教育上升學名額的保障等，但是若能將消極的保護變成積極的養成，那會是更有意義的事。就如在教育上立法提供學童一個最少障礙的學習環境，而這種環境的第一步，就令人直覺地想到的是學校的硬體設施，譬如團體助聽器系統在教室的使用，有些國家就有這些立法，例如美國在一九七五年時曾做過了一個對殘障學生在教育上的立法——美國殘障者教育法案（educational of all handicapped children act–PL 94–142），其中有條文規定地方政府對聽障學生需免費提供下列三項學習上的需求：一是聽能復健上的服務，例如聽力評估、聽能訓練及語言訓練等項目。二是在教學上提供團體助聽器系統，或是個人助聽器。三是合適的教育處置，這是隨機地根據學生的需求，給予學生一個最少障礙的學習環境，例如特殊教育的安排，回歸主流教學法安排等等事宜（Bess & Sinclair, 1984）。

1. 使用團體助聽器於教育上的理由

　　選擇合適的助聽器給聽障學童是件非常重要的事，因為不像聽障的成年人，他們已有語言的獲得了，而聽障的小孩必須要透過助聽器的協助，由已有失聽的聽覺系統來獲取足夠的聽覺訊息，發展他們的

語言，進入學校，更要經由這些硬體設施來繼續語言的發展，和知識的攝取及正常的成長，所以良好的助聽器系統是「最少學習障礙環境」的最基本需求。經由經驗的累積發現，團體助聽器系統是比個人助聽器要好的選擇，其理由可依下列各點，一一加以分析說明。

□ 學童的個人助聽器常常不敷教學上使用

造成的原因有二：一是由於個人助聽器對教室內常存在的噪音無法處理，造成學童接收到的訊息品質不良，形成學習上的阻擾。教室的音響及噪音在下面會有詳細的說明。二是學生的個人助聽器常是處在功能不佳的狀況下。根據調查，20% 到 50% 的學童，其個人助聽器是常屬於「不能工作」的狀況下（Bess, 1977; Kemker et al., 1979）。所謂「不能工作」是指耳模製作或選擇不合適，使得助聽器輸出音品質不好；電池的電力已用完了；過大的內部噪音；助聽器零件損壞；耳垢堵住了某些地方；助聽器進水了，使其不能正常運作；助聽器任何連接管線，如鉤管、耳模連接管等處，有破裂使得有漏音情形產生等等情況。若使用學校的團體助聽器系統則不會有這種問題，更不會造成每天有 20% 到 50% 的學童沒有助聽器可用的情況。

□ 教室音響

噪音（noise）是指任何不想要聽的聲音，或干擾到要接收的訊息音的聲音。回響（reverberation）是指在一室內，由於聲音的反射，如碰到牆、傢俱及一切室內設施，使得聲音的音源停下後，聲音並未完全停下來。那些反射的聲音，尤其是在有多重反射的情況下，仍然繼續存在，直到聲波能量消耗掉為止。回響時間（reverberation time）是指當聲源停止後到回響的聲波能量消耗掉至少 60 音壓分貝（dBSPL）所需要的時間。教室音響（classroom acoustic）中所要討論的主要就是

噪音及回響兩項。

　　在一般人也許對噪音及回響並沒有多大的感覺，但對常演講者或老師，他們則可深切地感覺到這兩種現象的存在。在一吵雜及回響多且回響時間長的講堂或教室，對說話者是個令人很快就感到疲乏的地方。對於在學習新東西的學生而言，這樣的地方會使他們感到很大的挫折感，同理可以想像得到，對聽障的學生而言，在這樣的環境下很可能什麼都接收不到。

(一)噪　音

　　我們常用訊息音對噪音的比例（signal–to–noise ratio, s–n ratio）來討論噪音對學習的影響。這個比例是指訊息音（signal）——即我們要聽到的聲音的音量和噪音音量的比例。當訊息音音量和噪音的音量相等時，我們說訊息音對噪音的比例是 0；若此比例為＋10 分貝，那表示訊息音比噪音大 10 分貝；若此比例為－10 分貝，那表示噪音音量比訊息音的音量高 10 分貝，所以當此比率大時，應是比較容易接收訊息音，也就利於學習，當此比例愈小表示環境愈吵雜，愈不利於學習。

　　教室是被列為「吵雜」的一個地方，它的噪音來源可分為外來的及內部的。外來的噪音，例如馬路的交通運輸噪音、火車道旁的噪音，或是飛機飛過造成的噪音，這些是可以事先預防的。例如，校址設在安靜的地方，若沒有安靜的校址，可設隔音牆、種植隔音樹牆、教室建築上使用有吸音作用的建築材料，或是雙層門窗或牆壁的設計等等（Finitzo, 1981）。教室牆壁的建材上，在外側可選用平滑堅硬的材質，以利噪音反射掉，減少噪音穿透入教室內，而內側則可選用軟而多孔的吸音材料，及舖上地毯以利室內噪音被吸收掉，以及減少回響的產生（NIA, 1963）。另外整棟建築的室內走道、室內體育館，甚至操場、學校餐廳等處來的噪音，也都是教室外在的噪音來源。這

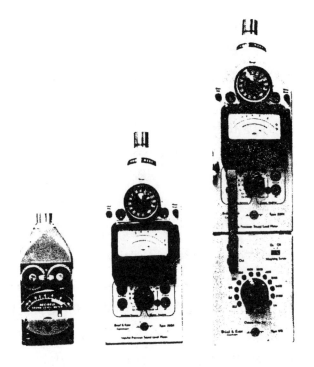

圖 17-1　三種不同型式的聲音測量器

些則可利用設置位置的選擇或建材的選擇來預防或降低噪音的產生或
嚴重程度。

　　噪音的測量是用聲音測量器（ sound level meter ），見圖 17-1。它
可依功能的簡單或繁複，而有不同的型式。最基本它可測得聲音的音
量及頻率。在音量測量結果表示上有三種方式：dB(A)、dB(B) 及
dB(C) 三種。dB(A) 測得的結果的頻率反應曲線較彎曲，是根據人的聽
覺反應曲線而設計的。dB(C) 則是呈現較平坦的頻率反應曲線。dB(B)
則是居於中間。一般都是用 dB(A) 這種方式來表示環境噪音的音量。
有很多的研究調查教室內噪音音量，歸納在表 17-1 中。也有報告
（ Sanders, 1965 ）指出和中學及大學比較起來，小學及幼稚園的教室

表 17-1　五個研究報告中所顯示的教室內平均噪音量

測　試　境　環	有學生時之平均音量	沒有學生時之平均音量	資料來源
小教室(最多可容 30 人)	50–60 dB(A)	42–44 dB(A)	Ross & Giolas (1971)
大教室(最多可容 100 人)	58–60 dB(A)	42–47 dB(A)	
有地毯的小教室	55–62 dB(A)	36–39 dB(A)	
爲聽障學童設的有地毯的迷你小教室(可容 10 人)	40–45 dB(A)	35–38 dB(A)	
學校室內體育館	82–86 dB(A)	–	
學校餐廳	75–80 dB(A)	–	
學校電腦室	75–79 dB(A)	–	
四十七個中、小學及幼稚園	52–69 dB(A)		Sanders (1965)
小學中的七十七個教室(郊區)	40–50 dB(A)		McCroskey & Devens (1975)
十九個爲聽障學童設的有地毯的迷你小教室(可容 10 人)	56 dB(A) (中數值)	41 dB(A) (中數值)	Bess et al (1984)
聽障學生使用的有地毯的迷你教室	40–45 dB(A)	34–38 dB(A)	

內噪音最大，他們的教室內訊息音對噪音比常只有＋1 到＋5 分貝之間，而且幼稚園的教室內噪音又比小學的教室內噪音大，這可能是因爲幼稚園的教學方式及教學活動是採多元化的方式。

　　教室內噪音的來源爲學生講話聲、吵鬧聲、翻書聲、紙張揉捏折疊聲、室內桌椅傢俱碰撞聲、課堂活動造成的聲音等等，這常視教室大小、學生人數多寡、活動量大小、教室位置、教室建築材料的使用、有沒有地毯等等因素而決定噪音的大小。表 17-1 中是五個報告顯示的平均教室內噪音量。對於要給有聽障學生上課的教室最好遠離噪音，不要放在馬路旁的教室、學生活動多的地方、通道中樞、體育

館旁、餐廳旁、走道下的教室，或是洗手間旁的教室，因爲那些地方是整天噪音量都特別高的地方。而教室內最好有隔音板的使用，有地毯，天花板和樓上之間最好有一小空間，以利隔音。

(二)回　響

除非是特殊設計的無響室（anechoic chambers），任何的房間內都會有回響。當聲音自音源處發生，聲波傳遞就會在室內反射個不停，例如由老師口中發出，然後碰到硬桌面，反射到天花板，又再反射到地面……，直到音源停止及聲波能量消耗掉爲止。回響會造成整個室內的噪音量提高，當室內音源愈多，則回響愈嚴重，就像教室內學生愈多則愈吵雜。當然室內大小、傢俱多寡、建材吸音程度等等都會影響回響的嚴重程度。回響嚴重程度及回響時間的長短會影響到人對語音辨別的能力，就如同噪音一樣，回響就有如是對訊息音的遮蔽，自然會使人對語音的辨別能力降低，對正常人尚且如此，那麼對聽障兒的影響就更大了。Ross（1978）發表說各種教室的平均回響時間是1.2 到 3.4 秒之間。McCroskey 及 Devens（1975）則發表他們對七十八間教室的調查，這七十八間教室的回響時間是在 0.47 到 1.21 秒之間。

教室音響對語言接收的影響

噪音及回響會嚴重地影響到人對語音的辨別能力，主要是因爲這兩者都有如是語言的遮蔽音，而且當個體離音源愈遠，訊息音則愈弱，但是噪音量則是在每個角度幾乎都差不多，不會因訊息音音源的遠離而減弱。所以當離老師愈遠，則愈聽不清楚老師在說什麼，這是因訊息音對噪音比減小了。所謂教室音響差，即是指教室內的噪音量大、回響多、回響時間長。在一九七八年 Finitzo–Hieber 及 Tillman 做了一個教室音響對正常聽力及聽障學童在語音辨別力上的影響的研究，

表 17-2　教室音響對正常及聽障學童語言辨別力的影響

訊息音對噪音比例	回響時間	語言辨別力(%)	
		正常聽力學童	聽障學童
很安靜狀況下		95	83
＋12		89	70
＋ 6		80	60
0		60	39
	0.0	95	83
	0.4	93	74
	1.2	77	45

（資料來自於 Finitzo–Hieber 及 Tillman 的研究結果）

他們用了十二個正常聽力學童及十二個聽障學童（在八到十二歲之間）為實驗對象，在不同的教室音響環境下測這些學生對單音節字的語音辨別力，結果列於表 17-2 中。結果發現聽障學童的語音辨別力受教室音響的影響遠比正常學童來得大。當訊息音對噪音比例大於＋12 分貝，及／或回響時間超過 0.4 秒時，即使是聽力正常者的語音辨別力也會開始變差。當此比例下降愈多，回響時間愈長，則語音辨別力也就愈差，所以好的教室音響對教學的成效有顯著的影響力，尤其是對聽障的兒童。

　　Finitzo–Hieber 及 Tillman 更指出，噪音及回響都是同時存在的，兩者同時作用對個體的語音辨別力是相乘效果，而非只是純粹代數上的相加而已。對聽障學童所使用的教室，最好能達到下列的條件：(1)教室內訊息音對噪音比例最好不要少於＋20 分貝。(2)教室位置最好放在最安靜的區域內。(3)室內設備最好簡單而必要，以減少回響，回響時間最好不要超過 0.4 秒。(4)學生及老師的距離最好不要超過 6 呎。(5)不僅提供學生聽覺上的設施，如助聽器、聽輔儀等，同時也要提供視覺上的訊息，例如教室採光明亮，每個學生都可看到目標，老師說

話時每個學生都看得到老師的表情等（Finitzo, 1988）。

□ 教室內使用團體助聽器系統的好處

在教室內助聽器使用的形式可有三種：使用個人助聽器、使用團體助聽器，及個人助聽器與團體助聽器聯合使用。有很多理由都使我們相信，使用團體助聽器，或是個人助聽器及團體助聽器一起使用，會是較好的兩種選擇。這些理由包括有：(1)團體助聽器系統由學校購買及負責維修，也就是由學校來控制這些設備，就不容易產生有學生不能用或沒有助聽器之情形。當使用時，全部學生都有助聽器可使用；當損壞時，也由學校做全面性的修理與更換，不像個人助聽器的使用，每日都有一些人的助聽器有問題，不能用。(2)團體助聽器的系統麥克風，就在老師唇邊，所以訊息音對噪音的比例會顯著地提高，而個人助聽器的麥克風是在學生身上，它的訊息音對噪音比絕對不會比使用團體助聽器來的好。根據 Lybarger 在一九八一年發表的資料顯示，麥克風若距離口唇 1 公尺處的音量為 65 音壓分貝，若距離為 30 公分則音量為 79 音壓分貝，若就在嘴邊旁，則音量可增至 85 音壓分貝。麥克風距離音源愈近，則訊息音對噪音比就愈高，也就愈有助於語音的辨認。(3)個人助聽器的內部噪音比團體助聽器的要高，尤其是在有電話感應線圈裝置的個人助聽器。而且這些助聽器的內部噪音一般都很難消除，有些甚至高達 108 分貝（Hawkins & Van Tasell, 1982）。(4)由於助聽器的結構因素，一般而言，團體助聽器比個人助聽器的輸出音品質好。相信這些理由已足以使個體去選擇團體助聽器或是直接接收式助聽器（direct–signal input hearing aids），這就是個人助聽器和團體助聽器聯合使用的型式。在「助聽器」一章中的「調頻系統」中有說明。

至於選用那種團體助聽器或是直接接收式助聽器，則根據幾個因

表 17-3 五種團體助聽器的比較

系 統 名 稱	輸出音的 逼真性	個體能否完 全活動自如	輸出音音 量的衡定	prevents spillover	安裝簡 易程度
有線團體助聽器	逼真	不能	是	不會	不簡易
感應場團體助聽器	不逼真	不能	不是	會	不簡易
調 頻 系 統	逼真	不能	是	不會	不簡易
紅外線團體助聽器	逼真	能	是	不會	簡 易

素來考慮：第一，使用地點。例如運用「回歸主流教學」方式時，古老的有線團體助聽器，會造成聽障者心理的不舒服、同學的排斥，及活動上的不方便等，則此型的團體助聽器是不適用的。第二，學生的年齡。在大專以上的學生，用直接接收式助聽器會比單純只用團體助聽器好。第三，適合不同個體的彈性程度。若班上學生多或是每個人聽障之程度、頻率差異大，則需選擇輸出音可被調整或依使用者需要而調整的彈性較大者。例如調頻團體助聽器的可被調整範圍就比有線團體助聽器大很多。第四，維修簡易程度。最好是不容易壞，而維護容易，修理簡單。第五，操作上要愈簡單愈好。第六，購買有公司售後服務的產品。因使用者是老師及學生，對助聽器的原理並非都很精通，故好的售後服務，才能保證良好的助聽器品質，也才能有好的學習成績。表 17-3 是五種團體助聽器依其逼出音品質、是否會受外界噪音干擾及安裝容易與否等性質來做互相的比較（Bess & Sinclair, 1984）。根據調查，目前在美國的公立學校，大多數都採用調頻團體助聽器系統或楔形接合系統（Bess & Sinclair, 1984）。在台灣，在啓聰學校或學校的資源教室大多是用有線團體助聽器或是調頻團體助聽器，但實際比率爲何，並沒有資料顯示。

2. 助聽器的維修

使用助聽器的人都需要有一個助聽器維護箱，裡面共含有九樣小工具，用以保護、清潔及檢查助聽器。

1.電池電量測定　是用以查看電池是否有足夠的電力可以操作助聽器。一般電量需在 3 伏特以上才夠。

2.聽檢助聽器用的聽診器及接頭　把助聽器連在接頭上，然後和助聽器聽診器相連，用耳朵直接聽助聽器的輸出音音質，看是否有任何不適當的輸出音。

3.清潔球　這是個一端有個小開口的橡皮球，可用以清除耳模，或連接管中的濕氣及灰塵，並且可以知道是否有任何堵塞。

4.清潔管　這是可以用來清除管道中的耳垢。

5.小軟刷子　可以清潔助聽器及耳模上，任何接口處的灰塵、耳垢，及清潔麥克風前之濾網。

6.兒童牙刷大小的刷子　用以清洗耳模時用。

7.一個小型放大器　當看不清助聽器的任何一部分時用。

8.酒精棉塊　若電池黏上髒物時，可用酒精棉塊予以擦拭掉。

9.一包乾燥劑　用以保持箱內乾燥。

當然這一套小工具不一定是放在箱內，也有可能放在一個小袋內，但只要工具齊全，不論放在那裡都可以。

助聽器的維護分為每日的自行檢查，及定期送至助聽器販賣處做助聽器的檢查，即檢查助聽器輸出音的品質。後者在「助聽器」一章已說明過，這邊就只說明每日的自行檢查。

在每日自行檢查中，第一個要檢查的是電池，因為在「不能工作」的助聽器中，有 40% 是因為電池電力不夠，29% 是因為電池放反

了（Coleman, 1972）。首先看看電池有沒有裝反，再測測電力是否足
夠，測的時間最好是在晚上取下助聽器時，因為可以馬上就知道第二
天是否需要換電池，而且電池放一整夜未用，第二天測時，電池的伏
特數會稍高，這會造成個體的錯覺，以為電力仍夠，但事實上，只要
再繼續使用，伏特數很快就下降了。第二，檢查耳模。先單獨看耳
模，是否有破損龜裂，如有會造成配戴不舒適及漏音。傳音孔道是否
有被耳垢堵塞住，如果有要予以清除。然後將助聽器和耳模連上，放
入耳內，看看是否感到舒適，是否有音響返饋，正常情況下應該是沒
有。注意耳模接管和助聽器鉤管連接處是否有鬆脫情形，如果有要及
早予以調整，或是更換，否則助聽器容易脫落而摔壞或遺失。第三，
檢查耳模連接管。此管應是透明而柔軟，如果變黃變硬，則容易有龜
裂而形成漏音，造成音響返饋的情形，需予以更換。注意管內是否有
濕氣，如果有則要予以清除，否則若形成水珠，則會造成阻塞，而且
容易使助聽器損壞。當戴上耳朵時，不要使之有被扭轉歪曲的現象，
否則聲波的進行會受到阻塞。在清洗上和清洗耳模一樣，是用溫水或
溫肥皂水清洗。第三是檢查接收器。如果是外接收器，則需檢視是否
有破損，是否有任何零件鬆脫等情形。第四是助聽器的接線，是否完
整無斷裂，是否和助聽器銜接得很緊。第五是助聽器上的控制鈕，是
否看得清楚上面的字，在扭動時，是否都能準確地指在要放的位置。
上述是利用眼睛來看的檢查。

　　接著是將助聽器接上助聽器聽診器，用耳朵聽聽看輸出音音質是
否正常，有沒有過多的噪音，有沒有斷斷續續地時有時無聲音，是否
會有太小聲或太大聲。將控制鈕放在各個位置，如 M（麥克風）、T
（電話感應線圈），是否音質如常，還是有奇怪的音出來。開關控
制、音量控制是否都很靈敏。然後自己發出「ㄨ、ㄚ、ㄧ、ㄒㄩ、
ㄙ」等由低頻到高頻的音，看助聽器的輸出音品質是否良好。這一段

是「聽」的測檢。所以每日助聽器的自行檢查包括兩個步驟，先是「看」的檢查，再是「聽」的檢查。對於年紀大的學童，這自行檢查可由學童自己做，若是年紀尚小的學童，則需由家長或老師代行。

當助聽器戴上後會發出很尖銳的「噓」音時，表示有音響返饋的現象。這是由於助聽器及耳模整個連接系統中有任何地方有漏音，此漏出之聲波又再行進至麥克風處，而在麥克風及接收器之間徘徊造成的現象。這常會使旁人受到很大的干擾，但有時使用者自己沒有感覺到，這是因為有失聽的緣故。要檢查是那裡漏音的步驟如下：

1.如果是耳內或耳道型助聽器，則用手緊按住助聽器的孔音孔道出口處，然後將音量開至最大處，如果尖銳的「噓」音消失了，那表示助聽器並沒有毛病，可能只是沒戴好才造成暫時性的漏音。若是仍有音響返饋現象，則需送至助聽器販賣商處維修。

2.如果是耳掛型或口袋型助聽器，則連接上耳模，用手指緊按住耳模的通聲孔道出口處，將開關開至最大，若沒有噓聲表示應是沒有任何問題，若仍有噓聲，則進行步驟3。

3.取下耳模，用手指按住耳掛型助聽器鉤管的出口處，或是口袋型助聽器之外接收器的通口上，然後將音量開至最大，看是否仍有音響返饋，若是沒有，則表示漏洞是在耳模及耳模接管部份。若是仍有，則表示是助聽器內部有漏音的發生，需送廠修理。

除了上述的助聽器的維護工作，另有些應該注意的事項如下：

1.電池應是放在陰涼乾燥處，並且不讓小孩拿到，以免被吞下會發生中毒的情形。若不幸發生了，則需馬上打電話至醫院急診處，並記下電池的號碼。若不用助聽器時，則將電池取出，不要放在助聽器內，以防電池破損，內容物流出會使助聽器被侵蝕損壞。另外一個不讓小孩拿到的原因是，因為助聽器電池都很小，小孩若拿到很容易會塞在耳內或鼻腔內。

　　2. 助聽器應放在陰涼乾燥處，避免放在高溫鍋爐等物旁邊，以免損壞。不要被小孩拿到當成玩具而摔壞。在有劇烈活動時要取下，以避免摔壞。洗澡或游泳時需取下來，以免進水。睡覺時亦需取下，以免造成不舒服，及容易造成損壞。不用時放在助聽器匣中，以茲保護。

　　3. 助聽器接線過長時，需予適當的綁起來，以避免纏繞造成不方便，而容易鈎絆住。

　　4. 若為口袋型助聽器，最好裝在助聽器袋中，並且適當地保護住麥克風口，以防食物等物不小心掉進去。

3. 聽輔儀

　　除了助聽器外，還有其他的儀器可以協助重聽者在日常生活中對聽覺訊息的接收，及增加與人溝通的能力。目前所有的聽輔儀約共有兩百多種，分類介紹於下：

□ 電話溝通聽輔儀

　　電話溝通聽輔儀（telephone communication assistive devices and system）最常見的就是有電話感應線圈的助聽器，但是這有個問題，當助聽器麥克風的位置調在「T」的位置上，也就是使用電話感應線圈時，則助聽器只能放大由聽筒來的訊息音。若是電話及助聽器相容，則沒有問題，助聽器使用者可接收電話，但是並非每個電話都與助聽器的電話感應線圈相容，若是不能相容，則雖然助聽器有電話感應線圈的裝置，助聽器使用者仍然無法接收電話。有的國家，例如美國，有立法規定定量的電話必須是可與助聽器相容的，以利聽障者使用。在一九八二年美國通過了一個「殘障者電訊傳播法案」（The Telecommunication for the Disabled Act of 1982），內容包括了下列五項有關與助聽器相容的電話的規定：(1)所有投幣式的電話，都需能與助聽器相容。(2)在郊區的新電話，及作為緊急用的電話，都需能與助聽器相容。(3)所有公共建築內，如商業、辦公大樓、機場等處的新設電話，都需能與助聽器相容。(4)所有旅館內的電話，需至少有 10% 是能與助聽器相容的。(5)所有醫院的新設電話，都需能與助聽器相容。上述的規定，由一九八五年一月份開始實施。美國聯邦政府的傳播委員會（Federal Communication Commission, FCC）規定可相容的電話都需有標誌顯示，並且對可相容電話的感應線圈電磁場強度作一標準的規定，以免產生的強度太小，聽障者仍無法獲益。除了助聽器上的電話感應線圈外，還有另外四種型式的電話溝通聽輔儀：

(一)手拿式電話溝通聽輔儀

手拿式電話溝通聽輔儀（handset amplifier）這種電話是和助聽器的電話感應線圈能相容的，是在電話機內部裝入一個放大器，在電話的中間有一音量控制鈕，使用者可以自己調整希望放大的音量。此音量控制鈕有的是指壓式的，壓有增加音量標誌的鈕，例如「▲」，則使放大程度提高，如果有「▼」標誌的鈕，則表示可將音量放小。另外有的是輪轉式的控制鈕，見圖 17–2 (A)。

(二)調節式電話溝通聽輔儀

調節式電話溝通聽輔儀（modular amplifiers）是把放大器用接線和電話內部結構相連結，而形成可以和助聽器電話感應線圈相容的電磁場，使得電話傳來的語音能被放大，再被助聽器接收，見圖 17–2(B)。

(三)攜帶式電話溝通聽輔儀

攜帶式電話溝通聽輔儀（portable amplifiers and adapters）是將放大器製成可攜帶的型式，當要用時就將此形狀類似接頭的放大器放在聽筒

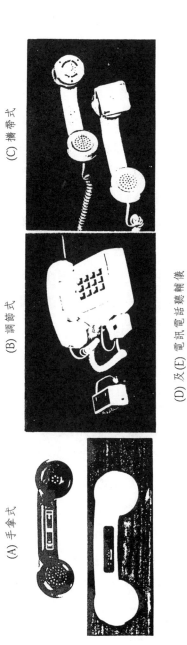
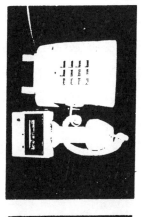
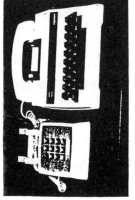

(A) 手拿式　(B) 調節式　(C) 攜帶式

(D) 及(E) 電訊電話聽輔儀

圖 17-2　五種不同型式的電話聽輔儀

上,音量控制鈕也是設在此放大器上,它的好處是攜帶方便,而且不論是否能和助聽器電話感應線圈相容的電話,都可用此型聽輔儀放大電話傳來的語音,見圖 17–2 (C)。

(四)電訊電話的聽輔儀

電訊電話的聽輔儀(telecommunication devices for the deaf, TDD)這種電話溝通的聽輔儀,不僅含有放大器,而且有一個小型打字機,及一個銀幕,有的甚至有印表機。當有電話時,訊息會顯示在銀幕上,若要和對方通話,可透過打字機將訊息打出去,會顯示在對方的銀幕上,印表機可以將對話內容印出,以茲保存。這種電訊電話聽輔儀對極重度重聽者,或助聽器對之無效的失聽者的幫助非常的大,甚至多重障礙者使用率也很高。依其大小可分為三種:迷你型,這是可以攜帶式的;中型,即體積較大,可攜帶,但不方便;第三種是大型,無法隨身攜帶的,見圖 17–2 (D) 及 17–2 (E)。

□ 電視聽輔儀

電視聽輔儀(television assistive devices and system, TV–ALDS)運用的原理是「把電視的音響呈現在較靠近聽障者」的方式,這樣就克服了距離及噪音造成的低「訊息音對噪音比例」的問題,也克服了因回響造成的「降低辨音能力」的問題。這類聽輔儀可分成六種型式:

(一)有線型電視聽輔儀

有線型電視聽輔儀(hardwire TV–ALDS)是用一個接線,連接電視及耳機(earphone),聽障者戴耳機聽已經放大的電視語音,同時因耳機是直接戴在耳朵上,也就沒有了噪音、回響,及距離太遠等問題了。和電視若連在電視的耳機連接孔處,則只有聽障者自己能觀賞電視節目,其他人則聽不到聲音,若是連在一般電視的擴音器上,則每個人都可一起看及聽到電視節目了。

(二)感應線圈式電視聽輔儀

感應線圈式電視聽輔儀（audio loop TV-ALDS）就如同感應場團體助聽器一樣的原理，將感應線圈放在有電視機的房間周圍，或聽障者所坐的椅子的周圍，或是就只放在聽障者的頸後一圈即可，使之有感應場產生，用以接收來自電視的音訊。

(三)調頻電視聽輔儀

調頻電視聽輔儀（FM systems TV-ALDS）是種無線的裝置，聽障者要戴的是無線電波接收器，並將之和耳機或助聽器相連，其製作原理和調頻團體助聽器一樣。

(四)紅外線電視聽輔儀

紅外線電視聽輔儀（infrared TV-ALDS）也是種無線的裝置，在電視機前放一個小麥克風，此麥克風將接收到的電視訊息，經由接線送至紅外線送波器，此紅外線送波器約只有一個鉛筆盒的大小，可直接放到電視機上。聽障者接收的方式有兩種：(1)直接戴著紅外線接收器，這適用於輕、中度重聽者。(2)戴著的紅外線接收器再和有電話感應線圈的助聽器，或是楔形接合式助聽器相連接，這適用於重度重聽者使用。

(五)收音機式電視聽輔儀

一般收音機只能接收 AM 及 FM 頻道的無線電波，這種收音機式電視聽輔儀（TV band radio TV-ALDS）是將之改成也能接收 VHF 及 UHF 電視頻道的無線電波。當看電視時，將收音機打開在和電視同頻道的地方，即能聽到電視訊息音了。

(六)電視字幕機

電視字幕機（closed-captioned TV）是將電視中音響部份轉換成字幕，顯示在銀幕上，讓聽障者直接讀取文字。美國於一九七九年時成立了一個國字字幕中心（National Captioning Institute, NCI）。此中心規定

所有有字幕的節目及錄影帶，都需標上「□」的標誌。有兩份研究結果顯示（Braverman, 1986; NCI, 1983），聽障者經由字幕機的使用，使得對節目內容有較完整的了解，也較能體會其中的樂趣。

□警告系統聽輔儀

在日常生活中，除了話語聲外，還有很多非語言的聲音也是和生活息息相關的，例如電話鈴聲、門鈴聲，有些甚至和自身安全有關的，例如火警偵測器鈴聲，而那些聲音，聽障者有可能會聽不到。警告系統聽輔儀（alerting and warning assistive devices and systems）就在於這方面的使用，其製作原理是將偵測器麥克風及接收器一起使用。下面介紹幾種這類的裝置：

(一)電話鈴聲聽輔儀

這是可攜帶型的，可和電話連接後，放在聽障者所在處，以便使聽障者聽到電話鈴聲。經過此聽輔儀出來的電話鈴聲，可改變成號角音、低頻音，或是顫音，針對聽障者失聽的頻率範圍，選取一合適的輸出音。有的電話鈴聲聽輔儀輸出的不是聲音，而是轉換成閃爍的閃光，以視覺來接收訊息。

(二)門鈴聽輔儀

如同電話鈴聲聽輔儀一樣，門鈴聲亦可經由聽輔儀而放大，或變成視覺燈光以利接收。這可在每個房間，或地下室、後院等處都裝上，則不會遺漏掉門鈴聲。

(三)起床鈴聽輔儀

與上面兩種裝置原理相同。

(四)火警偵測器聽輔儀

這種聽輔儀也都是用和電話鈴聲聽輔儀及門鈴聽輔儀相同的原理製作的。

(五)多重警告功用聽輔儀

前述第一到第四項，每項都是日常生活中需要的，但是若安裝每樣聽輔儀不僅浪費金錢，而且會被那些訊息給弄得昏暈了，因此有人將之設計成一主控器的形式，可連接在室內每樣警報系統上，如此只要安裝一種警告系統聽輔儀，就可聽到各種鈴聲及警告音。

□ 集會場所聽輔儀

集會場所聽輔儀（large area listening systems）這種聽輔儀是用在大禮堂、戲院等大的集合場所處。這種聽輔儀事實上就是調頻系統或是紅外線系統的團體助聽器。由於立法、科技進步，及消費宣傳，這種聽輔儀有愈來愈普遍的趨向。相信這對聽障者是個福音，也使聽障者不僅只在學校內才有最少障礙的環境，在社會中一樣可有這種環境。

所有常和聽障者接觸的人，如老師、護士、心理諮詢者等應該對聽輔儀及其資訊有相當程度的了解，以便提供聽障者有關的消息。最好是每個學校的圖書館內都有一份有關聽輔儀的資料，及有一錄影帶顯示如何使用聽輔儀，以便有興趣者自學。站在教育者的立場，對聽輔儀應採取的態度是幫助學生選取合適的聽輔儀，及教導使用的方法，但是教育者應具有選取合適的聽輔儀的知識。選取合適的聽輔儀應考慮的因素有：

1.使用者失聽的程度。

2.是否能和聽障者現有的助聽器及其他聽輔儀相容，以及是否能和集會場所聽輔儀合用。

3.是在那些地方要用的，那些情況下要用的。

4.是否容易購得、是否容易維修，及可使用之持久性。

5.能否被使用者接受，尤其是美觀心理上是否能被接受。

6.是否容易操作、可否攜帶，及經濟上的考慮。

　　至於教導正確使用法，可一對一，或團體式教學，亦可放錄影帶在視聽教室，讓學生自學。若學校經費足夠，最好有實際的聽輔儀供學生操作上的學習。

4. 助聽器的諮商

　　助聽器的諮商是指提供聽障者在助聽器選配上及使用上，正確的消息、建議，及使用接納的態度，所以聽力學家、耳科醫師、心理諮商者，及社會工作人員，需要有一共識，並需持一個一致的態度來對待聽障者使用助聽器這件事。所謂「一致的態度」是指要指導聽障者走向：(1)接納自己有聽障，願意做某些改變，以改善聽障的情況。根據調查，約只有 1/8 的聽障者戴助聽器（Mahon, 1982），不願戴的原因很多，如經濟上不能負擔、沒有好的選配以致效果不好、聽了不好的忠告等原因。但是有一很重大的原因是聽障者因戴助聽器而造成不好的自我認知，不願接受戴助聽器的事，認為這是件很尷尬的事（Stephens, 1980）。但根據 Harless 和 Connell（1982）的研究認為，成功地使用助聽器，必須是使用者對這件事有一正向的態度，及正向的自我認知。(2)讓聽障者了解造成聽障的原理，它所帶來的問題是什麼。唯獨在了解聽障造成學習或其他問題的嚴重性時，才會有動機去改善聽障的情況。(3)了解助聽器能給的幫助是什麼，這樣才會好好去利用。更要了解助聽器並非萬能的，它有它的缺點及極限。唯有了解這些，才能使聽障者遇到挫折時，不會馬上有很深的挫折感，並願意去適應或改進問題。(4)要積極地去了解，如何有效地使用助聽器，發揮殘餘聽力的最大潛能。

5. 總 結

　　特殊教育雖已行使了很久,但聽障特殊教育卻一直躑躅不前,部分原因是大部分人並沒有把聽障當成一種嚴重的殘障,而忽略了他們在教育上的需求。有效的推行聽障特殊教育需借重立法、科技進步,及社會上普遍的重視三者共同的努力,以便讓聽障者有一個最少障礙的學習環境,進而使聽障者和一般聽力正常者一樣,享有正常成長的權利。這不僅是增進聽障者本身的品質,也可使社會負擔減輕,提昇社會全面的水準。

　　助聽器是讓聽障者融入社會的最基本工具。在教育上,它對失聽者學習的成績上更是不可或缺。秉承前兩章對助聽器及耳模的介紹後,使我們了解團體助聽器在教育上所佔的位置。本章也說明了使用團體助聽器於教育上的原因,也介紹了個人助聽器的維修、聽輔儀的種類,及其在教育上所佔的角色,最後簡扼的說明該有的助聽器諮商,希望對聽障特殊教育的推廣上有些許的貢獻。

中英名詞對照

- 團體助聽器系統（聽能訓練系統） auditory training system
- 美國殘障者教育法案 eeucational of all handicapped children act–PL 94–142
- 教室音響 classroom acoustic
- 噪音 noise
- 回響 reverberation
- 回響時間 reverberation time
- 訊息音對噪音的比例 signal–to–noise ratio, s–n ratio
- 訊息音 signal
- 聲音測量器 sound level meter
- 無響室 anechoic chambers
- 直接接收式助聽器 direct–signal input hearing aids
- 電話溝通聽輔儀 telephone communication assistive devices and system
- 美國殘障者電訊傳播法案 The Telecommunication for The Disabled Act of 1982
- 手拿式電話溝通聽輔儀 handset amplifier
- 調節式電話溝通聽輔儀 modular amplifiers
- 攜帶式電話溝通聽輔儀 portable amplifiers and adapters
- 電訊電話的聽輔儀 telecommunication devices for the deaf, TDD
- 電視聽輔儀 television assistive devices and system, TV–ALDS
- 有線型電視聽輔儀 hardwire TV–ALDS
- 感應線圈式電視聽輔儀 audio loop TV–ALDS
- 調頻電視聽輔儀 FM systems TV–ALDS

- 紅外線電視聽輔儀　infrared TV–ALDS

- 收音機式電視聽輔儀　TV band radio TV–ALDS

- 電視字幕機　closed–captioned TV

- 警告系統聽輔儀　alerting and warning assistive devices and systems

- 集會場所聽輔儀　large area listening systems

參考書目

Bess, F. H. and Sinclair, J. S. Amplification systems used in education. In: J. Katz (Ed.). Handbook of Clinical Audiology. (Ed.3). Williams & Wilkins, Baltimore, 1984.

Bess, F. H., Sinclair, J. S., and Riggs, O. E. Group amplification in schools for the hearing impaired. Ear and Hearing, 5: 138–144, 1984.

Hawkins, D. B. and Van Tasell, D. J. Electroacoustic characteristics of personal FM system. Journal of Speech and Hearing Disorders, 47: 355–362, 1982.

McCroskey, R. L. and Derens, J. S. Acoustic characteristics of public classrooms constructed between 1890 and 1960. In: Proceedings of Technical Program, NOISEXPO, Atlanta, 1975.

Nebozenko, J. P. Infrared listening systems in the theatre. Paper presented to 72nd Convention of Audio Engineering Society, Anaheim, CA, 1982.

Philbreck, R. L. Audio induction loop system. Paper Presented to 72nd Convention of Audio Engineering Society, Anaheim, CA, 1982.

Ross, M. Classroom acoustics and speech inteligibility. In: J. Katz (Ed.). Handbook of Clinical Audiology (Ed.2). Williams & Wilkins, Baltmore, 1978.

Sanders, D. A. Noise conditions in normal school classrooms. Exceptional Child, 31: 344–353, 1965.

Finitzo–Hieber, T. and Tillman, T. Room acoustics effects on monosyllabic word discrimination ability for normal and hearing impaired children. Journal of Speech and Hearing Research, 21: 440–458, 1978.

The use of architectural acoustical materials. Acoustical Material Association. NIA No. 39–A, 1963.

Ross, M. and Giolas, T. Effect of three classroom listening conditions on speech intelligibility. American Annals of the Deaf, 116: 580–584, 1971.

Coleman, R. F. Stability of children's hearing aids in an acoustic preschool. Final report, project, No. 522466, Grant No. : OEG–4–71–0060, US Dept. of Health, Education and Welfare, Office of Education, 1972.

Braverman, B. Television captioning strategies: a systematic research and development approach. American Annals of the Deaf, 126: 1031–1036, 1986.

National Captioning Institute: Hearing impaired children's comprehension of closed captioned television programs, research report 83–5 (Fall church, VA: NCI), 1983.

Mahon, W. 1982 hearing aid industry report and statistical summary. Hearing Aid Journal, 35: 7–16, 1982.

Stephens, S. Evaluating the problems of the hearing impaired. Audiology, 19:205–220, 1980.

Harless, E. and McConnell, F. Effects of hearing aid use on self concept in older persons. Journal of Speech and Hearing Disorders, 47: 305–309, 1982.

Bess, F. H. Condition of hearing aids worn by children in a public school setting, pp. 13–23. in The Condition of Hearing Aids Worn by Children in A Public School Program. HEW Publication No. (OE) 77–05002, Washington D. C. 1977.

Kemker, F. J., McConnell, F., Logan, S. A., and Green, B. W. A field study of children's hearing aids in a school environment. Language Speech & Hearing Services Schools, 10: 47–53, 1979.

Finitzo–Hieber, T. Classroom acoustic. in Roseser R. and Downs, M. P. (eds.) Auditory Disorders in School Children. Thieme–Stratton, New York, 1981.

Lybarger, S. F. Standard acoustical measurements on auditory training devices. in

Bess, F. H., Freeman, B. A., and Sinclair, J. S. (eds). Amplification in Education. Alexander Graham Bell Association, Washington, D. C. 1981.

國家圖書館出版品預行編目資料

聽力學導論／蕭雅文著. －－ 二版. －－
臺北市：五南圖書出版股份有限公司，
2023.04
面；　公分
ISBN 978-626-343-929-0（平裝）

1.CST: 聽力學

416.812　　　　　　　　　112003548

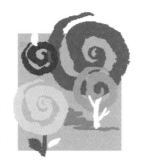

1IX1

聽力學導論

作　　　者 — 蕭雅文

發 行 人 — 楊榮川

總 經 理 — 楊士清

總 編 輯 — 楊秀麗

副總編輯 — 黃文瓊

責任編輯 — 李敏華

封面設計 — 陳亭瑋

出 版 者 — 五南圖書出版股份有限公司

地　　　址：106臺北市大安區和平東路二段339號4樓

電　　　話：(02)2705-5066　　傳　　真：(02)2706-6100

網　　　址：https://www.wunan.com.tw

電子郵件：wunan@wunan.com.tw

劃撥帳號：01068953

戶　　　名：五南圖書出版股份有限公司

法律顧問　林勝安律師

出版日期　1997年2月初版一刷（共十三刷）
　　　　　2023年4月二版一刷

定　　　價　新臺幣680元

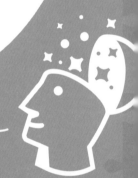

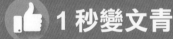

經典永恆·名著常在

五十週年的獻禮——經典名著文庫

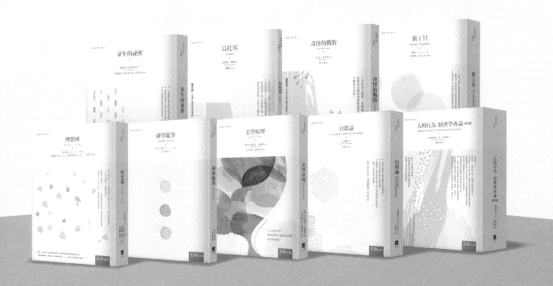

五南，五十年了，半個世紀，人生旅程的一大半，走過來了。

思索著，邁向百年的未來歷程，能為知識界、文化學術界作些什麼？

在速食文化的生態下，有什麼值得讓人雋永品味的？

歷代經典·當今名著，經過時間的洗禮，千錘百鍊，流傳至今，光芒耀人；

不僅使我們能領悟前人的智慧，同時也增深加廣我們思考的深度與視野。

我們決心投入巨資，有計畫的系統梳選，成立「經典名著文庫」，

希望收入古今中外思想性的、充滿睿智與獨見的經典、名著。

這是一項理想性的、永續性的巨大出版工程。

不在意讀者的眾寡，只考慮它的學術價值，力求完整展現先哲思想的軌跡；

為知識界開啟一片智慧之窗，營造一座百花綻放的世界文明公園，

任君遨遊、取菁吸蜜、嘉惠學子！